本書の使い方

　本書は、各都道府県が毎年1回実施している毒物劇物取扱者試験のうち、北海道と東日本地区で実施された一般試験の問題をまとめたものです。

　収録している地域と試験の実施時期は次のとおりです。

地域 実施時期	北海道	東北地方 （青森/岩手/宮城/ 秋田/山形/福島）	新潟県	長野県	富山県
令和5年度	○	○	○	○	○
令和4年度	○	○	○	○	○

　合計10回分の試験問題と解答及び弊社編集部で作成した解説を収録しています。

　試験問題の構成パターンは、各都道府県により主に次の2通りに分類されます。

タイプⅠ	タイプⅡ
1．毒物及び劇物に関する法規	1．毒物及び劇物に関する法規
2．基礎化学	2．基礎化学
3．毒物及び劇物の性質及び貯蔵その他の取扱い方法	3．実地 （性質・貯蔵・取扱い方法含む）
4．実地	——

※試験問題のうち、①毒物及び劇物に関する法規、②基礎化学の問題は、農業用品目試験及び特定品目試験で出題されている問題と共通になります。

　本書では、試験問題を次の3つに区分して収録しています。

〔毒物及び劇物に関する法規〕〔基礎化学〕〔実地（性質・貯蔵・取扱い方法等）〕

　タイプⅠの場合は、3と4をまとめて〔実地〕としています。また、問題の出題形式などを一部変更し、編集している箇所もあるため、実際の問題番号とは異なる場合があります。

　問題の後には正解と、弊社作成の解説を掲載しています。わからなかった問題や間違ってしまった問題は解説を参考に繰り返し解いていくと、苦手部分を集中的に勉強することができ、より内容を覚えやすくなります。

　各問題の左端に付いている ☑ は、正しく答えることができたかどうかのチェックマーク等にご活用ください。

本書では特にただし書きがない場合、解説の法令名を次のように略しています。

毒物及び劇物取締法	取締法
毒物及び劇物取締法施行令	施行令
毒物及び劇物取締法施行規則	施行規則
毒物及び劇物指定令	指定令

　〔毒物及び劇物に関する法規〕の解説については、条文の穴埋め等、特筆すべき事項がない問題に関しては、該当する条項のみを記載しています。

　なお、問題文の末尾に〔改〕と入っている問題は、法改正や学習指導要領の改訂に応じて、弊社で内容を現行に沿って改めたものとなっています。

　本書の解説に加えて、更に内容を深く掘り下げて勉強したい方には、テキストタイプの「**毒物劇物取扱者 短期合格テキスト**」（定価2,090円）を一緒にご利用いただくことをお勧めします。

　この書籍は本書と同様に〔**毒物及び劇物に関する法規**〕、〔**基礎化学**〕、〔**実地（性質・貯蔵・取扱方法等）**〕の３つの章で構成されています。

　各章ごとに細かく項目を分け、その項目毎にテキストと練習問題を掲載しているので、短期間で集中的に学習したい方や、初めて受験される方にもわかりやすい内容となっています。

　試験問題は、**各都道府県ごとに傾向や特色**があります。弊社ではホームページ上に全都道府県の**過去問題と解答のみ**のデータを各５年分ずつ掲載しています。また、スマートフォンアプリを使用した無料追加コンテンツも公開しています。詳しい内容は巻末をご覧ください。

　利用される際には、下記のIDとパスワードが必要です。パスワードの有効期限は次年度版が発刊されるまでとなりますので、ご注意ください。

ID	dokugeki
パスワード	o_no!r6:2024

※公論出版ホームページのトップページにある「過去出題問題」から「毒物劇物取扱者 過去実施問題」を選択し、上記IDとパスワードを入力してください。
※ログイン時にエラーが発生した場合は、ブラウザを変えるなどして再度ログインしてください。ログインエラーによる個別対応は行っておりません。
※ホームページ掲載分の問題と解答は試験当時の法令・用語に基づいており、最新のものと異なる場合があります。

令和６年１月　毒物劇物取扱者試験　編集部

Q　受験する都道府県以外の問題を解きたい

A　購入特典の過去問題（詳細は前ページ）をご利用いただくか、本書の姉妹本である「毒物劇物取扱者試験 問題集」シリーズをご活用ください。

書籍名	収録都道府県
北海道＆ 東日本編	北海道、東北地方（青森／岩手／宮城／秋田／山形／福島）、 新潟県、長野県、富山県
関東編	東京都、神奈川県、埼玉県、千葉県、群馬県、栃木県、茨城県
関西＆中部編	関西広域連合（大阪／兵庫／京都／滋賀／和歌山／徳島）、 愛知県、静岡県、三重県、岐阜県、奈良県
九州＆中国編	九州地方（福岡／佐賀／長崎／熊本／大分／宮崎／鹿児島／沖縄）、 中国地方（広島／山口／岡山／島根／鳥取）、香川県
農業用品目編	北海道、東北地方、新潟県、富山県、愛知県、関西広域連合、 中国地方、九州地方、項目別全国出題問題 ※「実地問題」のみ収録。一般試験と共通である「毒物及び劇物に関する法規」、「基礎化学」は収録しておりません。ご注意ください。

※発刊時期や価格、収録年度などの詳細は、弊社ホームページでご確認ください。

Q　受験する都道府県の問題が掲載されていない

A　受験地の試験問題の傾向や特色、出題形式の対策については、**購入特典の過去問題をご参照**ください。よく出る問題の対策については、本書に掲載されている受験地域の問題を練習問題としてご利用いただくことを推奨しています。全国的にどこの地域でも出題される問題が多数あるため、受験する都道府県以外の問題を解くことでも十分に試験対策が可能です。

Q　書籍の内容について間違いではないか？というところや、解説を読んでもわからないところがある

A　本書の内容に訂正がある場合は弊社ホームページに掲載いたします。訂正の詳細及びお問い合わせについては、本書最終ページの奥付をご覧ください。

弊社編集部では、担当者が本書の過去版をもとに勉強し、実際に毒物劇物取扱者試験を受験しました。合格した都道府県は次のとおりです。

都道府県	合格証発行	合格証番号	都道府県	合格証発行	合格証番号
岩手県	H27/12/18	第17号	新潟県	H27/11/24	第4143号
秋田県	H27/10/30	第000029号	石川県	H28/2/29	第9368号
茨城県	H27/9/8	第11970号	山梨県	H29/3/1	第3574号
群馬県	H27/11/9	第9026号	奈良県	H28/3/4	第2534号
千葉県	R4/9/8	第8334号		H29/3/3	第2570号
東京都	H27/8/4	第22795号	滋賀県	H28/3/4	第3248号
	H28/8/2	第23527号	高知県	H27/9/30	第1404号
	R4/8/10	第25621号	福岡県	H27/9/4	第201183号
神奈川県	H27/7/13	第11457号			

以下は実際に勉強し、受験にのぞんだ担当者の個人的な学習ポイントです。

◎その1　簡単な法規で点数をかせぐ

出題範囲はかなり絞られているため、点をとりやすい項目になります。

◎その2　基礎化学の計算問題はパターン化されている

主に高校の教科書程度の内容で出題されています。本書の編集にあたり、東京書籍、啓林館、実教出版等の高校化学の教科書を参考にしました。計算問題はパターン化されているため、新しいタイプの問題はあまりないようです。

◎その3　実地は狭い範囲で徹底的に覚える

出題頻度の高い毒物劇物から覚えることを推奨します。本書で出題数が多い物質ということは、全国でも多く出題されている傾向になるようです。

◎その4　受験地の過去問以外も勉強する

受験地の過去問だけで合格するのは、少し難しいでしょう。理由は、出題者側が過去に出題した問題を外して試験問題を作成するためです。過去問を繰り返し解くことも重要ですが、受験地の出題傾向を確認した上で他県の問題も勉強してみましょう。

目次　　北海道＆東日本編

☑ **1** 令和5年度（2023年） 北海道 問題 ……………… 6
正解＆解説 ……… 22

☑ **2** 令和4年度（2022年） 北海道 問題 ……………… 34
正解＆解説 ……… 48

☑ **3** 令和5年度（2023年） 東北地方 問題 ……………… 57
正解＆解説 ……… 73

☑ **4** 令和4年度（2022年） 東北地方 問題 ……………… 83
正解＆解説 ……… 99

☑ **5** 令和5年度（2023年） 新潟県 問題 ……………… 110
正解＆解説 ……… 120

☑ **6** 令和4年度（2022年） 新潟県 問題 ……………… 128
正解＆解説 ……… 136

☑ **7** 令和5年度（2023年） 長野県 問題 ……………… 143
正解＆解説 ……… 159

☑ **8** 令和4年度（2022年） 長野県 問題 ……………… 168
正解＆解説 ……… 183

☑ **9** 令和5年度（2023年） 富山県 問題 ……………… 192
正解＆解説 ……… 213

☑ **10** 令和4年度（2022年） 富山県 問題 ……………… 228
正解＆解説 ……… 251

《日本化学会の提案や学習指導要領の改訂による用語・定義の一部変更について》
①「固体から気体への変化」と「気体から固体への変化」は、どちらも「昇華」とされていたが、気体から固体への変化を『凝華（ぎょうか）』とするように変更されている。本書の解説では新旧表記いずれも併記する。
②かつて希ガスとされていた表記を、本書ではすべて「貴ガス」で統一している。
③2族元素についてはすべてアルカリ土類金属に含まれるものとし、遷移元素の範囲は3〜12族としている。

1 令和5年度（2023年） 北海道

一般受験者数・合格率《参考》	受験者数（人）	合格者数（人）	合格率（%）
	231	93	40.3

〔毒物及び劇物に関する法規〕

【1】次の文は、毒物及び劇物取締法の条文の一部である。（ ）にあてはまる語句として、正しいものはどれか。

ア．この法律で「毒物」とは、別表第1に掲げる物であって、（A）及び（B）以外のものをいう。

イ．次に掲げる者は、前条の毒物劇物取扱責任者となることができない。

　　一　（C）未満の者

　　二　心身の障害により毒物劇物取扱責任者の業務を（D）行うことができない者として厚生労働省令で定めるもの

　　三　麻薬、大麻、あへん又は（E）の中毒者

　　四　毒物若しくは劇物又は薬事に関する罪を犯し、罰金以上の刑に処せられ、その執行を終り、又は執行を受けることがなくなった日から起算して3年を経過していない者

ウ．毒物劇物営業者及び特定毒物研究者は、毒物又は劇物の容器及び被包に、「（F）」の文字及び毒物については（G）をもって「毒物」の文字、劇物については（H）をもって「劇物」の文字を表示しなければならない。

エ．毒物劇物営業者は、その容器及び被包に、左に掲げる事項を表示しなければ、毒物又は劇物を販売し、又は授与してはならない。

　　一　毒物又は劇物の名称

　　二　毒物又は劇物の成分及びその（I）

　　三　厚生労働省令で定める毒物又は劇物については、それぞれ厚生労働省令で定めるその（J）の名称

- [ ] A　1．医薬品　　　　2．医療機器　　　3．危険物　　　4．石油類
- [ ] B　1．化粧品　　　　2．医薬部外品　　3．有機溶媒　　4．高圧ガス
- [ ] C　1．16歳　　　　　2．17歳　　　　　3．18歳　　　　4．20歳
- [ ] D　1．一般に　　　　2．直接に　　　　3．適正に　　　4．確実に
- [ ] E　1．向精神薬　　　2．アルコール　　3．シンナー　　4．覚せい剤
- [ ] F　1．医薬用外　　　2．危険物　　　　3．指定物　　　4．医薬品

☑　G　1．白地に赤色　　2．白地に黒色　　3．黒地に白色　　4．赤地に白色
☑　H　1．白地に赤色　　2．白地に黒色　　3．黒地に白色　　4．赤地に白色
☑　I　1．製造元　　　　2．化学式　　　　3．質量数　　　　4．含量
☑　J　1．解毒剤　　　　2．化学式　　　　3．別名　　　　　4．官能基

【2】次のうち、毒物及び劇物取締法第22条第1項の規定により、事業場の所在地の都道府県知事に、業務上取扱者の届出をしなければならない事業として、正しい組合せはどれか。

ア．シアン化ナトリウムを使用して、電気めっきを行う事業

イ．亜硝酸ナトリウムを使用して、金属処理を行う事業

ウ．最大積載量が5,000kgの自動車に、内容積が200Lの容器を積載して行う四アルキル鉛を含有する製剤の輸送の事業

エ．フィプロニルを使用して、しろありの防除を行う事業

☑　1．ア、イ　　　　2．ア、ウ
　　3．イ、エ　　　　4．ウ、エ

【3】次のうち、毒物及び劇物取締法第3条の4の規定により、「引火性、発火性又は爆発性のある毒物又は劇物であって、業務その他正当な理由による場合を除いては、所持してはならないもの」として、政令で定めているもののうち、誤っているものはどれか。

☑　1．ナトリウム
　　2．ピクリン酸
　　3．塩素酸ナトリウム30％を含有する製剤
　　4．亜塩素酸ナトリウム30％を含有する製剤

【4】次のうち、毒物劇物営業者が、常時、取引関係にある者を除き、交付を受ける者の氏名及び住所を身分証明書や運転免許証等の提示を受けて確認した後でなければ交付してはならないものとして、正しいものはどれか。

☑　1．トルエン　　　　　　　2．シアン化カリウム
　　3．塩素酸塩類35％含有物　4．アジ化ナトリウム

7

【5】次のうち、特定毒物の用途として、<u>誤っているもの</u>はどれか。

☑　1．モノフルオール酢酸の塩類を含有する製剤を、かきの害虫の防除に使用する。

　　2．四アルキル鉛を含有する製剤を、ガソリンに混入する。

　　3．モノフルオール酢酸アミドを含有する製剤を、桃の害虫の防除に使用する。

　　4．ジメチルエチルメルカプトエチルチオホスフェイトを含有する製剤を、菜種（なたね）の害虫の防除に使用する。

【6】次のうち、毒物及び劇物取締法第3条の3の規定により、「興奮、幻覚又は麻酔の作用を有する毒物又は劇物（これらを含有する物を含む。）であって、みだりに摂取し、若しくは吸入し、又はこれらの目的で所持してはならないもの」として、政令で定めているものはどれか。

☑　1．キシレン　　　　2．トルエン
　　3．クロロホルム　　4．ベンゼン

【7】毒物及び劇物取締法第17条に関する以下の記述について、（　）内にあてはまる語句として、正しい組合せはどれか。

　　毒物劇物営業者及び特定毒物研究者は、その取扱いに係る毒物若しくは劇物又は第11条第2項の政令で定める物が飛散し、漏れ、流れ出し、染み出し、又は地下に染み込んだ場合において、不特定又は多数の者について保健衛生上の危害が生ずるおそれがあるときは、（ア）、その旨を保健所、（イ）に届け出るとともに、保健衛生上の危害を防止するために必要な応急の措置を講じなければならない。

　　毒物劇物営業者及び特定毒物研究者は、その取扱いに係る毒物又は劇物が盗難にあい、又は紛失したときは、（ア）、その旨を（ウ）に届け出なければならない。

	ア	イ	ウ
☑　1．	直ちに	又は消防機関	保健所又は警察署
2．	7日以内に	又は消防機関	警察署
3．	直ちに	警察署又は消防機関	警察署
4．	7日以内に	警察署又は消防機関	保健所又は警察署

【8】四アルキル鉛を含有する製剤の着色及び表示の基準について、（　）内にあてはまる語句として、正しい組合せはどれか。
（ア）色、（イ）色、（ウ）色又は緑色に着色されていること。

	ア	イ	ウ
☑ 1.	赤	黒	紫
2.	深紅	青	黄
3.	赤	青	黄
4.	深紅	黒	紫

【9】次のうち、毒物又は劇物の輸入業者が、その輸入した塩化水素又は硫酸を含有する製剤たる劇物（住宅用の洗浄剤で液体状のものに限る。）を販売するとき、その容器及び被包に表示しなければならない事項として、省令で定めているもののうち、正しい組合せはどれか。
ア．小児の手の届かないところに保管しなければならない旨
イ．居間等人が常時居住する室内では使用してはならない旨
ウ．使用の際、手足や皮膚、特に眼にかからないように注意しなければならない旨
エ．皮膚に触れた場合は、石けんを使ってよく洗うべき旨

☑ 1. ア、ウ　　2. ア、エ
3. イ、ウ　　4. イ、エ

【10】毒物及び劇物取締法第4条の規定に関する以下の記述の正誤について、正しい組合せはどれか。
ア．毒物又は劇物の販売業の登録は、6年ごとに更新を受けなければ、その効力を失う。
イ．毒物又は劇物の輸入業の登録は、6年ごとに更新を受けなければ、その効力を失う。
ウ．毒物又は劇物の製造業の登録は、5年ごとに更新を受けなければ、その効力を失う。

	ア	イ	ウ
☑ 1.	誤	誤	誤
2.	誤	誤	正
3.	正	誤	正
4.	正	正	誤

【11】次のうち、毒物及び劇物の組合せについて、正しいものはどれか。

	毒物	劇物
☑ 1.	カリウム	ニコチン
2.	モノクロル酢酸	ベタナフトール
3.	水銀	シアン化ナトリウム
4.	四アルキル鉛	硫酸

〔基礎化学〕

【12】イオン化傾向の大きい順に並べたものとして、正しいものはどれか。

☑ 1. K ＞ Fe ＞ Au
2. Au ＞ K ＞ Cu
3. K ＞ Au ＞ Fe
4. Au ＞ Cu ＞ K

【13】次のうち、橙赤色の炎色反応を示す物質として、最も適当なものはどれか。

☑ 1. Ba　　2. K　　3. Ca　　4. Cu

【14】次の組合せのうち、混じり合わないものはどれか。

☑ 1. 水………メタノール　　　2. 塩酸………硫酸
3. 水………ジエチルエーテル　　4. 酢酸………メタノール

【15】次のうち、芳香族化合物はどれか。

☑ 1. アセチレン　　2. エタノール
3. 酢酸エチル　　4. キシレン

【16】次のうち、水溶液が中性を示すものはどれか。

☑ 1. リン酸カリウム（リン酸二水素カリウム）
2. 硝酸鉄（Ⅲ）
3. 塩化バリウム
4. シュウ酸ナトリウム

【17】原子核のまわりの電子数のうち、L殻に収容できる電子の最大数について、正しいものはどれか。

☑ 1. 2個　　2. 8個
3. 18個　　4. 32個

【18】0.4mol/Lの塩酸250mlを過不足なく中和するために必要な水酸化ナトリウムは、約何gか。ただし、原子量はH＝1.0、O＝16、Na＝23、Cl＝35.5とする。

☑　1．0.4g　　　2．1.0g　　　3．4.0g　　　4．10.0g

【19】0.5molの水の質量として、正しいものはどれか。ただし、原子量はH＝1.0、O＝16.0とする。

☑　1．0.9g　　　2．1.8g　　　3．8.5g　　　4．9.0g

【20】次の文の（　）内に当てはまる語句として、正しいものはどれか。

　　セッケンは、（A）の脂肪酸と（B）の水酸化ナトリウムからなる塩であり、水溶液の中で加水分解して塩基性を示す。

☑　A　1．弱酸　　　2．強酸　　　3．中性　　　4．弱塩基
☑　B　1．強酸　　　2．中性　　　3．弱塩基　　　4．強塩基

【21】次のうち、シクロアルケンに分類されるものはどれか。

☑　1．シクロペンタン　　　　2．シクロヘキセン
　　3．ジメチルアセチレン　　4．プロピレン

【22】次のうち、硝酸銀水溶液を白金電極を用いて電気分解したときに、陽極に生成する物質はどれか。

☑　1．酸素　　　2．銀　　　3．窒素　　　4．水素

【23】次の3つの熱化学方程式を用いて、プロパン（C_3H_8）1.0molの燃焼熱（kJ）を計算したとき、正しいものはどれか。

　ア．C（固体）＋ O_2（気体）＝ CO_2（気体）＋ 394kJ
　イ．$2H_2$（気体）＋ O_2（気体）＝ $2H_2O$（液体）＋ 572kJ
　ウ．3C（固体）＋ $4H_2$（気体）＝ C_3H_8（気体）＋ 105kJ

☑　1．2221 kJ　　　2．2399 kJ
　　3．2431 kJ　　　4．2609 kJ

【24】次のうち、pH＝2の塩酸の水素イオン濃度は、pH＝4の塩酸の水素イオン濃度の何倍となるかを計算したとき、正しいものはどれか。

☑　1．2倍　　　2．4倍　　　3．100倍　　　4．200倍

11

【25】次の記述について、（　）の中に入れるべき字句として、正しいものはどれか。

　一定の温度において、一定量の気体の体積は圧力に反比例することを示す法則は、（　）である。

☐　1．ボイルの法則　　　　2．質量保存の法則
　　3．シャルルの法則　　　4．ヘンリーの法則

【26】次の記述について、（　）の中に入れるべき字句として、正しいものはどれか。

　ヒドロキシ基とカルボキシル基の両方の官能基をもつ化合物は、（　）である。

☐　1．アセチルサリチル酸　　2．サリチル酸
　　3．サリチル酸メチル　　　4．クメンヒドロペルオキシド

【27】次の記述について、（　）の中に入れるべき字句として、正しいものはどれか。

　アルキンは、（　）である。

☐　1．アセチレン　　　　　2．シクロペンタン
　　3．δ－バレロラクタム　　4．1－ブテン

【28】次のうち、シス－トランス異性体（幾何異性体）が存在するものとして、正しいものはどれか。

☐　1．エチレン（$CH_2＝CH_2$）
　　2．プロペン（$CH_2＝CH－CH_3$）
　　3．1－ブテン（$CH_2＝CH－CH_2－CH_3$）
　　4．2－ブテン（$CH_3－CH＝CH－CH_3$）

【29】次の記述について、誤っているものはどれか。

☐　1．一般的に、不純物を含む溶液を温度による溶解度の変化や溶媒を蒸発させることにより、不純物を除いて、目的物質の結晶を得ることを再結晶という。
　　2．一般的に、溶液の蒸気圧は、純粋な溶媒よりも下がる。このような現象を蒸気圧降下という。
　　3．一般的に、溶液の沸点は、純粋な溶媒よりも高くなる。このような現象を沸点上昇という。
　　4．一般的に、溶液の凝固点は、純粋な溶媒の凝固点に比べて高い。このような現象を凝固点上昇という。

【30】次の記述について、酸化還元反応が起こっているものはどれか。

☐ 1．シリカゲルは、水をよく吸収するので、乾燥剤として利用されている。

2．鉄の粉末は、よく振ると発熱するので、使い捨てカイロなどに利用されている。

3．炭酸水素ナトリウムは、加熱すると二酸化炭素を発生するので、ベーキングパウダーとして製菓などに利用されている。

4．酸化カルシウムは、水と反応すると発熱するので、食品の加温などに利用されている。

〔実地（性質・貯蔵・取扱い方法等）〕

【31】次の物質を含有する製剤について、劇物の扱いから除外される濃度の上限として、正しいものはどれか。

ア．アクリル酸……………………（　）以下

イ．レソルシノール…………（　）以下

ウ．シクロヘキシミド………（　）以下

☐ ア　1．1％　　2．3％　　3．5％　　4．10％
　　イ　1．1％　　2．5％　　3．10％　　4．20％
　　ウ　1．0.1％　2．0.2％　3．0.3％　4．1％

【32】次の物質の毒性や中毒の症状として、最も適当なものはどれか。

☐ ア．クレゾール

☐ イ．トルイジン

1．皮膚に触れた場合、皮膚からも吸収され、吸入した場合と同様に中毒症状を起こす。皮膚を刺激し、火傷を起こすことがある。皮膚に付着した直後に異常がなくても、数分後から痛み、火傷を起こす。

2．摂取すると、メトヘモグロビンを形成し、チアノーゼ症状を起こす。また、腎臓や膀胱の機能障害による血尿を起こす。

3．濃厚な蒸気を吸入すると、酩酊、頭痛等の症状を呈し、さらに高濃度のときは昏睡を起こす。視神経が侵され失明することがある。

4．血液中のアセチルコリンエステラーゼを阻害する。頭痛、めまい、縮瞳、吐き気、けいれん、麻痺などを起こす。

【33】次の物質の貯蔵方法として、最も適当なものはどれか。

☑ ア．シアン化カリウム（別名：青酸カリ）

☑ イ．アクリルアミド

☑ ウ．ベタナフトール

1．二酸化炭素と水を吸収する性質が強いことから、密栓して保管する。

2．少量ならばガラス瓶、多量ならばブリキ缶または鉄ドラム缶を用い、酸類とは離して、風通しのよい乾燥した冷所に密封して保管する。

3．光線に触れると赤変するため、遮光して保管する。

4．直射日光や高温にさらされると、アンモニア等が発生するので、直射日光や高温を避けて、保管する。

【34】次の物質の性状として、最も適当なものはどれか。

☑ ア．ホスゲン

☑ イ．黄リン

1．ニンニク臭を有し、水にはほとんど溶けず、水酸化カリウムと熱すればホスフィンを発生する。ベンゼン、二硫化炭素に可溶である。

2．気体であり、可燃性で点火すれば緑色の辺縁を有する炎をあげて燃焼する。水にはわずかに溶けるが、アルコール、エーテルには容易に溶解する。

3．常温において無色可燃性、ハッカ臭をもつ液体である。

4．無色の窒息性ガスである。水により徐々に分解され、二酸化炭素と塩化水素を生成する。

【35】トリクロルヒドロキシエチルジメチルホスホネイト（別名：トリクロルホン、DEP）に関する記述として、最も適当なものはどれか。

☑ 1．純品は、淡黄褐色の液体である。

2．アルカリで加水分解する。

3．クロロホルム、ベンゼンに不溶である。

4．特有の刺激臭のある無色の気体である。

【36】　3－ジメチルジチオホスホリル－S－メチル－5－メトキシ－1, 3, 4－チアジアゾリン－2－オン（別名：メチダチオン、DMTP）に関する以下の記述について、（　）に当てはまる語句として、最も適当な組合せはどれか。

> ・（ア）である。
> ・毒物及び劇物取締法の規定に基づき、毒物及び劇物指定令により、（イ）に指定されている。
> ・（ウ）として用いられている。

	ア	イ	ウ
☑ 1.	灰白色の結晶	毒物	カーバメイト系殺虫剤
2.	灰白色の結晶	劇物	有機リン系殺虫剤
3.	暗褐色の粘性液体	劇物	カーバメイト系殺虫剤
4.	暗褐色の粘性液体	毒物	有機リン系殺虫剤

【37】　次のうち、アバメクチンに関する記述として、最も適当な組合せはどれか。

ア．淡褐色の結晶粉末である。
イ．殺虫、殺ダニ剤として用いられている。
ウ．アバメクチンを1.8％含有する製剤は毒物から除外されている。
エ．アバメクチンを1.0％含有する製剤は劇物から除外されている。

☑ 1．ア、ウ　　　2．ア、エ
　 3．イ、ウ　　　4．イ、エ

【38】　次のうち、ジメチルジチオホスホリルフェニル酢酸エチル（別名：フェントエート、PAP）に関する記述として、最も適当なものはどれか。

☑ 1．工業品は、赤褐色、油状の液体で、芳香性刺激臭を有し、水、プロピレングリコールに不溶、アルコール、アセトン、エーテル、ベンゼンに溶ける。
　 2．弱いニンニク臭を有する。
　 3．白色の粉末で、吸湿性があり、酢酸の臭いを有する。冷水には、たやすく溶けるが、有機溶媒にはきわめて溶けにくい。
　 4．殺菌剤として用いられる。

15

【39】次の記述のうち、当てはまる最も適当なものはどれか。

> ・常温常圧下において、淡黄色ないし黄褐色の粘稠性液体で、水に難溶である。
> ・熱、酸性には安定であるが、太陽光、アルカリには不安定である。
> ・劇物に指定されているが、5％以下を含有する製剤は、劇物の指定から除外されている。

☐ 1. ジメチルー（N－メチルカルバミルメチル）－ジチオホスフェイト（別名：ジメトエート）
   2. N－（4－t－ブチルベンジル）－4－クロロ－3－エチル－1－メチルピラゾール－5－カルボキサミド（別名：テブフェンピラド）
   3. 2,4,6,8－テトラメチル－1,3,5,7－テトラオキソカン（別名：メタアルデヒド）
   4. （RS）－α－シアノ－3－フェノキシベンジル＝N－（2－クロロ－α,α,α－トリフルオロ－パラトリル）－D－バリナート（別名：フルバリネート）

【40】酸化第二水銀に関する以下の記述の正誤について、最も適当な組合せはどれか。
   ア. 水にはよく溶け、酸に難溶である。
   イ. 化学式は、Hg2Oである。
   ウ. 適切な廃棄方法は、焙焼法又は沈殿隔離法である。

	ア	イ	ウ
☐ 1.	正	正	誤
2.	正	誤	正
3.	誤	誤	正
4.	誤	正	誤

【41】四塩化炭素の性状に関する記述について、（　）にあてはまる語句として、最も適当な組合せはどれか。

   四塩化炭素は、揮発性、麻酔性を有する無色、（ア）の液体で、水に溶けにくく、エーテル、クロロホルムに可溶である。蒸気は、（イ）で、空気よりも（ウ）。

	ア	イ	ウ
☐ 1.	芳香性	可燃性	軽い
2.	無臭	可燃性	重い
3.	芳香性	不燃性	重い
4.	無臭	不燃性	軽い

【42】一酸化鉛に関する記述として、誤っているものはどれか。

☑ 1．化学式は、PbOである。

2．重い粉末で、黄色から赤色までのものがある。

3．希硝酸に溶かし、これらに硫化水素を通じると白色の沈殿を生じる。

4．酸素がない環境で光化学反応を起こすと、金属鉛を遊離する。

【43】塩素に関する記述について、最も適当な組合せはどれか。

ア．激しい刺激臭があり、粘膜接触により刺激症状を呈し、眼、鼻、咽喉および口腔粘膜に障害を与える。

イ．冷却すると、黄色溶液を経て、黄白色固体となる。

ウ．適切な廃棄方法は、酸化法である。

	ア	イ	ウ
☑ 1．	正	正	誤
2．	正	誤	正
3．	誤	誤	正
4．	誤	正	誤

【44】常温常圧でのメタノールの性状として、最も適当なものはどれか。

☑ 1．黄色透明な液体であり、徐々に分解する。

2．無色透明の揮発性の液体であり、特異な香気を有する。

3．不燃性の特有の臭いを有する無色の液体であり、水に難溶である。

4．シックハウスの原因物質となるアルデヒドである。

【45】アジ化ナトリウムに関する以下の記述の正誤について、最も適当な組合せはどれか。

ア．無色無臭の結晶で、アルコールに溶けにくい。

イ．胃酸により、アジ化水素が発生するおそれがある。

ウ．用途として、試薬、防腐剤がある。

	ア	イ	ウ
☑ 1．	正	正	正
2．	正	正	誤
3．	正	誤	正
4．	誤	正	正

【46】フッ化水素に関する以下の記述の正誤について、最も適当な組合せはどれか。

ア．不燃性の無色液化した気体で、強い腐食性を示す。

イ．水分を加えなくても、大部分の金属、ガラス、コンクリートを腐食させる。

ウ．廃棄方法として、酸化法がある。

	ア	イ	ウ
☑ 1.	正	正	正
2.	正	誤	正
3.	正	誤	誤
4.	誤	正	誤

【47】次の物質の取扱い上の注意事項として、最も適当なものはどれか。

☐ ア．キシレン

☐ イ．リン化水素（別名：ホスフィン）

1．重金属塩により分解が促進されることがある。

2．水分が発生すると、加水分解して、フッ化水素を発生し、ほとんどの金属と反応し、水素を発生するので、火災の原因となる。

3．引火しやすく、また、その蒸気は、空気と混合して爆発性混合ガスとなるので、火気には近づけない。静電気に対する対策を十分考慮する。

4．有毒かつ自然発火性の気体である。酸素と接触し、または混合すると爆発的反応が起こる。塩素と接触すると、激しい反応が起こる。

【48】次の物質の識別方法として最も適当なものはどれか。

☐ ア．クロルピクリン

☐ イ．アニリン

1．水溶液をアンモニア水で弱アルカリ性にして塩化カルシウムを加えると、白色の沈殿を生じる。

2．水溶液にさらし粉を加えると、紫色を呈する。

3．水溶液に金属カルシウムを加え、これにベタナフチルアミン及び硫酸を加えると、赤色の沈殿を生ずる。

4．アンモニア水を加え、さらに硝酸銀溶液を加えると、徐々に金属銀を析出する。

【49】トリクロル酢酸の性状及び廃棄方法について、最も適当なものはどれか。

☑　A　性状

1．無色の斜方六面形結晶で、潮解性をもち、微弱の刺激性臭気を有する。
2．淡黄色の光沢ある小葉状あるいは針状結晶で、急熱あるいは刺激により爆発する。
3．金属光沢をもつ銀白色の金属で、水に入れると水素を生じ、常温では発火する。
4．橙黄色の結晶で、水によく溶けるが、アルコールには溶けない。

☑　B　廃棄方法

1．水酸化ナトリウム水溶液を加えてアルカリ性とし、酸化剤（次亜塩素酸ナトリウム、さらし粉等）の水溶液を加えて酸化分解する。
2．可燃性溶剤とともにアフターバーナー及びスクラバーを備えた焼却炉の火室に噴霧して焼却する。
3．そのまま再生利用するため蒸留する。
4．セメントを用いて固化し、溶出試験を行い、溶出量が判定基準以下であることを確認して埋立処分する。

【50】ヨウ化水素酸の性状及び識別方法について、最も適当なものはどれか。

☑　A　性状

1．赤褐色の液体で、強い腐食作用をもち、濃塩酸に接すると高熱を発する。
2．無色の液体で、空気と日光の作用を受けて黄褐色を帯びてくる。
3．紫色の液体で、熱すると臭気をもつ腐食性のある蒸気を発生する。
4．黒色の溶液で、酸化力があり、加熱、衝撃、摩擦により分解をおこす。

☑　B　識別方法

1．硝酸銀溶液を加えると淡黄色の沈殿が生じ、この沈殿は、アンモニア水にわずかに溶け、硝酸には溶けない。
2．でん粉に接すると藍色を呈し、チオ硫酸ナトリウムの溶液に接すると脱色する。
3．酢酸で弱酸性にして、酢酸カルシウムを加えると、結晶性の沈殿を生じる。
4．でん粉液を橙黄色に染め、フルオレッセン溶液を赤変する。

【51】次の物質の廃棄方法として、最も適当なものはどれか。

☑　ア．ジメチルジチオホスホリルフェニル酢酸エチル（別名：フェントエート、PAP）

☑　イ．クロルピクリン

☑　ウ．塩素酸ナトリウム

1．チオ硫酸ナトリウム等の還元剤の水溶液に希硫酸を加えて酸性にし、この中に少量ずつ投入する。反応終了後、反応液を中和し、多量の水で希釈して処理する。

2．おが屑等に吸収させてアフターバーナーおよびスクラバーを備えた焼却炉で、焼却する。

3．少量の界面活性剤を加えた亜硫酸ナトリウムと炭酸ナトリウムの混合溶液中で、撹拌し分解させた後、多量の水で希釈して処理する。

4．多量の水で処理し、活性汚泥で処理する。

【52】次の文は、ジメチル－4－メチルメルカプト－3－メチルフェニルチオホスフェイト（別名：MPP、フェンチオン）の用途と性状について記述したものである。（　）に当てはまる語句として、最も適当なものはどれか。

用途：（A）

性状：弱い（B）を有する液体

☑　A　1．殺菌剤　　　　　　　　2．殺鼠剤
　　　　3．植物成長調整剤　　　　4．殺虫剤

☑　B　1．エーテル臭　　　　　　2．アンモニア臭
　　　　3．ハッカ臭　　　　　　　4．ニンニク臭

【53】キシレンに関する以下の記述の正誤について、最も適当な組合せはどれか。

ア．無色透明の液体、芳香族炭化水素特有の臭いがある。

イ．パラキシレンの凝固点は13.3℃なので、冬季には固結することがある。

ウ．廃棄法として、燃焼法、活性汚泥法がある。

	ア	イ	ウ
☑　1．	誤	正	誤
2．	正	正	正
3．	正	誤	誤
4．	誤	正	正

【54】硝酸に関する以下の記述の正誤について、最も適当な組合せはどれか。

ア．極めて純粋な、水分を含まない硝酸は、無色無臭の液体である。

イ．NO_2を含有し、可燃物、有機物と接触するとNO_2を生成するため、接触させない。

ウ．羽毛のような有機質を硝酸の中に浸し、特にアンモニア水でこれを潤すと、黄色を呈する。

	ア	イ	ウ
1.	誤	正	誤
2.	正	正	誤
3.	正	誤	誤
4.	誤	正	正

（☑ 1にチェック）

【55】次の物質の漏えい時の措置について、最も適当なものはどれか。

☑　ア．アンモニア水

☑　イ．硫酸

☑　ウ．トルエン

1．少量漏えいした液は、濡れむしろ等で覆い遠くから多量の水をかけて洗い流す。多量漏えいした液は、土砂等でその流れを止め、安全な場所に導いて遠くから多量の水をかけて洗い流す。

2．付近の着火源となるものを速やかに取り除き、漏えいした液は土砂等でその流れを止め、安全な場所に導き、液の表面を泡で覆い、できるだけ空容器に回収する。

3．多量漏えいした液は、土砂等でその流れを止め、これに吸着させるか又は安全な場所に導いて、遠くから徐々に注水してある程度希釈した後、消石灰、ソーダ灰等で中和し、多量の水を用いて洗い流す。

4．漏えいした液は、土砂等でその流れを止め、安全な場所に導き、空容器にできるだけ回収し、その後を大量の水を用いて洗い流す。洗い流す場合には、中性洗剤等の分散剤を使用して洗い流す。

▶▶正解＆解説 ……………………………………………………………………………

【1】A…1　B…2　C…3　D…3　E…4　F…1　G…4　H…1
　　　I…4　J…1

〔解説〕ア. 取締法第2条（定義）第1項。

> この法律で「毒物」とは、別表第1に掲げる物であって、（A：医薬品）及び
> （B：医薬部外品）以外のものをいう。

　　イ. 取締法第8条（毒物劇物取扱責任者の資格）第2項第1～4号。

> 次に掲げる者は、前条の毒物劇物取扱責任者となることができない。
> 一　（C：18歳）未満の者
> 二　心身の障害により毒物劇物取扱責任者の業務を（D：適正に）行うことが
> 　　できない者として厚生労働省令で定めるもの
> 三　麻薬、大麻、あへん又は（E：覚せい剤）の中毒者
> 四　（略）

　　ウ. 取締法第12条（毒物又は劇物の表示）第1項。

> 毒物劇物営業者及び特定毒物研究者は、毒物又は劇物の容器及び被包に、「（F
> ：医薬用外）」の文字及び毒物については（G：赤地に白色）をもって「毒物」の
> 文字、劇物については（H：白地に赤色）をもって「劇物」の文字を表示しなけ
> ればならない。

　　エ. 取締法第12条（毒物又は劇物の表示）第2項第1～3号。

> 一　毒物又は劇物の名称
> 二　毒物又は劇物の成分及びその（I：含量）
> 三　厚生労働省令で定める毒物又は劇物については、それぞれ厚生労働省令で
> 　　定めるその（J：解毒剤）の名称

【2】2

〔解説〕取締法第22条（業務上取扱者の届出等）第1項、施行令第41条、第42条（業務
　　　上取扱者の届出）各号。

　　　ア＆イ. 無機シアン化合物たる毒物及びこれを含有する製剤を使用して、電気
　　　めっき及び金属熱処理を行う事業は、届出が必要となる。

　　　ウ. 施行規則第13条の13（施行令第41条第3号に規定する内容積）。

　　　エ. 砒素化合物たる毒物及びこれを含有する製剤を使用して、しろありの防除
　　　を行う事業は、届出が必要となる。フィプロニルは、フェニルピラゾール系
　　　殺虫薬。

【3】3

〔解説〕取締法第3条の4（爆発性がある毒物劇物の所持禁止）、施行令第32条の3（発
　　　火性又は爆発性のある劇物）。ナトリウム、ピクリン酸、亜塩素酸ナトリウム及
　　　びこれを含有する製剤（亜塩素酸ナトリウム30％以上含有するものに限る）の
　　　ほか、塩素酸塩類（塩素酸ナトリウム、塩素酸カリウム等）及びこれを含有す
　　　る製剤（塩素酸塩類35％以上を含有するものに限る）が規定されている。

【4】3

〔解説〕取締法第15条（毒物又は劇物の交付の制限等）第2項。交付の際に確認が必要となる毒物又は劇物は、施行令第32条の3（発火性又は爆発性のある劇物）で規定されているものと同一である。【3】の解説を参照。

【5】1

〔解説〕「かきの害虫の防除」⇒「野ねずみの駆除」。施行令第11条（モノフルオール酢酸の塩類を含有する製剤）第2号。

　　　　2．施行令第1条（四アルキル鉛を含有する製剤）第2号。

　　　　3．施行令第22条（モノフルオール酢酸アミドを含有する製剤）第2号。

　　　　4．施行令第16条（ジメチルエチルメルカプトエチルチオホスフェイトを含有する製剤）第2号。

【6】2

〔解説〕取締法第3条の3（シンナー乱用の禁止）、施行令第32条の2（興奮、幻覚又は麻酔の作用を有する物）。トルエンのほか、トルエン又はメタノール又は酢酸エチルを含有するシンナー等が規定されている。

【7】3

〔解説〕取締法第17条（事故の際の措置）第1項、第2項。

> 　毒物劇物営業者及び特定毒物研究者は、（略）（ア：直ちに）、その旨を保健所、（イ：警察署又は消防機関）に届け出るとともに、保健衛生上の危害を防止するために必要な応急の措置を講じなければならない。
> 　毒物劇物営業者及び特定毒物研究者は、その取扱いに係る毒物又は劇物が盗難にあい、又は紛失したときは、（ア：直ちに）、その旨を（ウ：警察署）に届け出なければならない。

【8】3

〔解説〕施行令第2条（四アルキル鉛を含有する製剤）第2号。

> （ア：赤）色、（イ：青）色、（ウ：黄）色又は緑色に着色されていること。

【9】1

〔解説〕ア＆ウ．施行規則第11条の6（取扱及び使用上特に必要な表示事項）第2号イ、ロ。

　　　　イ＆エ．いずれの記述も、DDVPを含有する衣料用の防虫剤に表示しなければならない事項である。施行規則第11条の6（取扱及び使用上特に必要な表示事項）第3号ハ、ニ。

【10】3

〔解説〕取締法第4条（営業の登録）第3項。

　　　　イ．毒物又は劇物の輸入業の登録は、「5年ごと」に更新を受けなければ、その効力を失う。

【11】4

〔解説〕取締法　別表第1、第2。

　　　　四アルキル鉛は毒物（特定毒物）、硫酸は劇物である。

　　　　1〜3．毒物…ニコチン、水銀、シアン化ナトリウム。

　　　　　　　　劇物…カリウム、モノクロル酢酸、ベタナフトール。

【12】1

〔解説〕金属の単体が水溶液中で電子を失い、陽イオンになろうとする性質のことをイ
　　　　オン化傾向という。イオン化傾向の大きな金属ほど、酸化されやすく反応性が
　　　　大きい。設問の場合、イオン化傾向の大きい順に並べると、K（カリウム）＞
　　　　Fe（鉄）＞ Cu（銅）＞ Au（金）となる。

　　　　イオン化傾向が極めて大きく、常温でも水と激しく反応する［リチウムLi］［カ
　　　　リウムK］［カルシウムCa］［ナトリウムNa］は覚えておく必要がある。

【13】3

〔解説〕炎色反応は次のとおり。Ba（バリウム）…黄緑色、K（カリウム）…赤紫色、
　　　　Ca（カルシウム）…橙赤色、Cu（銅）…青緑色。

【14】3

〔解説〕ジエチルエーテル$C_2H_5－O－C_2H_5$は水に溶けにくく、水と混じり合わない。

　　　　1．親水性のヒドロキシ基「$－OH$」をもつものをアルコールといい、低級アル
　　　　　　コールであるメタノールCH_3OHは、特に水に溶けやすい。

　　　　2．塩酸HCl aqと硫酸H_2SO_4を混ぜると、気体の塩化水素HClが生じる。

　　　　4．酢酸CH_3COOH（カルボン酸）と、メタノールCH_3OH（アルコール）か
　　　　　　ら水分子Hが取れて脱水縮合すると、エステルの酢酸メチル$CH_3CO_2CH_3$が
　　　　　　生じる。

【15】4

〔解説〕キシレン$C_6H_4(CH_3)_2$…芳香族化合物（ベンゼン環をもつ化合物のこと）。

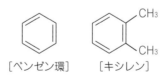

　　　　　　　　　［ベンゼン環］　　　［キシレン］

　　　　1．アセチレン$H－C≡C－H$…アルキン（脂肪族炭化水素（鎖式炭化水素）
　　　　　　のうち、三重結合を1個含む不飽和炭化水素）。

　　　　2．エタノールC_2H_5OH…アルコール（第一級アルコール）。

　　　　3．酢酸エチル$CH_3COOC_2H_5$…酢酸CH_3COOHとエタノールC_2H_5OHの混
　　　　　　合物に少量の濃硫酸を加えて、加熱することで起こる縮合反応（エステル化）
　　　　　　により生成される物質。

【16】3

〔解説〕塩化バリウム$BaCl_2$は、強酸＋強塩基からなる塩。水溶液中で加水分解せず水素イオンH^+や水酸化物イオンOH^-を生じないため、水溶液は「中性」を示す。

$2HCl + Ba(OH) \longrightarrow BaCl_2 + 2H_2O$

1. リン酸カリウム（リン酸二水素カリウム）KH_2PO_4は、陽イオンK^+（カリウムイオン）と陰イオン$H_2PO_4^-$（リン酸二水素イオン）に電離する。

$KH_2PO_4 \longrightarrow K^+ + H_2PO_4^-$

水溶液中で、H^+を生じる反応（$H_2PO_4^- \rightleftarrows H^+ + HPO_4^{2-}$）と、加水分解して$OH^-$を生じる反応（$H_2PO_4^- + H_2O \rightleftarrows H_3PO_4 + OH^-$）が同時に起こる。リン酸の酸解離定数（酸の強さを表す指標）はHPO_4^{2-}が12.35、H_3PO_4が2.15を示す。数値が大きいほど弱い酸でありイオンを生じやすくなるため、H^+がOH^-よりも多く、水溶液は「酸性」を示す。

2. 硝酸鉄（Ⅲ）$Fe(NO_3)_3$は、陽イオンFe^{3+}（鉄（Ⅲ）イオン）と陰イオンNO_3^-（硝酸イオン）に電離する。　$Fe(NO_3)_3 \longrightarrow Fe^{3+} + 3NO_3^-$

Fe^{3+}は水溶液中で、水に含まれるわずかなOH^-と反応して水酸化鉄（Ⅲ）となる。水酸化鉄（Ⅲ）が生じたことで、水は加水分解して水溶液中のOH^-を増やそうとする（$H_2O \longrightarrow H^+ + OH^-$）が、その$OH^-$も水酸化鉄（Ⅲ）となり、水溶液中の$H^+$が$OH^-$よりも多く、水溶液は「酸性」を示す。

4. シュウ酸ナトリウム$Na_2C_2O_4$は、弱酸＋強塩基からなる塩。

$H_2C_2O_2 + 2NaOH \longrightarrow Na_2C_2O_4 + 2H_2O$

水溶液中で加水分解するとOH^-が生じるため、水溶液は「塩基性」を示す。

$Na_2C_2O_4 \longrightarrow 2Na^+ + C_2O_4^{2-}$

$C_2O_4^{2-} + H_2O \rightleftarrows HC_2O_4^- + OH^-$

【17】2

〔解説〕電子殻は内側からK殻、L殻、M殻、N殻…となっており、それぞれ収容できる電子の最大数は2個、8個、18個、32個…と定まっている。

【18】3

〔解説〕塩酸HClの物質量は、0.4mol/L×（250mL／1000mL）＝0.1mol。

中和反応式：$HCl + NaOH \longrightarrow NaCl + H_2O$ より、水酸化ナトリウム$NaOH$もHClと同様に、0.1molあれば過不足なく中和できることがわかる。$NaOH$の式量は、23＋16＋1.0＝40。1mol＝40gとなり、0.1molでは4.0gとなる。

【19】4

〔解説〕水H_2Oの式量は、1.0×2＋16＝18。1mol＝18gとなり、0.5molでは9.0gとなる。

【20】 A…1　B…4

〔解説〕セッケンは、（A：弱酸）の脂肪酸と（B：強塩基）の水酸化ナトリウムからなる塩であり、水溶液の中で加水分解して塩基性を示す。

$$R-COONa + H_2O \rightleftharpoons R-COOH + NaOH$$

【21】 2

〔解説〕シクロヘキセンC_6H_{10}は、シクロアルケン（脂環式炭化水素のうち、二重結合を1個含む不飽和炭化水素）である。

1．シクロペンタンC_5H_{10}…シクロアルカン（脂環式炭化水素のうち、全て単結合の飽和炭化水素）。

3．ジメチルアセチレン（2-ブチン）$H_3C-C\equiv C-CH_3$…アルキン（鎖式炭化水素（脂肪族炭化水素）のうち、三重結合を1個含む不飽和炭化水素）。

4．プロピレン$CH_2=CH-CH_3$…アルケン（鎖式炭化水素（脂肪族炭化水素）のうち、二重結合を1個含む不飽和炭化水素）。

シクロヘキセン

【22】 1

〔解説〕硝酸銀水溶液を白金電極を用いて電気分解したときの、陽極及び陰極における反応は以下のとおりである。

［陽極］$2H_2O \longrightarrow O_2 + 4H^+ + 4e^-$

［陰極］$Ag^+ + e^- \longrightarrow Ag$

従って、陽極に生成する物質は酸素Oである。

【23】 1

〔解説〕求めるプロパンC_3H_8の燃焼熱をxとすると、燃焼の熱化学方程式は次のとおり。

C_3H_8（気）$+ 5O_2$（気）$= 3CO_2$（気）$+ 4H_2O$（液）$+ x$

次に、設問のア〜ウの等式を次のように整理する。

ア．CO_2（気）$= C$（固）$+ O_2$（気）$-394kJ$

イ．$2H_2O$（液）$= 2H_2$（気）$+ O_2$（気）$-572kJ$

ウ．C_3H_8（気）$= 3C$（固）$+ 4H_2$（気）$-105kJ$

これらを、プロパンの燃焼の熱化学方程式に代入して計算する。

$\{3C + 4H_2 - 105kJ\} + 5O_2 =$
　　　　　　　　$3\{C + O_2 - 394kJ\} + 2\{2H_2 + O_2 - 572kJ\} + x$

$3C + 4H_2 - 105kJ + 5O_2 = 3C + 3O_2 - 1182kJ + 4H_2 + 2O_2 - 1144kJ + x$

従って、$x = 1182kJ + 1144kJ - 105kJ = 2221kJ$となる。

> 日本化学会の提案や学習指導要領の改訂により、今後「熱化学方程式」ではなく「エンタルピー変化」を使用した問題が出題される可能性があるため、注意が必要。

【24】3

〔解説〕pHは水素イオン濃度〔H⁺〕が1/10になると1増加し、10倍になると1減少する。設問の場合、pH2はpH4よりもpHが2減少しているため、濃度は100倍となる。

【25】1

〔解説〕一定の温度において、一定量の気体の体積は圧力に反比例することを示す法則は、（ボイルの法則）である。

　　2．質量保存の法則…化学変化の前後で物質の質量の総和は変化しない。

　　3．シャルルの法則…圧力が一定のとき、一定量の気体の体積は、絶対温度に比例する。

　　4．ヘンリーの法則…一定温度で一定量の溶媒に溶ける気体の質量（物質量）は、その気体の圧力に比例する。

【26】2

〔解説〕サリチル酸$C_6H_4(OH)COOH$は、ベンゼン環の水素H原子がカルボキシル基（カルボキシ基）「－COOH」とヒドロキシ基「－OH」に置換した化合物で、芳香族カルボン酸である。カルボン酸とフェノール類の両方の性質を示す。

　　1．アセチルサリチル酸$C_6H_4(COOH)OCOCH_3$は、白色の固体で解熱鎮痛剤として用いられ、アスピリンという名前でよく知られている。

　　3．サリチル酸メチル$C_6H_4(OH)COOCH_3$は、フェノール類の一種で、サリチル酸のカルボキシ基にメチル基「CH_3-」が結合した物質。

　　4．クメンヒドロペルオキシド$C_6H_5C(CH_3)_2OOH$は、クメン法を用いてベンゼンとプロピレンからフェノールとアセトンを合成するときの中間生成物で、クメン$C_6H_5CH(CH_3)_2$の水素H原子をヒドロペルオキシド－OOHに置き換えた物質。

【27】1

〔解説〕選択肢のうち、アルキン（脂肪族炭化水素（鎖式炭化水素）のうち、三重結合を1個含む不飽和炭化水素）は、アセチレン$H-C\equiv C-H$である。

　　2．シクロペンタンC_5H_{10}…シクロアルカン（脂環式炭化水素のうち、全て単結合の飽和炭化水素）。

　　3．δ－バレロラクタムC_5H_9NO…ラクタム（カルボキシ基「－COOH」とアミノ基「－NH₂」が脱水縮合した形をもって、環を成している化合物）の一種。

　　4．1－ブテン$CH_2=CHCH_2CH_3$…ブテンの異性体で、アルケン（脂肪族炭化水素（鎖式炭化水素）のうち、二重結合を1個含む不飽和炭化水素）。

【28】4

〔解説〕炭素原子の数が４以上のアルケン（脂肪族炭化水素（鎖式炭化水素）のうち、二重結合を１個含む不飽和炭化水素）には、構造異性体や炭素原子間のC＝C結合が回転できないために生じるシス－トランス異性体（幾何異性体）が存在する。２－ブテンCH₃－CH＝CH－CH₃は、２個のメチル基が二重結合に対して同じ側にあるシス－２－ブテンと、反対側にあるトランス－２－ブテンが存在するシス－トランス異性体である。

シス－２－ブテン　　　　　　　トランス－２－ブテン

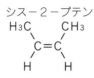

1. エチレンCH₂＝CH₂　　　2. プロペンCH₂＝CH－CH₃

3. １－ブテン（CH₂＝CH－CH₂－CH₃）

【29】4

〔解説〕一般的に、溶液の凝固点は、純粋な溶媒の凝固点に比べて「低い」。このような現象を「凝固点降下」という。

【30】2

〔解説〕酸化還元反応とは、酸化と還元が同時に起こっている反応をいう。化学カイロ等で利用されている鉄の酸化反応は次の化学反応式で表される。

$$4Fe + 3O_2 \longrightarrow 2Fe_2O_3$$

酸化数のルールを用いると、この化学反応式において、鉄Fe原子の酸化数は０から＋３へ増加（酸化）し、酸素O原子の酸化数は０から－２へ減少（還元）しているため、酸化還元反応である。

> 酸化数のルール
> ①単体中、化合物中の原子の酸化数の総和は「０」
> ②化合物中の水素H原子またはアルカリ金属（カリウムKなど）の酸化数は「＋１」、酸素O原子の酸化数は「－２」
> ③イオンの酸化数の総和は、そのイオンの電荷

1．ゲル状のケイ酸H_2SiO_3を加熱して脱水すると、立体的な網目構造をもつ多孔質のシリカゲル$(SiO_2)n(H_2O)m$となる（nとmは自然数）。この網目構造の微細な空洞に水蒸気を吸着することができるが、いずれの原子も反応後に酸化数が変化していないため、酸化還元反応ではない。

$$SiO_2 + Na_2CO_3 \longrightarrow Na_2SiO_3 + CO_2$$

3．ベーキングパウダー（重曹）と呼ばれる炭酸水素ナトリウム$NaHCO_3$は、熱分解で二酸化炭素CO_2を生じるが、いずれの原子も反応後に酸化数が変化していないため、酸化還元反応ではない。

$$2NaHCO_3 \longrightarrow Na_2CO_3 + CO_2 + H_2O$$

（Na原子…＋2、H原子…＋2、C原子…＋8、O原子…ー12）

4．酸化カルシウム（生石灰）CaOは、水H_2Oと反応して水酸化カルシウム（消石灰）$Ca(OH)_2$を生じるが、いずれの原子も反応後に酸化数が変化していないため、酸化還元反応ではない。

$$CaO + H_2O \longrightarrow Ca(OH)_2$$

（Ca原子…＋2、O原子…ー4、H原子…＋2）

【31】ア…4　イ…4　ウ…2

〔解説〕指定令第2条（劇物）第1項。

　　　　ア．アクリル酸$CH_2=CHCOOH$…10%以下を含有するものは劇物から除外。

　　　　イ．レゾルシノール$C_6H_4(OH)_2$…20%以下を含有するものは劇物から除外。

　　　　ウ．シクロヘキシミド$C_{15}H_{23}NO_4$…0.2%以下を含有するものは劇物から除外。

※以下、物質名の後や文章中に記載されている［　］は、物質を見分ける際に特徴となるキーワードを表す。

【32】ア…1　イ…2

〔解説〕ア．クレゾール$C_6H_4(OH)CH_3$［皮膚に付着した直後に異常がなくても、数分後から痛み、火傷を起こす］

　　　　イ．トルイジン$C_6H_4(NH_2)CH_3$［チアノーゼ症状］［腎臓や膀胱の機能障害による血尿］

　　　　選択肢3は［高濃度のときは昏睡］［視神経が侵され失明］から、メタノールCH_3OHが考えられる。

　　　　選択肢4は［血液中のアセチルコリンエステラーゼを阻害］から、有機燐化合物が考えられる。

【33】ア…2　イ…4　ウ…3

〔解説〕ア．シアン化カリウム（青酸カリ）KCN［酸類とは離す］［乾燥した冷所に密封して保管］

　　　　イ．アクリルアミド$CH_2=CHCONH_2$［直射日光や高温にさらされると、アンモニア等が発生］

ウ．ベタナフトール $C_{10}H_7OH$［光線に触れると赤変］

　選択肢1は［二酸化炭素と水を吸収する性質が強い］［密栓して保管］から、水酸化カリウムKOHが考えられる。

【34】ア…4　イ…1

〔解説〕ア．ホスゲン$COCl_2$［無色の窒息性ガス］

　　　　イ．黄リンP_4［ニンニク臭］［水酸化カリウムKOHと熱すればホスフィン（リン化水素PH_3）を発生］

　　　選択肢2は［気体］［緑色の辺縁を有する炎］から、クロルエチルC_2H_5Clが考えられる。

　　　選択肢3は［無色］［ハッカ臭をもつ液体］から、四メチル鉛$Pb(CH_3)_4$が考えられる。

【35】2

〔解説〕トリクロルホン（DEP）$C_4H_8Cl_3O_4P$の純品は、「弱い特異臭をもつ白色の結晶」。アルカリで加水分解し、クロロホルム、ベンゼン、アルコールに「溶ける」。

【36】2

〔解説〕メチダチオン（DMTP）$C_6H_{11}N_2O_4PS_3$は（ア：灰白色の結晶）である。毒物及び劇物取締法の規定に基づき、毒物及び劇物指定令により、（イ：劇物）に指定されている。（ウ：有機リン系殺虫剤）として用いられている。

【37】3

〔解説〕アバメクチン$C_{48}H_{72}O_{14}$、$C_{47}H_{70}O_{14}$は、「類白色の結晶性粉末」である。殺虫、殺ダニ剤として用いられ、含有量が「1.8％」以下の製剤は「毒物」から除外されている。

【38】1

〔解説〕フェントエート（PAP）$C_{12}H_{17}O_4PS_2$［赤褐色、油状の液体］［芳香性刺激臭］

　　　　2．［弱いニンニク臭］から、フェンチオン（MPP）$C_{10}H_{15}O_3PS_2$が考えられる。

　　　　3．［白色の粉末］［吸湿性］［酢酸の臭い］［冷水にはたやすく溶ける］から、モノフルオール酢酸ナトリウム$CH_2FCOONa$が考えられる。

　　　　4．［殺菌剤］から、エチレンオキシドC_2H_4Oや、塩素Cl_2などが考えられる。

【39】4

〔解説〕フルバリネート$C_{26}H_{22}ClF_3N_2O_3$［淡黄色ないし黄褐色の粘稠性液体］［水に難溶］［5％以下を含有する製剤は劇物から除外］

　　　　1．ジメトエート$C_5H_{12}NO_3PS_2$は、［白色の固体］であり、［ベンゼン、メタノールなどに溶ける］。［太陽光線には安定］で［熱に対する安定性は低い］。

　　　　2．テブフェンピラド$C_{18}H_{24}ClN_3O$は、［淡黄色結晶］で［水に難溶］であるが、［有機溶媒に可溶］である。

3．メタアルデヒドC8H16O4は、［白色の粉末（結晶）］で［酸性では不安定］であるが、［アルカリに安定］である。

【40】3

〔解説〕ア．水には「ほとんど溶けない」が、酸に「よく溶ける」。

イ．酸化第二水銀の化学式は、「HgO」である。Hg2Oは酸化第一水銀。

ウ．適切な廃棄方法は、焙焼法［金属として回収する］又は沈殿隔離法［セメントを加えて固化］である。

【41】3

〔解説〕四塩化炭素CCl4は、揮発性、麻酔性を有する無色、（ア：芳香性）の液体で、水に溶けにくく、エーテル、クロロホルムに可溶である。蒸気は、（イ：不燃性）で、空気よりも（ウ：重い）。

【42】3

〔解説〕一酸化鉛PbOは、希硝酸に溶かし、これらに硫化水素H2Sを通じると「黒色の沈殿（硫化鉛PbS）」を生じる。

【43】1

〔解説〕塩素Cl2は、必要な場合（例えば多量の場合など）にはアルカリ処理法で処理した液に還元剤（例えばチオ硫酸ナトリウム水溶液など）の溶液を加えた後、中和する。その後、多量の水で希釈して処理する「還元法」を用いる。

【44】2

〔解説〕メタノールCH3OH［無色透明］［揮発性の液体］［特異な香気］

4．アルデヒドとは第一級アルコールが酸化したものをいい、第一級アルコールであるメタノールを酸化すると、ホルムアルデヒドHCHOとなる。

【45】1

〔解説〕アジ化ナトリウムNaN3［無色無臭の結晶］［胃酸によりアジ化水素］［試薬、防腐剤］

【46】3

〔解説〕フッ化水素HF［不燃性の無色液化した気体］

イ．「水分を加えると」大部分の金属、ガラス、コンクリートを腐食させる、フッ化水素酸HF aqとなる。

ウ．廃棄方法として、多量の消石灰水溶液中に吹き込んで吸収させ、中和し、沈殿ろ過して埋立処分する「沈殿法」がある。

【47】ア…3　イ…4

〔解説〕ア．キシレンC6H4(CH3)2［蒸気は空気と混合して爆発性混合ガス］

イ．リン化水素（ホスフィン）PH3［有毒かつ自然発火性の気体］［酸素と接触・混合すると爆発的反応］［塩素と接触すると激しい反応］

選択肢1は［重金属塩により分解が促進］から、過酸化尿素CO(NH2)2・H2O2が考えられる。

【48】ア…3　イ…2

〔解説〕ア．クロルピクリン$CCl_3(NO_2)$〔金属カルシウム〕〔ベタナフチルアミン及び硫酸〕〔赤色の沈殿〕

　　　　イ．アニリン$C_6H_5NH_2$〔さらし粉〕〔紫色〕

　　　　選択肢1は〔アンモニア水で弱アルカリ性〕〔塩化カルシウム〕〔白色の沈殿〕から、蓚酸$(COOH)_2・2H_2O$が考えられる。

　　　　選択肢4は〔アンモニア水〕〔硝酸銀溶液〕〔金属銀〕から、ホルマリン（ホルムアルデヒド水溶液）$HCHO$ aqが考えられる。

【49】A…1　B…2

〔解説〕トリクロル酢酸（トリクロロ酢酸）CCl_3COOH

　　　　性状：〔無色の斜方六面形結晶〕〔潮解性〕

　　　　廃棄方法：燃焼法〔火室に噴霧して焼却〕

　　　A　2．〔淡黄色〕〔光沢ある小葉状あるいは針状結晶〕〔急熱あるいは刺激により爆発〕から、ピクリン酸$C_6H_2(OH)(NO_2)_3$が考えられる。

　　　　　3．〔金属光沢をもつ銀白色の金属〕〔水に入れると水素〕〔常温では発火〕から、カリウムKが考えられる。

　　　　　4．〔橙黄色の結晶〕〔水によく溶ける〕〔アルコールには溶けない〕から、クロム酸カリウムK_2CrO_4が考えられる。

　　　B　1．〔水酸化ナトリウム水溶液を加えてアルカリ性〕〔酸化剤〕〔酸化分解〕から酸化法であり、シアン化カリウムKCNやシアン化ナトリウム$NaCN$が考えられる。

　　　　　3．〔そのまま再生利用〕から回収法であり、水銀Hgや砒素Asが考えられる。

　　　　　4．〔セメントを用いて固化〕から固化隔離法であり、一酸化鉛PbOやセレンSeが考えられる。

【50】A…2　B…1

〔解説〕ヨウ化水素酸HI aq

　　　　性状：〔無色の液体〕〔空気と日光の作用を受けて黄褐色〕

　　　　識別方法：〔硝酸銀溶液〕〔淡黄色の沈殿（ヨウ化銀AgI）〕

　　　A　1．〔赤褐色の液体〕〔強い腐食作用〕〔濃塩酸に接すると高熱〕から、臭素Br_2が考えられる。

　　　B　2．〔でん粉に接すると藍色〕〔チオ硫酸ナトリウムで脱色〕から、ヨウ素I_2が考えられる。

　　　　　3．〔酢酸で弱酸性〕〔酢酸カルシウム〕〔結晶性の沈殿〕から、蓚酸$(COOH)_2・2H_2O$が考えられる。

　　　　　4．〔でん粉液を橙黄色〕〔フルオレッセン溶液を赤変〕から、臭素Br_2が考えられる。

【51】ア…2　イ…3　ウ…1

〔解説〕ア．フェントエート（PAP）$C_{12}H_{17}O_4PS_2$…燃焼法［焼却炉で焼却］

　　　　イ．クロルピクリン$CCl_3(NO_2)$…分解法（クロルピクリンにのみ適用される）
　　　　　　［少量の界面活性剤］［混合溶液中で撹拌し分解］

　　　　ウ．塩素酸ナトリウム$NaClO_3$…還元法［チオ硫酸ナトリウム等の還元剤］
　　　　選択肢4は［活性汚泥で処理］から活性汚泥法であり、クロロ酢酸ナトリウム
　　　　$CH_2ClCOONa$やアリルアルコール$CH_2＝CHCH_2OH$が考えられる。

【52】A…4　B…4

〔解説〕フェンチオン（MPP）$C_{10}H_{15}O_3PS_2$は、（A：殺虫剤）で、弱い（B：ニンニ
　　　　ク臭）を有する液体である。

【53】2

〔解説〕イ．キシレン$C_6H_4(CH_3)_2$には、オルト、メタ、パラの3種の異性体があり、
　　　　　　それぞれで凝固点が異なる。

【54】4

〔解説〕ア．極めて純粋な、水分を含まない硝酸HNO_3は、無色で「息詰まるような刺
　　　　　　激臭のある」液体である。

【55】ア…1　イ…3　ウ…2

〔解説〕ア．アンモニア水NH_3 aq［濡れむしろ等で覆い、洗い流す］［多量漏えいした
　　　　　　液は、遠くから多量の水をかけて洗い流す］

　　　　イ．硫酸H_2SO_4［消石灰、ソーダ灰等で中和］

　　　　ウ．トルエン$C_6H_5CH_3$［液の表面を泡で覆う］

　　　　選択肢4は［中性洗剤等の分散剤］から、クロロホルム$CHCl_3$や、四塩化炭素
　　　　CCl_4が考えられる。

2 令和4年度（2022年）北海道

一般受験者数・合格率《参考》	受験者数（人）	合格者数（人）	合格率（%）
	271	100	36.9

〔毒物及び劇物に関する法規〕

【1】次の文は、毒物及び劇物取締法の条文の一部である。（　）にあてはまる語句として、正しいものはどれか。

ア．この法律は、毒物及び劇物について、保健衛生上の見地から必要な（A）を行うことを目的とする。

イ．次の各号に掲げる者でなければ、前条の毒物劇物取扱責任者となることができない。

一　（B）

二　厚生労働省で定める学校で、（C）に関する学課を修了した者

三　都道府県知事が行う毒物劇物取扱者試験に合格した者

ウ．毒物劇物営業者は、毒物又は劇物を他の毒物劇物営業者に販売し、又は授与したときは、（D）、次に掲げる事項を書面に記載しておかなければならない。

一　毒物又は劇物の名称及び（E）

二　販売又は授与の（F）

三　譲受人の氏名、（G）及び住所（法人にあっては、その名称及び（H））

エ．毒物劇物営業者は、政令で定める毒物又は劇物については、厚生労働省令で定める方法により（I）したものでなければ、これを（J）として販売し、又は授与してはならない。

☐ A　1．取締　　　2．制限　　　3．監視　　　4．規制

☐ B　1．医師　　　2．薬剤師　　3．登録販売者　4．危険物取扱者

☐ C　1．応用化学　2．基礎化学　3．分析化学　　4．無機化学

☐ D　1．直ちに　　2．3日以内に　3．事前に　　4．その都度

☐ E　1．形状　　　2．数量　　　3．製造者　　　4．主成分

☐ F　1．場所　　　2．目的　　　3．年月日　　　4．方法

☐ G　1．勤務先　　2．職業　　　3．性別　　　　4．年齢

☐ H　1．主たる事務所の所在地　　　2．代表者氏名　　3．電話番号
　　　　4．毒物劇物取扱責任者氏名

☐ I　1．包装　　　2．着色　　　3．着香　　　　4．表示

☐ J　1．農業用　　2．工業用　　3．家庭用　　　4．医療用

【2】毒物及び劇物取締法第3条の3の条文に関する以下の記述について、（　）にあてはまる語句として、正しい組合せはどれか。

> （ア）、幻覚又は麻酔の作用を有する毒物又は劇物（これらを含有する物を含む。）であって政令で定めるものは、みだりに（イ）し、若しくは（ウ）し、又はこれらの目的で（エ）してはならない。

	ア	イ	ウ	エ
☑ 1.	興奮	販売	授与	貯蔵
2.	幻聴	販売	吸入	貯蔵
3.	幻聴	摂取	授与	所持
4.	興奮	摂取	吸入	所持

【3】次のうち、毒物及び劇物取締法第22条第1項の規定により、事業場の所在地の都道府県知事に、業務上取扱者の届出をしなければならない事業として、正しいものはどれか。

- ☑ 1. 亜鉛を使用して、電気めっきを行う事業
- 2. シアン化カリウムを使用して、金属熱処理を行う事業
- 3. アジ化ナトリウムを使用して、しろあり防除を行う事業
- 4. 最大積載量2,000kgの自動車を用いて、ジメチル硫酸を運送する事業

【4】次のうち、毒物及び劇物取締法の規定を踏まえ、正しい組合せはどれか。
ア．販売業の登録の種類である特定品目とは、特定毒物のことである。
イ．毒物劇物営業者は、16歳の者に対して毒物又は劇物を交付することができる。
ウ．毒物又は劇物の製造業者は、販売業の登録を受けなくとも、自ら製造した毒物又は劇物を、他の毒物劇物営業者に販売できる。
エ．特定毒物を所持できるのは、毒物劇物営業者、特定毒物研究者又は特定毒物使用者である。

- ☑ 1. ア、イ
- 2. ア、エ
- 3. イ、ウ
- 4. ウ、エ

【5】次のうち、毒物及び劇物取締法第10条第1項及び同法施行規則第10条の2の規定により、毒物又は劇物の販売業者が30日以内に届出をしなければならない事項として、正しい組合せはどれか。

ア．毒物又は劇物を貯蔵する設備の重要な部分を変更したとき

イ．毒物又は劇物の販売業者が法人にあっては、その代表者を変更したとき

ウ．店舗の名称を変更したとき

エ．毒物又は劇物の販売業者が販売する毒物又は劇物の品目を変更したとき

☑ 1．ア、イ　　　2．ア、ウ
　　3．イ、ウ　　　4．ウ、エ

【6】毒物及び劇物取締法施行令第8条の規定について、（　）の中に入るべき語句はどれか。

　　加鉛ガソリンの製造業者又は輸入業者は、（　）色（第7条の厚生労働省令で定める加鉛ガソリンにあっては、厚生労働省令で定める色）に着色されたものでなければ、加鉛ガソリンを販売し、又は授与してはならない。

☑ 1．赤　　　2．オレンジ
　　3．青　　　4．緑

【7】水酸化ナトリウムを含有する製剤（水酸化ナトリウム5％以下を含有する製剤を除く。）で液体状のものを1回につき5,000kg以上を運搬する車両の前後に掲げなければならない標識として、正しいものはどれか。

☑ 1．0.3m平方の板に地を白色、文字を赤色として「毒」と表示
　　2．0.3m平方の板に地を赤色、文字を白色として「毒」と表示
　　3．0.3m平方の板に地を黒色、文字を白色として「毒」と表示
　　4．0.3m平方の板に地を白色、文字を黒色として「毒」と表示

【8】毒物劇物営業者が、販売のため毒物又は劇物の容器及び被包に表示しなければならない事項として、正しい組合せはどれか。

ア．毒物又は劇物の使用期限

イ．毒物又は劇物の名称

ウ．毒物又は劇物の成分及びその含量

エ．毒物又は劇物の容器の材質

☑ 1．ア、イ　　　2．ア、ウ
　　3．イ、ウ　　　4．ウ、エ

【9】 毒物及び劇物取締法第3条の4に定める引火性、発火性又は爆発性のある毒物又は劇物として、正しい組合せはどれか。

ア．ピクリン酸を50%含有する製剤

イ．塩素酸塩類を35%含有する製剤

ウ．ニトログリセリン

エ．亜塩素酸ナトリウムを30%含有する製剤

☑ 1．ア、イ　　　　2．ア、ウ
　　3．イ、ウ　　　　4．イ、エ

【10】 毒物及び劇物取締法第4条の規定に基づく毒物劇物営業者と登録権者の組合せについて、正しいものはどれか。

　　　　　　　毒物劇物営業者　　　　　　登録権者
☑ 1．製造業 ………………………… 都道府県知事
　　2．輸入業 ………………………… 厚生労働大臣
　　3．一般販売業 ………………… 地方厚生局長
　　4．農業用品目販売業 ……… 農林水産大臣

【11】 毒物劇物営業者が、毒物又は劇物を販売したとき、譲受人から提出を受ける書面の保存期間として、正しいものはどれか。

☑ 1．販売の日から1年間
　　2．販売の日から3年間
　　3．販売の日から5年間
　　4．販売の日から6年間

〔基礎化学〕

【12】 次のうち、最もイオン化傾向が大きい金属はどれか。

☑ 1．Fe　　2．Pt
　　3．Na　　4．Ni

【13】 次のうち、酸性で赤色を呈し、アルカリ性で青色を呈する指示薬はどれか。

☑ 1．リトマス　　　　　　2．フェノールフタレイン
　　3．メチルオレンジ　　　4．フェノールレッド

【14】次のうち、単体であるものはどれか。

☑ 1．海水　　　2．塩酸
　　3．空気　　　4．ダイヤモンド

【15】次のうち、紫色の炎色反応を示すものはどれか。

☑ 1．Li　　　2．K
　　3．Sr　　　4．Cu

【16】次の物質のうち、互いに同素体であるものの正しい組合せはどれか。

☑ 1．ダイヤモンドと黒鉛　　　　2．エタンとメタン
　　3．一酸化窒素と二酸化窒素　　4．金と白金

【17】次の器具のうち、析出した結晶を吸引ろ過するときに使う器具として、<u>誤っ</u><u>ているもの</u>はどれか。

☑ 1．吸引びん　　　　　2．分液ろうと
　　3．アスピレーター　　4．ブフナーろうと

【18】次の塩の水溶液のうち、塩基性を示すものはどれか。

☑ 1．$Cu(NO_3)_2$　　　2．K_2SO_4
　　3．NH_4Cl　　　　　4．CH_3COONa

【19】次の反応で生成する気体として、最も適当なものはどれか。

☑ A．亜鉛と希硫酸を作用させる。

☑ B．硫化鉄と希硫酸を作用させる。

☑ C．亜硫酸ナトリウムと希硫酸を作用させる。

☑ D．酸化マンガンに濃塩酸を加えて熱する。

　　1．塩素　　　　　2．硫化水素
　　3．二酸化硫黄　　4．水素

【20】次亜塩素酸ナトリウム（NaClO）における Cl の酸化数として、正しいものはどれか。

☑ 1．0　　　2．－1
　　3．＋1　　4．－2

【21】 次の熱化学方程式であらわされる可逆反応が平衡状態にある時、この反応の平衡を右向きに移動させるものとして、正しいものはどれか。

$$N_2 (気体) + 3H_2 (気体) = 2NH_3 (気体) + 92kJ$$

1．温度を高くする　　　　2．触媒を加える
3．圧力を高くする　　　　4．NH_3を加える

【22】 次のうち、遷移元素に関する記述として、正しいものはどれか。

1．遷移元素の単体はすべて金属であるため、遷移金属とも呼ばれる。
2．周期表3～15族の元素を遷移元素といい、横に並んだ元素の性質は互いによく似ている。
3．一般に密度は大きいが、アルミニウムやニッケルのような、いわゆる軽金属も含まれている。
4．有色のイオン水溶液が多く、Cu^{2+}は青色を、Ag^+は赤褐色を示す。

【23】 次の文中の（　）内にあてはまる正しい語句はどれか。

> アミノ酸の水溶液に（　）試液を加えて温めると、赤紫～青紫色になる。この反応は（　）反応とよばれ、アミノ酸の検出に利用される。

1．ニンヒドリン　　　　　　2．ペプチド
3．ビューレット（ビウレット）　4．フェーリング

【24】 次の化学反応式は、プロパンの燃焼を表したものである。標準状態で1.0Lのプロパンを使用したとき、二酸化炭素は何L生成するか。

$$C_3H_8 + 5O_2 \longrightarrow 3CO_2 + 4H_2O$$

1．2.0L　　　2．3.0L
3．5.0L　　　4．6.0L

【25】 次のうち、物質の三態に関する記述として、誤っているものはどれか。

1．液体が気体になる変化を蒸発という。
2．固体が液体になる変化を融解という。
3．固体が気体になる変化を昇華という。
4．気体が液体になる変化を凝固という。

【26】硫酸20mLを0.10mol/Lの水酸化ナトリウム水溶液で中和するのに40mLを要した。硫酸の濃度として、正しいものはどれか。

☑ 1．0.10mol/L　　　2．0.20mol/L
　 3．0.40mol/L　　　4．1.00mol/L

【27】次のうち、三重結合をもつものはどれか。

☑ 1．C_2H_4　　　2．O_2
　 3．N_2　　　　4．Cl_2

【28】60℃における硝酸ナトリウムの飽和水溶液200gを、20℃に冷却すると析出する結晶の質量の値として最も適当なものはどれか。ただし、硝酸ナトリウムは100gの水に、60℃において150g、20℃において80g溶けるものとする。

☑ 1．56g　　　　2．84g
　 3．120g　　　4．140g

〔実地（性質・貯蔵・取扱い方法等）〕

【29】次の物質を含有する製剤について、劇物の扱いから除外される濃度の上限として、正しいものはどれか。

☑ ア．2－アミノエタノール
　　 1．0.1％以下　　　2．1％以下　　　3．10％以下　　　4．20％以下

☑ イ．クレゾール
　　 1．1％以下　　　2．5％以下　　　3．10％以下　　　4．70％以下

☑ ウ．フェノール
　　 1．1％以下　　　2．2％以下　　　3．3％以下　　　4．5％以下

【30】次のうち、化合物の「特定毒物・毒物・劇物の区分」として、正しいものはどれか。

　　　　　　　化合物　　　　　　　　区分
☑ 1．ホウフッ化カリウム ………………… 毒物
　 2．モノフルオール酢酸アミド ……… 劇物
　 3．硫化カドミウム ……………………… 特定毒物
　 4．ジニトロフェノール ………………… 毒物

【31】 次のうち、硫化バリウムに関する記述として、誤っているものはどれか。

☑ 1．分子式は BaS であり、白色の結晶性粉末である。

2．水により加水分解し、水酸化バリウムと水硫化バリウムを生成してアルカリ性を示す。

3．アルコールには不溶である。

4．二酸化炭素を吸収しやすく、空気中で還元されて黒色となる。

令和4年度 北海道

【32】 アニリンに関する以下の記述の正誤について、最も適当な組合せはどれか。

ア．純品は、ほとんど白色無臭の結晶で、有機溶媒に可溶である。

イ．タールの中間物の製造原料として、使用される。

ウ．血液に作用してメトヘモグロビンをつくり、チアノーゼを引き起こす。急性中毒では、顔面や指先などにチアノーゼが現れる。

	ア	イ	ウ
☑ 1．	正	正	正
2．	誤	正	正
3．	正	誤	正
4．	正	正	誤

【33】 次のうち、ぎ酸に関する以下の記述として、最も適当な組合せはどれか。

ア．無色透明な液体で、弱い特有のオゾン臭がある。

イ．廃棄方法として、活性汚泥法がある。

ウ．作業の際には、必ず酸性ガス用防毒マスク及びその他保護具を着用する。

エ．ぎ酸を含有する製剤について、劇物の扱いから除外される濃度の上限は、10％以下である。

☑ 1．ア、ウ　　2．ア、エ

3．イ、ウ　　4．イ、エ

41

【34】次の物質の貯蔵方法について、最も適当なものはどれか。

☑ ア．黄リン
☑ イ．カリウム
☑ ウ．アクリルニトリル

1．硫酸や硝酸などの強酸と激しく反応するので、強酸と安全な距離を保つ必要がある。できるだけ直接空気に触れることを避け、窒素のような不活性ガスの中に貯蔵する。
2．空気や光線に触れると赤変するため、遮光して貯蔵する。
3．空気に触れると発火しやすいので、水中に沈めて瓶に入れ、さらに砂を入れた缶中に固定して、冷暗所に貯蔵する。
4．空気中にそのまま貯蔵することはできないので、石油中に貯蔵する。また、水分の混入や火気を避けて貯蔵する。

【35】次の物質の性状として、最も適当なものはどれか。

☑ ア．重クロム酸カリウム
☑ イ．トルエン
☑ ウ．クロロホルム

1．水に溶けやすく、橙赤色の柱状結晶である。
2．白色、結晶性の固体である。水と二酸化炭素を吸収する性質が強く、空気中に放置すると、潮解する。
3．無色、揮発性の液体で、特異な香気とかすかな甘味を有する。
4．無色、可燃性のベンゼン臭を有する液体である。

【36】1,3－ジカルバモイルチオ－2－（N，N－ジメチルアミノ）－プロパン塩酸塩（別名：カルタップ）に関する以下の記述の正誤について、最も適当な組合せはどれか。

ア．2％以下を含有するものは、劇物ではない。
イ．ネライストキシン系の殺虫剤である。
ウ．吸入した場合、吐き気、振戦などの症状を呈し、重症な場合には全身けいれんや呼吸困難を起こすことがある。

	ア	イ	ウ
☑ 1.	正	正	正
2.	誤	正	正
3.	正	誤	正
4.	正	正	誤

【37】(RS) －α－シアノ－3－フェノキシベンジル＝（1RS, 3RS）－（1
RS, 3SR）－3－（2, 2－ジクロロビニル）－2, 2－ジメチルシクロプロパ
ンカルボキシラート（別名：シペルメトリン）に関する以下の記述の正誤につい
て、最も適当な組合せはどれか。

ア．本品は、劇物である。

イ．本品は、白色の結晶性粉末で、水にほとんど溶けない。

ウ．本品は、有機リン系の農薬に分類され、用途は野菜、果樹等の殺虫剤として
　　用いられる。

```
        ア      イ      ウ
☐  1.  正      正      誤
    2.  誤      誤      正
    3.  正      正      正
    4.  誤      正      誤
```

【38】次のうち、キシレンに関する記述として、誤っているものはどれか。

☐ 1．無色透明な液体で芳香がある。

　　2．吸入すると、眼、鼻、のどを刺激する。

　　3．蒸気は空気より軽く引火しにくい。

　　4．オルト、メタ、パラの異性体がある。

【39】次のうち、クロム酸ナトリウムに関する記述として、最も適当なものはど
れか。

☐ 1．黒色の結晶である。

　　2．十水和物は、潮解性がある。

　　3．アルコールによく溶けるが、水には溶けない。

　　4．廃棄方法は、燃焼法を利用する。

【40】次の物質の毒性や中毒の症状として、最も適当なものはどれか。

☑　ア．ブロムメチル（別名：臭化メチル、メチルブロマイド）

☑　イ．モノフルオール酢酸ナトリウム

☑　ウ．トリクロルヒドロキシエチルジメチルホスホネイト（別名：トリクロルホン、DEP）

1．主な中毒症状は激しいおう吐が繰り返され、胃の疼痛、意識混濁、けいれん、徐脈が起こり、チアノーゼ、血圧低下をきたす。

2．通常の燻蒸濃度では臭気を感じにくく、中毒を起こすおそれがある。吸入した場合、吐き気、おう吐、頭痛、歩行困難、けいれん、視力障害、瞳孔散大等の症状を起こすことがある。

3．コリンエステラーゼ阻害作用により、神経系に影響を与え、頭痛、めまい、おう吐、縮瞳、けいれん等を起こす。

4．皮膚に触れた場合、激しいやけどを引き起こす。

【41】二硫化炭素に関する以下の記述の正誤について、最も適当な組合せはどれか。

ア．引火点−30℃、発火点100℃の極めて燃焼しやすい液体で、電球の表面に触れるだけで発火することがある。

イ．静電気に対する対策を十分考慮する。

ウ．少量ならば共栓ガラス瓶、多量ならば鋼製ドラムを使用する。いったん開封したものは、蒸留水を混ぜておくと安全である。

	ア	イ	ウ
☑ 1.	正	正	誤
2.	正	正	正
3.	正	誤	正
4.	誤	正	正

【42】次の物質の取扱い上の注意事項として、最も適当なものはどれか。

☑　ア．メタクリル酸

☑　イ．過酸化尿素

☑　ウ．ジボラン

　1．二酸化マンガンなどの重金属塩により、分解が促進されることがある。

　2．湿った空気中では、急激に分解、発熱し、自然発火することがある。

　3．重合防止剤が添付されているが、加熱、直射日光、過酸化物、鉄錆などにより重合が始まり、爆発することがある。

　4．加熱すると、有害な酸化窒素ガスが発生する。

【43】次の物質の識別方法として、最も適当なものはどれか。

☑　ア．トリクロル酢酸

☑　イ．ベタナフトール

☑　ウ．臭素

☑　エ．ヨウ化水素酸

　1．外観と臭気によって、容易に識別できる。

　2．水酸化ナトリウム溶液を加えて熱すれば、クロロホルム臭がする。

　3．硝酸銀溶液を加えると淡黄色の沈殿が生じ、この沈殿はアンモニア水にわずかに溶け、硝酸には溶けない。

　4．水溶液にアンモニア水を加えると、紫色の蛍石彩を放つ。

【44】次の物質の漏えい時の措置について、「毒物及び劇物の運搬事故時における応急措置に関する基準」に照らし、最も適当なものはどれか。

☑ ア．水素化ヒ素

☑ イ．ピクリン酸

 1．流動パラフィン浸漬品の場合、露出したものは、速やかに拾い集めて灯油又は流動パラフィンに入った容器に回収する。

 2．漏えいしたボンベ等を多量の水酸化ナトリウム水溶液と酸化剤（次亜塩素酸ナトリウム、さらし粉等）の水溶液の混合溶液に容器ごと投入して気体を吸収させ、酸化処理し、この処理液を処理施設に持ち込み、毒物及び劇物の廃棄の方法に関する基準に従って処理を行う。

 3．飛散したものは空容器にできるだけ回収し、そのあとを多量の水を用いて洗い流す。なお、回収の際は飛散したものが乾燥しないよう、適量の水を散布して行い、また、回収物の保管、輸送に際しても十分に水分を含んだ状態を保つようにする。用具及び容器は金属製のものを使用してはならない。

 4．漏えいした液は、土砂等でその流れを止め、安全な場所へ導き、液の表面を泡で覆い、できるだけ空容器に回収する。

【45】次の物質の廃棄方法として、最も適当なものはどれか。

☑ ア．ジメチル－4－メチルメルカプト－3－メチルフェニルチオホスフェイト
　　　　（別名：フェンチオン、MPP）

☑ イ．クロルピクリン

☑ ウ．塩素酸カリウム

 1．還元剤（チオ硫酸ナトリウム等）の水溶液に希硫酸を加えて酸性にし、この中に少量ずつ投入する。反応終了後、反応液を中和し多量の水で希釈して処理する。

 2．木粉（おが屑）等に吸収させてアフターバーナー及びスクラバーを具備した焼却炉で焼却する。

 3．水酸化ナトリウム水溶液等でアルカリ性とし、高温加圧下で加水分解する。

 4．少量の界面活性剤を加えた亜硫酸ナトリウムと炭酸ナトリウムの混合溶液中で、攪拌し分解させた後、多量の水で希釈して処理する。

【46】次の物質の特徴について、最も適当なものはどれか。

☑ ア．Ｏ－エチル＝Ｓ－１－メチルプロピル＝（２－オキソ－３－チアゾリジニル）ホスホノチオアート（別名：ホスチアゼート）

☑ イ．（RS）－α－シアノ－３－フェノキシベンジル＝（RS）－２－（４－クロロフェニル）－３－メチルブタノアート（別名：フェンバレレート）

1．黄褐色の粘稠性液体又は固体で、ピレスロイド系殺虫剤に分類される。魚毒性が強いので、廃液が河川等へ流入しないよう注意する。

2．弱いメルカプタン臭のある淡褐色の液体で、野菜などのネコブセンチュウ等の害虫の防除に用いられる。

3．淡黄色の油状液体で、除草剤として用いられる。

4．純品は無色の油状液体で、市販品は通常微黄色を呈しており、催涙性があり、土壌燻蒸剤として用いられる。

【47】次の物質の取扱い上の注意事項として、最も適当なものはどれか。

☑ ア．トルエン

☑ イ．ホルマリン

☑ ウ．硫酸

☑ エ．酢酸鉛

1．引火しやすいので、静電気に対する対策を十分に考慮する。

2．水で薄めたものは、各種の金属を腐食して水素ガスを発生し、これが空気と混合して引火爆発をすることがある。

3．強熱すると煙霧及びガスを発生する。煙霧及びガスは、有害なので注意する。

4．それ自体は引火性ではないが、溶液が高温に熱せられると含有アルコールがガス状となって揮散し、これに着火して燃焼する場合がある。

【48】次のうち、水酸化カリウムに関する記述として、最も適当な組合せはどれか。

ア．無色無臭の結晶で、アルコールに難溶である。

イ．密栓して貯蔵する。

ウ．極めて腐食性が強いので、作業の際には必ず防護具を着用し、少量漏洩した場合は、多量の水を用いて十分に希釈して洗い流す。

エ．炎色反応は、黄色になり、長時間続く。

☑ 1．ア、イ　　　2．ア、ウ
　　3．イ、ウ　　　4．イ、エ

▶▶正解＆解説 ………………………………………………………………………

【1】A…1　B…2　C…1　D…4　E…2　F…3　G…2　H…1
　　　I…2　J…1

〔解説〕ア．取締法第1条（取締法の目的）。

> 　この法律は、毒物及び劇物について、保健衛生上の見地から必要な（A：取締）を行うことを目的とする。

イ．取締法第8条（毒物劇物取扱責任者の資格）第1項第1～3号。

> 一　（B：薬剤師）
> 二　厚生労働省で定める学校で、（C：応用化学）に関する学課を修了した者
> 三　（略）

ウ．取締法第14条（毒物又は劇物の譲渡手続）第1項第1～3号。

> 　毒物劇物営業者は、毒物又は劇物を他の毒物劇物営業者に販売し、又は授与したときは、（D：その都度）、次に掲げる事項を書面に記載しておかなければならない。
> 一　毒物又は劇物の名称及び（E：数量）
> 二　販売又は授与の（F：年月日）
> 三　譲受人の氏名、（G：職業）及び住所（法人にあっては、その名称及び（H：主たる事務所の所在地））

エ．取締法第13条（農業用の劇物）。

> 　毒物劇物営業者は、政令で定める毒物又は劇物については、厚生労働省令で定める方法により（I：着色）したものでなければ、これを（J：農業用）として販売し、又は授与してはならない。

【2】4

〔解説〕取締法第3条の3（シンナー乱用の禁止）。

> 　（ア：興奮）、幻覚又は麻酔の作用を有する毒物又は劇物（これらを含有する物を含む。）であって政令で定めるものは、みだりに（イ：摂取）し、若しくは（ウ：吸入）し、又はこれらの目的で（エ：所持）してはならない。

【3】2

〔解説〕取締法第22条（業務上取扱者の届出等）第1項、施行令第41条、第42条（業務上取扱者の届出）各号。

1＆2．無機シアン化合物たる毒物及びこれを含有する製剤を使用して、電気めっき及び金属熱処理を行う事業は、届出が必要。

3．砒素化合物たる毒物及びこれを含有する製剤を使用して、しろありの防除を行う事業は、届出が必要。

4．最大積載量5,000kg以上の自動車（大型自動車）を使用して、ジメチル硫酸などの施行令 別表第2に掲げる物を運送する事業は、届出が必要。

【4】4

〔解説〕ア．特定品目とは厚生労働省令（施行規則 別表第2）で定める毒物又は劇物のことをいい、特定毒物とは毒物であって取締法 別表第3に掲げるものをいう。取締法第2条（定義）第3項、取締法第4条の3（販売品目の制限）第2項。

イ．18歳未満の者には毒物又は劇物を交付できない。取締法第15条（毒物又は劇物の交付の制限等）第1項第1号。

ウ．取締法第3条（毒物劇物の禁止規定）第3項。

エ．取締法第3条の2（特定毒物の禁止規定）第10項。

【5】2

〔解説〕ア．取締法第10条（届出）第1項第2号。

イ．法人の代表者を変更したときの届出は不要。届出が必要となるのは、名称や主たる事務所の所在地を変更したときである。取締法第10条（届出）第1項第1号。

ウ．取締法第10条（届出）第1項第3号、施行規則第10条の2（営業者の届出事項）第1号。

エ．販売業は登録の種類により販売できる品目が定められているため、変更の届出は規定されていない。なお、製造業者が毒物劇物の品目の製造を、または輸入業者が毒物劇物の品目の輸入を廃止したときは、30日以内に届出が必要である。取締法第10条（届出）第1項第3号、施行規則第10条の2（営業者の届出事項）第2号。

【6】2

〔解説〕施行令第8条（加鉛ガソリンの着色）。

> 加鉛ガソリンの製造業者又は輸入業者は、（オレンジ）色（（略））に着色されたものでなければ、加鉛ガソリンを販売し、又は授与してはならない。

【7】3

〔解説〕施行令第40条の5（運搬方法）第2項第2号、施行規則第13条の5（毒物又は劇物を運搬する車両に掲げる標識）。

【8】3

〔解説〕ア＆エ．毒物又は劇物の使用期限と容器の材質は、容器及び被包に表示しなければならない事項に含まれない。

イ＆ウ．取締法第12条（毒物又は劇物の表示）第2項第1～2号。

【9】4

〔解説〕取締法第3条の4（爆発性がある毒物劇物の所持禁止）、施行令第32条の3（発火性又は爆発性のある劇物）。塩素酸塩類及びこれを含有する製剤（塩素酸塩類35％以上を含有するものに限る）、亜塩素酸ナトリウム及びこれを含有する製剤（亜塩素酸ナトリウム30％以上含有するものに限る）のほか、ナトリウム、ピクリン酸が規定されている。

【10】1

〔解説〕取締法第４条（営業の登録）第１項、第２項。毒物劇物営業者の登録権者は、すべて都道府県知事である。

【11】3

〔解説〕取締法第14条（毒物又は劇物の譲渡手続）第４項。

【12】3

〔解説〕金属の単体が水溶液中で電子を失い、陽イオンになろうとする性質のことをイオン化傾向という。イオン化傾向の大きな金属ほど、酸化されやすく反応性が大きい。設問の場合、イオン化傾向の大きい順に並べると、Na（ナトリウム）＞ Fe（鉄）＞ Ni（ニッケル）＞ Pt（白金）となる。

イオン化傾向が極めて大きく、常温でも水と激しく反応する［リチウムLi］［カリウムK］［カルシウムCa］［ナトリウムNa］は覚えておく必要がある。

【13】1

〔解説〕2．フェノールフタレイン（PP）は変色域がアルカリ（塩基）性側（pH8.0〜9.8）にあり、pH8.3以下では透明を、pH10.0以上では赤色を示す。

3．メチルオレンジ（MO）は変色域が酸性側（pH3.1〜4.4）にあり、pH3.1以下では赤色を、pH4.4以上では黄色を示す。

4．フェノールレッド（PR）は変色域が中性からアルカリ性側（pH6.8〜8.4）にあり、pH6.8以下では黄色を、pH8.4以上では赤色を示す。

【14】4

〔解説〕ダイヤモンドC…ただ１種類の元素からできている純物質の単体である。

1〜3．海水、塩酸HCl aq（塩化水素の水溶液）、空気…２種類以上の物質が混ざり合った「混合物」である。

【15】2

〔解説〕炎色反応は次のとおり。Li（リチウム）…赤色、K（カリウム）…赤紫色、Sr（ストロンチウム）…赤（紅）色、Cu（銅）…青緑色。

【16】1

〔解説〕同素体は、同じ元素の単体で性質の異なる物質をいう。ダイヤモンドと黒鉛はともに炭素Cからなる単体で、同素体である。

2 & 3．エタンC_2H_6とメタンCH_4、一酸化窒素NOと二酸化窒素NO_2は、それぞれ「化合物」である。

4．金Auと白金Ptは、それぞれ元素が異なる「単体」である。

【17】2

〔解説〕分液ろうとは、液体混合物の分離で使用する器具である。

1 & 3〜4．吸引びん、アスピレーター（水流ポンプ）、ブフナーろうと（吸引ろうと）は、吸引ろ過（減圧ろ過）で使用する器具である。

【18】4

〔解説〕CH3COONa（酢酸ナトリウム）は、弱酸＋強塩基からなる塩。

$$CH_3COOH + NaOH \longrightarrow CH_3COONa + H_2O$$

水溶液中で加水分解すると水酸化物イオンOH^-が生じるため、水溶液は「塩基性」を示す。

$$CH_3COONa \longrightarrow CH_3COO^- + Na^+$$

$$CH_3COO^- + H_2O \rightleftharpoons CH_3COOH + OH^-$$

1．$Cu(NO_3)_2$（硝酸銅（Ⅱ））は、強酸＋弱塩基からなる塩。

$$2HNO_3 + Cu(OH)_2 \longrightarrow Cu(NO_3)_2 + 2H_2O$$

水溶液中で加水分解すると水素イオンH^+を生じるため、水溶液は「酸性」を示す。

$$Cu(NO_3)_2 \longrightarrow Cu^{2+} + 2NO_3^-$$

$$Cu^{2+} + H_2O \rightleftharpoons CuOH^+ + H^+$$

2．K_2SO_4（硫酸カリウム）は、強酸＋強塩基からなる塩。水溶液中で加水分解せずH^+やOH^-を生じないため、水溶液は「中性」を示す。

$$2KOH + H_2SO_4 \longrightarrow K_2SO_4 + 2H_2O$$

3．NH_4Cl（塩化アンモニウム）は、強酸＋弱塩基からなる塩。

$$HCl + NH_3 \longrightarrow NH_4Cl$$

水溶液中で加水分解するとオキソニウムイオンH_3O^+を生じるため、水溶液は「酸性」を示す。

$$NH_4Cl \longrightarrow NH_4^+ + Cl^-$$

$$NH_4^+ + H_2O \rightleftharpoons NH_3 + H_3O^+$$

【19】A…4　B…2　C…3　D…1

〔解説〕A．$Zn + H_2SO_4 \longrightarrow ZnSO_4 + H_2$（水素）

B．$FeS + H_2SO_4 \longrightarrow FeSO_4 + H_2S$（硫化水素）

C．$Na_2SO_3 + H_2SO_4 \longrightarrow Na_2SO_4 + H_2O + SO_2$（二酸化硫黄）

D．$MnO_2 + 4HCl \longrightarrow MnCl_2 + 2H_2O + Cl$（塩素）

【20】3

〔解説〕次亜塩素酸ナトリウム$NaClO$は化合物である。酸化数のルールを用いると、Cl（塩素）原子の酸化数は、次の式で求められる。

［Na酸化数］＋［Cl酸化数］＋（－2）＝0　⇒　［Cl酸化数］＝「＋1」

酸化数のルール

①単体中、化合物中の原子の酸化数の総和は「0」

②化合物中の水素H原子またはアルカリ金属（カリウムKなど）の酸化数は「＋1」、酸素O原子の酸化数は「－2」

③イオンの酸化数の総和は、そのイオンの電荷

【21】 3

〔解説〕平衡状態にある時、高圧で反応させると、圧力を低くするために右向き（正方向）に平衡が移動する。

　　　　1．高温で反応させると、温度を低くする吸熱反応が起こり、左向き（逆方向）に平衡が移動する。

　　　　2．触媒を加えることで、平衡状態に達するまでの反応速度は増大するが、平衡の移動が起こるわけではない。

　　　　4．アンモニアNH_3を増やすと、NH_3を減らすために、左向き（逆方向）に平衡が移動する。

> 日本化学会の提案や学習指導要領の改訂により、今後「熱化学方程式」ではなく「エンタルピー変化」を使用した問題が出題される可能性があるため、注意が必要。

【22】 1

〔解説〕2．「周期表3〜12族」の元素を遷移元素という。

　　　　3．ニッケルNiは10族の遷移元素であるが、アルミニウムAlは13族の「典型元素」である。

　　　　4．Ag^+（銅イオン）は「無色透明」を示す。

【23】 1

〔解説〕アミノ酸の水溶液に（ニンヒドリン）試液を加えて温めると、赤紫〜青紫色になる。この反応は（ニンヒドリン）反応とよばれ、アミノ酸の検出に利用される。

　　　　2．ペプチドは、カルボキシ基「−COOH」とアミノ基「−NH2」の脱水縮合によって生じた結合をもつ物質を総じていう。

　　　　3．ビウレット反応は、タンパク質水溶液に水酸化ナトリウム水溶液を加えて塩基性にした後、少量の硫酸銅（Ⅱ）水溶液を加えると赤紫色になる反応をいう。

　　　　4．フェーリング液は、グルコース（ブドウ糖）やアルデヒドなどの還元性物質の検出や定量に利用される分析試薬で、濃青色の溶液である。

【24】 2

〔解説〕化学反応式より、1 molのプロパンから3 molの二酸化炭素CO_2が生じることがわかる。従って、1.0Lのプロパンを使用した場合、二酸化炭素は3.0L生成される。

【25】 4

〔解説〕気体が液体になる変化を「凝縮」という。凝固は、液体が固体になる変化をいう。

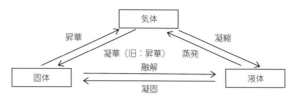

【26】 1

〔解説〕中和反応式：$H_2SO_4 + 2NaOH \longrightarrow Na_2SO_4 + 2H_2O$

硫酸は2価の酸、水酸化ナトリウム水溶液は1価の塩基であり、求める濃度を x mol/Lとすると、次の等式が成り立つ。

$2 \times x$ mol/L $\times$（20mL／1000mL）$= 1 \times 0.10$mol/L $\times$（40mL／1000mL）

両辺に1000をかける。　$2x$ mol/L $\times$ 20mL $= 0.10$mol/L $\times$ 40mL

$$40x = 4$$
$$x = 0.10 \ (\text{mol/L})$$

【27】 3

〔解説〕N_2（窒素）は三重結合（N≡N）をもつ。

1＆2．C_2H_4（エチレン）、O_2（酸素）は二重結合（$CH_2=CH_2$、O＝O）をもつ。

4．Cl_2（塩素）は単結合（Cl－Cl）をもつ。

【28】 1

〔解説〕飽和水溶液とは、100gの水に溶ける物質の限界の質量（溶解度）まで物質が溶けている水溶液をいう。設問より、100gの水が60℃のときの硝酸ナトリウム飽和水溶液の質量は、100＋150＝250gとなる。また、この水溶液を60℃から20℃まで冷却すると、硝酸ナトリウムの結晶が150－80＝70g析出する。飽和水溶液が200gのときに析出する結晶を x gとすると、次の比例式で求められる。

250g：70g ＝ 200g：x g

$$250x = 14000$$
$$x = 56 \ (\text{g})$$

【29】 ア…4　イ…2　ウ…4

〔解説〕指定令第2条（劇物）第1項。

ア．2－アミノエタノール C_2H_7NO…20％以下を含有するものは劇物から除外。

イ＆ウ．クレゾール $C_6H_4CH_3$、フェノール C_6H_5OH…いずれも5％以下を含有するものは劇物から除外。

【30】4

〔解説〕ジニトロフェノール $C_6H_3(OH)(NO_2)_2$…毒物。

1＆3．ホウフッ化カリウム KBF_4、硫化カドミウム CdS…劇物。

2．モノフルオール酢酸アミド CH_2FCONH_2…特定毒物。

【31】4

〔解説〕硫化バリウム BaS は、空気中で「酸化」され「黄色～オレンジ色」となる。

【32】2

〔解説〕ア．アニリン $C_6H_5NH_2$ の純品は「無色透明な油状の液体」である。水に溶けにくいが、アルコール、エーテル、ベンゼンにはよく溶ける。

【33】3

〔解説〕ア＆エ．ぎ酸 $HCOOH$ は無色で「刺激臭のある」液体である。ぎ酸を含有する製剤について、劇物の扱いから除外される濃度の上限は「90％以下」である。

※以下、物質名の後や文章中に記載されている［　］は、物質を見分ける際に特徴となるキーワードを表す。

【34】ア…3　イ…4　ウ…1

〔解説〕ア．黄リン P_4 ［水中に沈めて瓶に入れる］［砂を入れた缶中に固定］

イ．カリウム K ［石油中に貯蔵］［水分の混入や火気を避けて貯蔵］

ウ．アクリルニトリル $CH_2＝CHCN$ ［強酸と激しく反応］［窒素のような不活性ガスの中に貯蔵］

選択肢2は［空気や光線に触れると赤変］［遮光して貯蔵］から、ベタナフトール $C_{10}H_7OH$ が考えられる。

【35】ア…1　イ…4　ウ…3

〔解説〕ア．重クロム酸カリウム $K_2Cr_2O_7$ ［橙赤色の柱状結晶］

イ．トルエン $C_6H_5CH_3$ ［可燃性］［ベンゼン臭を有する液体］

ウ．クロロホルム $CHCl_3$ ［揮発性の液体］［特異な香気］［かすかな甘味］

選択肢2は［白色・結晶性固体］［水と二酸化炭素を吸収］［潮解］から、水酸化カリウム KOH や水酸化ナトリウム $NaOH$ などが考えられる。

【36】1

〔解説〕カルタップ $C_7H_{15}N_3O_2S_2・ClH$ ［劇物から除外される濃度の上限は2％以下］［ネライストキシン系の殺虫剤］［振戦（しんせん）］

【37】1

〔解説〕ウ．シペルメトリン $C_{22}H_{19}Cl_2NO_3$ は、「ピレスロイド系の合成殺虫剤」として用いられる。

【38】3

〔解説〕キシレン $C_6H_4(CH_3)_2$ の蒸気は「空気より重く、引火しやすい」。

【39】 2

〔解説〕クロム酸ナトリウム $Na_2CrO_4・10H_2O$ の十水和物は、「黄色の結晶」で潮解性
　　　　があり、「水によく溶ける」。廃棄方法は、毒性の高い六価クロムを含む化合物
　　　　であるため、「還元沈殿法」を利用する。

【40】 ア…2　イ…1　ウ…3

〔解説〕ア．ブロムメチル（臭化メチル）CH_3Br［通常の燻蒸濃度では臭気を感じにく
　　　　　　い］

　　　　イ．モノフルオール酢酸ナトリウム $CH_2FCOONa$［激しいおう吐］［胃の疼
　　　　　　痛］［血圧低下］

　　　　ウ．DEP　$C_4H_8Cl_3O_4P$［コリンエステラーゼ阻害］［縮瞳］

　　　　選択肢4は［皮膚に触れた場合激しいやけど］から、硫酸 H_2SO_4 が考えられる。

【41】 2

〔解説〕二硫化炭素 CS_2［引火点－30℃］［静電気に対する対策］［開封したものは蒸留
　　　　水を混ぜておく］

【42】 ア…3　イ…1　ウ…2

〔解説〕ア．メタクリル酸 $CH_2=C(CH_3)COOH$［重合防止剤が添付］［重合］

　　　　イ．過酸化尿素 $CO(NH_2)_2・H_2O_2$［重金属塩により分解が促進］

　　　　ウ．ジボラン B_2H_6［湿った空気中で急激に分解、発熱、自然発火］

　　　　選択肢4は［加熱すると有害な酸化窒素ガスが発生］から、一酸化窒素 NO が
　　　　考えられる。

【43】 ア…2　イ…4　ウ…1　エ…3

〔解説〕ア．トリクロル酢酸 CCl_3COOH［水酸化ナトリウム溶液］［クロロホルム臭］

　　　　イ．ベタナフトール $C_{10}H_7OH$［紫色の蛍石彩］

　　　　ウ．臭素 Br_2［外観と臭気によって容易に識別］

　　　　エ．ヨウ化水素酸 HI aq［硝酸銀溶液を加えると淡黄色の沈殿］

【44】 ア…2　イ…3

〔解説〕ア．水素化ヒ素 AsH_3［酸化剤との混合溶液］［容器ごと投入して気体を吸収］
　　　　　　［処理施設］

　　　　イ．ピクリン酸 $C_6H_2(OH)(NO_2)_3$［十分に水分を含んだ状態を保つ］［用具及
　　　　　　び容器は金属製のものを使用してはならない］

　　　　選択肢1は［速やかに拾い集める］［灯油又は流動パラフィンに入った容器に
　　　　回収］から、カリウムKやナトリウムNaなどが考えられる。

　　　　選択肢4は［液の表面を泡で覆う］から、キシレン $C_6H_4(CH_3)_2$ やトルエン
　　　　$C_6H_5CH_3$ などが考えられる。

【45】ア…2　イ…4　ウ…1

〔解説〕ア．MPP…燃焼法［木粉（おが屑）等に吸収］［焼却炉で焼却］

　　　　イ．クロルピクリンCCl3（NO2）…分解法（クロルピクリンにのみ適用される）［少量の界面活性剤］［混合溶液中で撹拌し分解］

　　　　ウ．塩素酸カリウムKClO3…還元法［還元剤（チオ硫酸ナトリウム等）の水溶液］

　　　　選択肢3は［水酸化ナトリウム水溶液等でアルカリ性］［高温加圧下で加水分解］からアルカリ法であり、シアン化カリウムKCNやシアン化ナトリウムNaCNが考えられる。

【46】ア…2　イ…1

〔解説〕ア．ホスチアゼート C9H18NO3PS2［弱いメルカプタン臭］［淡褐色の液体］［ネコブセンチュウ等の害虫の防除］

　　　　イ．フェンバレレート C25H22ClNO3［黄褐色の粘稠性液体］［ピレスロイド系殺虫剤］

　　　　選択肢4は［純品は無色の油状液体］［催涙性］［土壌燻蒸剤］から、クロルピクリンCCl3（NO2）が考えられる。

【47】ア…1　イ…4　ウ…2　エ…3

〔解説〕ア．トルエンC6H5CH3［引火しやすい］

　　　　イ．ホルマリンHCHO aq［それ自体は引火性ではない］［溶液が高温に熱せられる］［含有アルコールがガス状となって揮散］

　　　　ウ．硫酸H2SO4［金属を腐食して水素ガスを発生］［空気と混合して引火爆発］

　　　　エ．酢酸鉛Pb(CH3COO)2・3H2O［強熱すると煙霧及びガスを発生］

【48】3

〔解説〕ア＆エ．水酸化カリウムKOHは、硬くてもろい「白色」の結晶。「水やアルコールによく溶ける」。炎色反応はカリウムKにより「赤紫色」を示す。

一般受験者数・合格率《参考》

都道府県名	受験者数（人）	合格者数（人）	合格率（%）
青森県	177	54	30.5
岩手県	146	58	39.7
宮城県	180	58	32.2
秋田県	106	32	30.2
山形県	102	28	27.5
福島県	294	84	28.6

〔毒物及び劇物に関する法規〕

【1】以下の記述は、毒物及び劇物取締法の条文である。（　）の中に入る字句として、正しいものの組み合わせはどれか。

第1条

　この法律は、毒物及び劇物について、（A）の見地から必要な（B）を行うことを目的とする。

	A	B
☑ 1.	保健衛生上	規制
2.	保健衛生上	取締
3.	公衆衛生上	規制
4.	公衆衛生上	取締

【2】次のうち、毒物及び劇物取締法第3条の2の規定に基づき、毒物及び劇物取締法施行令で定める四アルキル鉛を含有する製剤の取扱いとして、正しいものの組み合わせはどれか。

A. この製剤は、石油精製業者（原油から石油を精製することを業とする者をいう。）でなければ使用することができない。

B. この製剤の用途は、灯油への混入に限られている。

C. この製剤は、黒色に着色しなければならない。

D. この製剤の容器は、四アルキル鉛を含有する製剤が入っている旨及びその内容量を表示しなければならない。

☑ 1. A、B　　2. A、D
3. B、C　　4. C、D

【3】次のうち、毒物及び劇物取締法第3条の2第9項の規定に基づき、モノフルオール酢酸アミドを含有する製剤の着色の基準として、毒物及び劇物取締法施行令で定めるものはどれか。

☑ 1．赤色　　　　2．青色
　　3．黄色　　　　4．緑色

【4】次のうち、毒物及び劇物取締法第3条の3の規定に基づく、興奮、幻覚又は麻酔の作用を有する毒物又は劇物（これらを含有する物を含む。）であって、毒物及び劇物取締法施行令で定めるものとして、正しいものの組み合わせはどれか。
A．フェノールを含有する塗料
B．クロロホルム
C．トルエン
D．メタノールを含有するシンナー

☑ 1．A、B　　　2．A、C
　　3．B、D　　　4．C、D

【5】次のうち、毒物及び劇物取締法第3条の4の規定に基づく、引火性、発火性又は爆発性のある毒物又は劇物であって、毒物及び劇物取締法施行令で定めるものとして、正しいものの組み合わせはどれか。
A．亜塩素酸ナトリウム
B．水酸化ナトリウム
C．クロルスルホン酸
D．ピクリン酸

☑ 1．A、B　　　2．A、D
　　3．B、C　　　4．C、D

【6】次のうち、毒物及び劇物取締法第7条及び第8条の規定に基づく毒物劇物取扱責任者に関する記述として、正しいものはどれか。

☑ 1．毒物劇物営業者が毒物又は劇物の輸入業及び販売業を併せて営む場合において、その営業所と店舗が互いに隣接しているときは、毒物劇物取扱責任者は2つの施設を通じて1人で足りる。

2．毒物劇物営業者は、毒物劇物取扱責任者を変更するときは、事前に届け出なければならない。

3．薬剤師は、毒物劇物一般販売業の店舗において毒物劇物取扱責任者になることができない。

4．特定品目毒物劇物取扱者試験に合格した者は、特定品目のみを取り扱う毒物劇物製造業の製造所において毒物劇物取扱責任者になることができる。

【7】次のうち、毒物及び劇物取締法第10条の規定に基づき、毒物劇物販売業者が30日以内に届け出なければならない場合として、正しいものの組み合わせはどれか。

A．毒物劇物販売業者が法人であって、その代表者を変更したとき

B．店舗の営業時間を変更したとき

C．店舗の名称を変更したとき

D．店舗における営業を廃止したとき

☑ 1．A、B　　　2．A、D
3．B、C　　　4．C、D

【8】以下の記述は、毒物及び劇物取締法の条文の一部である。（　）の中に入る字句として、正しいものはどれか。

第11条第4項

毒物劇物営業者及び特定毒物研究者は、毒物又は厚生労働省令で定める劇物については、その容器として、（　）の容器として通常使用される物を使用してはならない。

☑ 1．殺虫剤　　　2．医薬品
3．洗浄剤　　　4．飲食物

【9】次のうち、毒物及び劇物取締法第12条の規定に基づく毒物又は劇物の表示に関する記述として、正しいものの組み合わせはどれか。

A．毒物の容器及び被包に、「医薬用外」の文字及び黒地に白色をもって「毒物」の文字を表示しなければならない。

B．劇物の容器及び被包に、「医薬用外」の文字及び白地に赤色をもって「劇物」の文字を表示しなければならない。

C．特定毒物の容器及び被包に、「医薬用外」の文字及び赤地に白色をもって「特定毒物」の文字を表示しなければならない。

D．劇物を貯蔵し、又は陳列する場所に、「医薬用外」の文字及び「劇物」の文字を表示しなければならない。

☑ 1．A、B 　　 2．A、C
　 3．B、D 　　 4．C、D

【10】次のうち、毒物及び劇物取締法第12条第2項第3号の規定に基づき、毒物劇物営業者が、その容器及び被包に解毒剤の名称を表示したものでなければ、販売し、又は授与してはならない毒物又は劇物として、毒物及び劇物取締法施行規則で定めるものはどれか。

☑ 1．無機シアン化合物
　 2．砒(ひ)素化合物
　 3．カドミウム化合物
　 4．有機燐(りん)化合物

【11】次のものを含有する製剤たる劇物のうち、毒物及び劇物取締法第13条の規定に基づき、着色したものでなければ、農業用として販売し、又は授与してはならないとして、毒物及び劇物取締法施行令で定めるものはどれか。

☑ 1．燐(りん)化亜鉛
　 2．酢酸タリウム
　 3．二硫化炭素
　 4．クロルピクリン

【12】次のうち、毒物及び劇物取締法第14条の規定に基づき、毒物劇物営業者が他の毒物劇物営業者に毒物又は劇物を販売したときに、書面に記載しなければならない事項（法定事項）及びその取扱いとして、正しいものの組み合わせはどれか。

A．書面には、販売した毒物又は劇物の製造番号を記載しなければならない。

B．書面には、譲受人の職業を記載しなければならない。

C．書面は、販売の日から３年間保存しなければならない。

D．書面には、法定事項を販売の都度、記載しなければならない。

☑　1．A、B　　　2．A、C
　　3．B、D　　　4．C、D

【13】以下の記述は、毒物及び劇物取締法の条文の一部である。（　）の中に入る字句として、正しいものの組み合わせはどれか。

第15条第１項

　毒物劇物営業者は、毒物又は劇物を次に掲げる者に交付してはならない。

一　（A）歳未満の者

二　（B）の障害により毒物又は劇物による保健衛生上の危害の防止の措置を適正に行うことができない者として厚生労働省令で定めるもの

三　麻薬、（C）、あへん又は覚せい剤の中毒者

　　　　A　　　　　B　　　　　C
☑　1．18　　　身体　　　シンナー
　　2．18　　　心身　　　大麻
　　3．20　　　身体　　　大麻
　　4．20　　　心身　　　シンナー

【14】次のうち、毒物及び劇物取締法第15条の2の規定に基づき、毒物及び劇物取締法施行令で定める毒物又は劇物の廃棄方法として、正しいものの組み合わせはどれか。

A．中和、加水分解、酸化、還元、稀釈その他の方法により、毒物及び劇物並びに法第11条第2項に規定する政令で定める物のいずれにも該当しない物とすること。

B．可燃性の毒物又は劇物は、保健衛生上危害を生ずるおそれがない場所で、少量ずつ燃焼させること。

C．ガス体又は揮発性の毒物又は劇物は、保健衛生上危害を生ずるおそれがない場所で、一気に放出し、又は揮発させること。

D．地下0.5m以上で、かつ、地下水を汚染するおそれがない地中に確実に埋め、海面上に引き上げられ、若しくは浮き上がるおそれがない方法で海水中に沈め、又は保健衛生上危害を生ずるおそれがないその他の方法で処理すること。

☑ 1．A、B   2．A、C
   3．B、D   4．C、D

【15】以下の記述は、毒物及び劇物取締法施行規則の条文の一部である。（ ）の中に入る字句として、正しいものの組み合わせはどれか。

第13条の5

　令第40条の5第2項第2号に規定する標識は、（A）m平方の板に（B）として「毒」と表示し、（C）の見やすい箇所に掲げなければならない。

参考：毒物及び劇物取締法施行令第40条の5第2項第2号

　車両には、厚生労働省令で定めるところにより標識を掲げること。

	A	B	C
☑ 1．	0.3	地を黒色、文字を白色	車両の前後
2．	0.3	地を白色、文字を黒色	車両の後方
3．	0.5	地を黒色、文字を白色	車両の前方
4．	0.5	地を白色、文字を黒色	車両の前後

【16】次のうち、1回につき1,000kgを超える毒物又は劇物を車両を使用して運搬する場合で、当該運搬を他に委託するとき、毒物及び劇物取締法施行令第40条の6の規定に基づき、その荷送人が、運送人に対し、あらかじめ交付しなければならない書面に記載する事項として、正しいものの組み合わせはどれか。

A．毒物又は劇物の名称
B．毒物又は劇物の製造業者の所在地
C．事故の際に講じなければならない応急の措置の内容
D．廃棄の方法

☑ 1．A、B　　　2．A、C
　　3．B、D　　　4．C、D

【17】次のうち、毒物及び劇物取締法施行令第40条の9並びに毒物及び劇物取締法施行規則第13条の12の規定に基づき、毒物劇物営業者が毒物又は劇物を販売する時までに、譲受人に対し提供しなければならない情報として、誤っているものはどれか。

☑ 1．毒物又は劇物の別　　　　2．漏出時の措置
　　3．取扱い及び保管上の注意　4．使用期限

【18】以下の記述は、毒物及び劇物取締法の条文の一部である。（　）の中に入る字句として、正しいものの組み合わせはどれか。

第17条第1項

　毒物劇物営業者及び特定毒物研究者は、その取扱いに係る毒物若しくは劇物又は第11条第2項の政令で定める物が飛散し、漏れ、流れ出し、染み出し、又は地下に染み込んだ場合において、不特定又は多数の者について保健衛生上の危害が生ずるおそれがあるときは、（A）、その旨を（B）に届け出るとともに、保健衛生上の危害を防止するために必要な応急の措置を講じなければならない。

	A	B
☑ 1．	直ちに	警察署又は消防機関
2．	直ちに	保健所、警察署又は消防機関
3．	7日以内に	保健所、警察署又は消防機関
4．	7日以内に	警察署又は消防機関

【19】次のうち、毒物及び劇物取締法第21条第1項の規定に基づき、毒物劇物製造業者が、その営業の登録の効力を失ったときに、現に所有する特定毒物の品名及び数量を、その製造所の所在地の都道府県知事に届け出なければならない期限として、正しいものはどれか。

- ☑ 1．直ちに　　　　　 2．7日以内
- 　　3．15日以内　　　　 4．30日以内

【20】次のうち、毒物及び劇物取締法第22条第1項の規定に基づく業務上取扱者の届出が必要な事業であって、毒物及び劇物取締法施行令で定めるものとして、正しいものの組み合わせはどれか。

- A．シアン化ナトリウムを使用して、金属熱処理を行う事業
- B．亜砒酸を使用して、しろありの防除を行う事業
- C．塩酸を使用して、電気めっきを行う事業
- D．モノフルオール酢酸の塩類を含有する製剤を使用して、野ねずみの駆除を行う事業

- ☑ 1．A、B　　　　 2．A、C
- 　　3．B、D　　　　 4．C、D

〔基礎化学〕

【21】以下の記述は、混合物の分離に関するものである。（　）の中に入る字句の組み合わせとして、最も適当なものはどれか。

　　ろ紙などを用い、液体とその液体に溶けない固体を分離する操作のことを（A）という。また、温度によって（B）が変化することを利用した分離方法を再結晶という。

	A	B
☑ 1．	ろ過	溶解度
2．	ろ過	粘度
3．	蒸留	溶解度
4．	蒸留	粘度

【22】次のうち、青緑の炎色反応を示す元素として、最も適当なものはどれか。

- ☑ 1．カリウム　　　　 2．銅
- 　　3．ナトリウム　　　 4．リチウム

【23】次のうち、常温、常圧で空気より軽い気体として、最も適当なものはどれか。

☑ 1．二酸化炭素　　　2．硫化水素
　　3．塩化水素　　　　4．メタン

【24】0.05mol/L酢酸水溶液のpHが3のとき、この水溶液中での酢酸の電離度として、最も適当なものはどれか。

☑ 1．0.01　　　2．0.02
　　3．0.05　　　4．0.10

【25】次のうち、水溶液が塩基性を示すものとして、最も適当なものはどれか。

☑ 1．塩化アンモニウム　　　2．硝酸カリウム
　　3．炭酸ナトリウム　　　　4．塩化ナトリウム

【26】次のうち、最も沸点が高いものはどれか。

☑ 1．塩化水素　　　2．ヨウ化水素
　　3．臭化水素　　　4．フッ化水素

【27】次のうち、ボイル・シャルルの法則に関する記述として、最も適当なものはどれか。

☑ 1．一定物質量の気体の質量は、圧力と絶対温度に比例する。
　　2．一定物質量の気体の質量は、圧力と絶対温度に反比例する。
　　3．一定物質量の気体の体積は、圧力に反比例し、絶対温度に比例する。
　　4．一定物質量の気体の体積は、圧力に比例し、絶対温度に反比例する。

【28】次のうち、9％塩化ナトリウム水溶液30gに21％塩化ナトリウム水溶液6gを加えた溶液の質量パーセント濃度（％）として、最も適当なものはどれか。

☑ 1．11％　　　2．13％
　　3．15％　　　4．17％

【29】次のうち、密度が1.04g/cm³である5％水酸化ナトリウム水溶液の質量モル濃度として、最も近い値はどれか。ただし、水酸化ナトリウムの分子量は40とする。

☑ 1．0.0132mol/kg　　　2．0.132mol/kg
　　3．1.32mol/kg　　　　4．13.2mol/kg

【30】以下の記述は、コロイド溶液の性質に関するものである。（　）の中に入る字句として、最も適当なものはどれか。

コロイド溶液に横から強い光を当てると、光の進路が明るく輝いて見える。これを（　）という。

☑　1．ブラウン運動　　　2．電気泳動
　　3．チンダル現象　　　4．凝析

【31】次の金属をイオン化傾向の大きい順に並べたとき、最も適当なものはどれか。

☑　1．Na ＞ Cu ＞ Fe ＞ K
　　2．Na ＞ K　 ＞ Cu ＞ Fe
　　3．K　 ＞ Fe ＞ Cu ＞ Na
　　4．K　 ＞ Na ＞ Fe ＞ Cu

【32】次のうち、酸化還元反応に関する記述として、最も適当なものはどれか。

☑　1．還元剤は、反応相手の物質より還元されやすい物質である。
　　2．酸化剤は、反応相手の物質の酸化数を増加させる物質である。
　　3．物質が電子を失ったとき、その物質は還元されたという。
　　4．物質が水素を受け取ったとき、その物質の酸化数は増加する。

【33】次のハロゲン化水素の水溶液を酸性の強い順に並べたとき、最も適当なものはどれか。

☑　1．HBr ＞ HI　 ＞ HF　 ＞ HCl
　　2．HCl ＞ HF　 ＞ HI　 ＞ HBr
　　3．HI　 ＞ HBr ＞ HCl ＞ HF
　　4．HF　 ＞ HCl ＞ HBr ＞ HI

【34】次のうち、常温の水と激しく反応し、水素を発生するものとして、最も適当なものはどれか。

☑　1．鉛　　　　　　　2．ニッケル
　　3．ナトリウム　　　4．モリブデン

【35】次のうち、互いに構造異性体であるものの組み合わせとして、最も適当なものはどれか。

A．酢酸

B．メタノール

C．酢酸エチル

D．ギ酸メチル

1．A、B 　　　2．A、D

3．B、C 　　　4．C、D

【36】次のうち、分子量が最も小さいものはどれか。

1．ブタン 　　　2．エチレン

3．エタン 　　　4．プロパン

【37】次のうち、アミノ基の識別に用いられる反応として、最も適当なものはどれか。

1．ニンヒドリン反応 　　　　2．銀鏡反応

3．キサントプロテイン反応 　　　4．ビウレット反応

【38】次のうち、トルエンの分子量として、最も適当なものはどれか。ただし、原子量はH＝1、C＝12、N＝14、O＝16とする。

1．78 　　　2．92

3．94 　　　4．106

【39】次のうち、水銀の元素記号として、最も適当なものはどれか。

1．Ag 　　　2．Au

3．Hg 　　　4．Pt

【40】次のうち、100ppmを％に換算した場合の値として、最も適当なものはどれか。

1．0.000001％ 　　　2．0.0001％

3．0.01％ 　　　4．1％

【41】次のうち、アジ化ナトリウムに関する記述として、誤っているものはどれか。

- ☑ 1．原体は毒物に指定されている。
  2．エタノールに難溶である。
  3．微黄色でわずかな特異臭のある結晶である。
  4．医療検体の防腐剤として使用される。

【42】次の物質の貯蔵方法として、最も適当なものはどれか。

- ☑ A．黄燐
- ☑ B．トリクロル酢酸

  1．空気中にそのまま貯蔵することができないため、通常、石油中に貯蔵する。
  2．潮解性があるため、密栓して冷所に貯蔵する。
  3．空気や光線に触れると赤変するため、遮光して貯蔵する。
  4．空気に触れると発火しやすいので、水中に沈めて瓶に入れ、さらに砂を入れた缶中に固定して、冷暗所に貯蔵する。

【43】次のうち、毒物又は劇物とその性質等に関する記述の正しい組み合わせとして、最も適当なものはどれか。

  A．ジメチルアミンは、強アンモニア臭を有する気体であり、界面活性剤原料として用いられる。
  B．ピロリン酸第二銅は、無色の結晶性粉末であり、殺鼠剤として用いられる。
  C．メチルメルカプタンは、腐ったキャベツ様の悪臭を有する気体であり、付臭剤として用いられる。
  D．セレン化水素は、茶褐色の粉末であり、酸化剤として使用されるほか、電池の製造に用いられる。

- ☑ 1．A、B　　　2．A、C
  3．B、D　　　4．C、D

【44】次のうち、劇物に該当する製剤として、正しい組み合わせはどれか。
A．ジメチルジチオホスホリルフェニル酢酸エチル（別名：フェントエート、PAP）
を50％含有する製剤
B．S－メチル－N－〔（メチルカルバモイル）－オキシ〕－チオアセトイミデー
ト（別名：メトミル）を45％含有する製剤
C．エマメクチンを1％含有する製剤
D．3－（6－クロロピリジン－3－イルメチル）－1・3－チアゾリジン－2
－イリデンシアナミド（別名：チアクロプリド）を1％含有する製剤

☐　1．A、B　　　　2．A、D
　　3．B、C　　　　4．C、D

【45】次のうち、2・2’－ジピリジリウム－1・1’－エチレンジブロミド（別
名：ジクワット）に関する記述として、正しい組み合わせはどれか。
A．ジクワットを30％含有する製剤は劇物に該当する。
B．淡青色の粉末で、水に不溶である。
C．除草剤として用いられる。
D．酸性条件下で不安定であり、アルカリ性条件下で安定である。

☐　1．A、B　　　　2．A、C
　　3．B、D　　　　4．C、D

【46】次のうち、ブロムメチルに関する記述として、誤っているものはどれか。
☐　1．果樹、種子、貯蔵食糧等の病害虫の燻蒸に用いられる。
　　2．濃度に関わらず、強い刺激臭を放つ。
　　3．常温では気体なので、圧縮冷却して液化し、圧縮容器に入れ、直射日光、
その他温度上昇の原因を避けて、冷暗所に貯蔵する。
　　4．蒸気が空気より重く、閉鎖空間での使用時には吸入による中毒に注意が必
要である。

【47】次のうち、劇物の指定から除外される製剤として、正しいものはどれか。
☐　1．アンモニアを15％含有する製剤
　　2．塩化水素を5％含有する製剤
　　3．酸化水銀を3％含有する製剤
　　4．硝酸を15％含有する製剤

【48】次のうち、物質の名称とその主な用途の組み合わせとして、誤っているものはどれか。

　　　　名称　　　　　　　　　　　　　　用途
☑　1．クロム酸ナトリウム　　　工業用還元剤
　　2．蓚酸（しゅう）　　　　　　　捺染剤（なっせん）、木・コルク・綿・藁（わら）製品等の漂白剤
　　3．硅弗化ナトリウム（けいふっ）　　釉薬（ゆう）
　　4．一酸化鉛　　　　　　　　顔料

【49】次のうち、硝酸に関する記述として、誤っているものはどれか。
☑　1．無色無臭の液体で、湿気を含んだ空気中では発煙する。
　　2．動物性の組織を褐色に染める。
　　3．強酸性の酸化剤であり、多くの金属を溶解する。
　　4．経口摂取により、口腔以下（くう）の消化管に強い腐食性火傷を生じる。

【50】以下の性状及び識別方法に関する記述に該当する物質として、最も適当なものはどれか。
☑　A．純粋なものは、無色、無臭の油状液体である。この物質のエーテル溶液に、ヨードのエーテル溶液を加えると、褐色の液状沈殿を生じ、これを放置すると、赤色の針状結晶となる。
☑　B．重い粉末で、黄色から赤色までの種々のものがある。水、アルコールに溶けず、酢酸、希硝酸、温アルカリ溶液に溶ける。希硝酸に溶かすと無色の液となり、これに硫化水素を通じると黒色の沈殿を生ずる。

　　1．硫酸　　　　　　　2．一酸化鉛
　　3．ピクリン酸　　　　4．ニコチン

【51】以下の廃棄方法に関する記述に該当する物質として、最も適当なものはどれか。なお、廃棄方法は厚生労働省で定める「毒物及び劇物の廃棄の方法に関する基準」に基づくものとする。
☑　A．水酸化ナトリウム水溶液等でアルカリ性とし、高温加圧下で加水分解する。
☑　B．耐食性の細い導管よりガス発生がないように少量ずつ、多量の水中深く流す装置を用い希釈してからアルカリ水溶液で中和して処理する。

　　1．ホルムアルデヒド　　2．シアン化カリウム
　　3．セレン　　　　　　　4．クロルスルホン酸

【52】 次の物質の漏えい時の措置として、最も適当なものはどれか。なお、措置は厚生労働省で定める「毒物及び劇物の運搬事故時における応急措置に関する基準」に基づくものとする。

☑ A．硫酸
☑ B．燐化亜鉛
　　　　りん

1．漏えいした液は土壌等でその流れを止め、安全な場所に導き、空容器にできるだけ回収し、そのあとを土壌で覆って十分接触させた後、土壌を取り除き、多量の水を用いて洗い流す。

2．風下の人を退避させ、必要があれば水で濡らした手ぬぐい等で口及び鼻を覆う。少量の場合は濡れむしろ等で覆い遠くから多量の水をかけて洗い流す。

3．多量の場合は、土砂等でその流れを止め、これに吸着させるか、または安全な場所に導いて、遠くから徐々に注水してある程度希釈した後、水酸化カルシウム（消石灰）、炭酸ナトリウム（ソーダ灰）等で中和し、多量の水で洗い流す。

4．飛散した物質の表面を速やかに土砂等で覆い、密閉可能な空容器にできるだけ回収して密閉する。

【53】 次のうち、解毒剤として、ヘキサシアノ鉄（Ⅱ）酸鉄（Ⅲ）水和物（別名：プルシアンブルー）を用いることが最も適当なものはどれか。

☑ 1．1・1'－ジメチル－4・4'－ジピリジニウムヒドロキシド（別名：パラコート）
　 2．ジメチル－2・2－ジクロルビニルホスフェイト（別名：DDVP）
　 3．硫酸銅（Ⅱ）
　 4．硫酸タリウム

【54】 次のうち、メタノールの識別方法に関する記述として、最も適当なものはどれか。

☑ 1．濃塩酸を潤したガラス棒を近づけると、白い霧を生じる。
　 2．あらかじめ熱灼した酸化銅を加えると、ホルムアルデヒドができ、酸化銅
　　　　　　しゃく
　　 は還元されて金属銅色を呈する。
　 3．水溶液に酒石酸溶液を過剰に加えると、白色結晶性の沈殿を生じる。
　 4．アルコール性の水酸化カリウムと銅粉とともに煮沸すると、黄赤色の沈殿を生じる。

【55】次のうち、蓚酸に関する記述の正しい組み合わせとして、最も適当なものはどれか。

A．水和物は、4モルの結晶水を有する無色、稜柱状の結晶である。

B．水溶液を酢酸で弱酸性にして酢酸カルシウムを加えると、結晶性の沈殿を生じる。

C．水溶液をアンモニア水で弱アルカリ性にして塩化カルシウムを加えると、黒色の沈殿を生成する。

D．水和物は、注意して加熱すると昇華し、急速に加熱すると分解する。

☑　1．A、C　　　　2．A、D
　　3．B、C　　　　4．B、D

【56】次のうち、アンモニアに関する記述の正しい組み合わせとして、最も適当なものはどれか。

A．息が詰まるような刺激臭を有する無色の気体である。

B．酸素中では青色の炎をあげて燃焼する。

C．液化アンモニアは漏えいすると、空気よりも重いアンモニアガスとして拡散する。

D．高濃度のアンモニアガスを吸入すると、視覚障害をきたすことがある。

☑　1．A、C　　　　2．A、D
　　3．B、C　　　　4．B、D

▶▶正解＆解説 ……………………………………………………………………

【1】2

〔解説〕取締法第1条（取締法の目的）。

> この法律は、毒物及び劇物について、（A：保健衛生上）の見地から必要な（B：取締）を行うことを目的とする。

【2】2

〔解説〕A．施行令第1条（四アルキル鉛を含有する製剤）第1号。

B．「灯油への混入」⇒「ガソリンへの混入」。施行令第1条（四アルキル鉛を含有する製剤）第2号。

C．「黒色」⇒「赤色、青色、黄色又は緑色」。施行令第2条（四アルキル鉛を含有する製剤）第1号。

D．施行令第2条（四アルキル鉛を含有する製剤）第2号イ。

【3】2

〔解説〕施行令第23条（モノフルオール酢酸アミドを含有する製剤）第1号。

【4】4

〔解説〕取締法第3条の3（シンナー乱用の禁止）、施行令第32条の2（興奮、幻覚又は麻酔の作用を有する物）。トルエン、メタノールを含有するシンナーのほか、トルエン又は酢酸エチルを含有するシンナー等が規定されている。

【5】2

〔解説〕取締法第3条の4（爆発性がある毒物劇物の所持禁止）、施行令第32条の3（発火性又は爆発性のある劇物）。亜塩素酸ナトリウム及びこれを含有する製剤（亜塩素酸ナトリウム30％以上含有するものに限る）、ピクリン酸のほか、塩素酸ナトリウムを含む塩素酸塩類及びこれを含有する製剤（塩素酸塩類35％以上を含有するものに限る）及びナトリウムが定められている。

【6】1

〔解説〕取締法第7条（毒物劇物取扱責任者）第2項。

2．「事前に」⇒「30日以内に」。取締法第7条（毒物劇物取扱責任者）第3項。

3．薬剤師は毒物又は劇物を取り扱う全ての店舗等で、毒物劇物取扱責任者になることができる。取締法第8条（毒物劇物取扱責任者の資格）第1項第1号。

4．特定品目毒物劇物取扱者試験に合格した者は、特定品目のみを取り扱う輸入業の営業所、特定品目販売業の店舗においてのみ、毒物劇物取扱責任者となることができる。従って、製造業の製造所において毒物劇物取扱責任者になることはできない。取締法第8条（毒物劇物取扱責任者の資格）第4項。

令和5年度　東北

【7】4

〔解説〕A．法人の代表者を変更したときの届出は不要。届出が必要となるのは、名称
　　　　や主たる事務所の所在地を変更したときである。取締法第10条（届出）第1
　　　　項第1号。

　　　　B．店舗の営業時間を変更したときの届出は不要。

　　　　C．取締法第10条（届出）第1項第3号、施行規則第10条の2（営業者の届出
　　　　事項）第1号。

　　　　D．取締法第10条（届出）第1項第4号。

【8】4

〔解説〕取締法第11条（毒物又は劇物の取扱い）第4項。

> 毒物劇物営業者及び特定毒物研究者は、毒物又は厚生労働省令で定める劇物について
> は、その容器として、（飲食物）の容器として通常使用される物を使用してはならない。

【9】3

〔解説〕A＆B．毒物劇物の容器及び被包には「医薬用外」の文字、及び毒物について
　　　　は赤地に白色をもって「毒物」の文字、劇物については白地に赤色をもって
　　　　「劇物」の文字を表示しなければならない。取締法第12条（毒物又は劇物の
　　　　表示）第1項。

　　　　C．特定毒物の表示は毒物に準じるため、「医薬用外」の文字及び赤地に白色を
　　　　もって「毒物」の文字を表示しなければならない。

　　　　D．取締法第12条（毒物又は劇物の表示）第3項。

【10】4

〔解説〕取締法第12条（毒物又は劇物の表示）第2項第3号、施行規則第11条の5（解
　　　　毒剤に関する表示）。有機燐化合物及びこれを含有する製剤たる毒物及び劇物の
　　　　容器及び被包に表示しなければならない解毒剤の名称は、2－ピリジルアルド
　　　　キシムメチオダイド（PAM）の製剤及び硫酸アトロピンの製剤と定められてい
　　　　る。

【11】1

〔解説〕取締法第13条（農業用の劇物）、施行令第39条（着色すべき農業用劇物）第1号、
　　　　施行規則第12条（農業用劇物の着色方法）。燐化亜鉛を含有する製剤たる劇物は、
　　　　あせにくい黒色で着色しなければ農業用として販売することができない。

【12】3

〔解説〕A．販売した毒物又は劇物の製造番号は、法定事項に含まれていない。

　　　　B．取締法第14条（毒物又は劇物の譲渡手続）第1項第3号。

　　　　C．「3年間」⇒「5年間」。取締法第14条（毒物又は劇物の譲渡手続）第4項。

　　　　D．取締法第14条（毒物又は劇物の譲渡手続）第1項。

【13】2

〔解説〕取締法第15条（毒物又は劇物の交付の制限等）第1項第1～3号。

> 毒物劇物営業者は、毒物又は劇物を次に掲げる者に交付してはならない。
> 一　（A：18）歳未満の者
> 二　（B：心身）の障害により毒物又は劇物による保健衛生上の危害の防止の措置を
> 適正に行うことができない者として厚生労働省令で定めるもの
> 三　麻薬、（C：大麻）、あへん又は覚せい剤の中毒者

【14】1

〔解説〕A．施行令第40条（廃棄の方法）第1号。廃棄方法の［中和］［加水分解］［酸
化］［還元］［稀釈］の5項目は覚えておく必要がある。

B．施行令第40条（廃棄の方法）第3号。

C．「一気に放出」⇒「少量ずつ放出」。施行令第40条（廃棄の方法）第2号。

D．「地下0.5m以上」⇒「地下1m以上」。施行令第40条（廃棄の方法）第4号。

【15】1

〔解説〕施行規則第13条の5（毒物又は劇物を運搬する車両に掲げる標識）。

> 令第40条の5第2項第2号に規定する標識は、（A：0.3）m平方の板に（B：地を黒
> 色、文字を白色）として「毒」と表示し、（C：車両の前後）の見やすい箇所に掲げな
> ければならない。

【16】2

〔解説〕A＆C．施行令第40条の6（荷送人の通知義務）第1項。

B＆D．毒物又は劇物の製造業者の所在地及び廃棄の方法は、書面に記載する
事項に含まれていない。

【17】4

〔解説〕使用期限は、提供しなければならない情報に含まれていない。

1～3．施行規則第13条の12（情報の提供の詳細）第2＆6～7号。

【18】2

〔解説〕取締法第17条（事故の際の措置）第1項。

> （略）不特定又は多数の者について保健衛生上の危害が生ずるおそれがあるときは、
> （A：直ちに）、その旨を（B：保健所、警察署又は消防機関）に届け出るとともに、
> 保健衛生上の危害を防止するために必要な応急の措置を講じなければならない。

【19】3

〔解説〕取締法第21条（登録が失効した場合等の措置）第1項。

【20】1

〔解説〕取締法第22条（業務上取扱者の届出等）第1項、施行令第41条、第42条（業務
上取扱者の届出）各号。

C．無機シアン化合物たる毒物及びこれを含有する製剤を使用して、電気めっ
きを行う場合は、届出が必要となる。

D．業務上取扱者の届出は必要ない。

【21】1

〔解説〕ろ紙などを用い、液体とその液体に溶けない固体を分離する操作のことを（A：ろ過）という。また、温度によって（B：溶解度）が変化することを利用した分離方法を再結晶という。

※蒸留…液体を沸騰させ、その蒸気を冷やして液体に分離する操作。

【22】2

〔解説〕主な炎色反応は次のとおり。カリウムK…赤紫色、銅Cu…青緑色、ナトリウムNa…黄色、リチウムLi…赤色。

【23】4

〔解説〕原子量をH＝1、C＝12、N＝14、O＝16、S＝32、Cl＝35.5とする。

空気には、およそ窒素N_2が80％、酸素O_2が20％含まれている。従って空気の分子量は、$\{(14 \times 2) \times 0.8\} + \{(16 \times 2) \times 0.2\} = 28.8$となる。

メタンCH_4の分子量は$12 + (1 \times 4) = 16$であり、空気より軽い気体である。

1．二酸化炭素CO_2の分子量…$12 + (16 \times 2) = 44$

2．硫化水素H_2Sの分子量…$(1 \times 2) + 32 = 34$

3．塩化水素HClの分子量…$1 + 35.5 = 36.5$

【24】2

〔解説〕pH3より、水素イオン濃度は1.0×10^{-3}mol/Lである。酢酸CH_3COOHは1価の酸であり、濃度は設問より0.05mol/Lである。

求める電離度をxとすると、次の式が成り立つ。

1.0×10^{-3}mol/L $= 1 \times 0.05$mol/L $\times x$

$$0.001 = 0.05x$$

$$x = 0.02$$

【25】3

〔解説〕炭酸ナトリウムNa_2CO_3は、弱酸＋強塩基からなる塩。

$$CO_2 + 2NaOH \longrightarrow Na_2CO_3 + H_2O$$

水溶液中で加水分解すると水酸化物イオンOH^-が生じるため、水溶液は「塩基性」を示す。

$$Na_2CO_3 \longrightarrow 2Na^+ + CO_3^{2-}$$

$$CO_3^{2-} + H_2O \rightleftharpoons HCO_3^- + OH^-$$

1．塩化アンモニウムNH_4Clは、強酸＋弱塩基からなる塩。

$$HCl + NH_3 \longrightarrow NH_4Cl$$

水溶液中で加水分解するとオキソニウムイオンH_3O^+を生じるため、水溶液は「酸性」を示す。

$$NH_4Cl \longrightarrow NH_4^+ + Cl^-$$

$$NH_4^+ + H_2O \rightleftharpoons NH_3 + H_3O^+$$

2＆4．硝酸カリウムKNO3及び塩化ナトリウムNaClは、強酸＋強塩基からな
る塩。水溶液中で加水分解せずH⁺やOH⁻を生じないため、水溶液は「中性」
を示す。

$HNO_3 + KOH \longrightarrow KNO_3 + H_2O$

$HCl + NaOH \longrightarrow NaCl + H_2O$

【26】4

〔解説〕1～4は全てハロゲン化水素である。フッ化水素HFを除くハロゲン化水素の沸
点は、分子量が大きいほど高くなる。これは、ファンデルワールス力が大きく
なり、分子間の結合が切れにくくなるためである。

フッ化水素は、電気陰性度（原子が共有電子対を引きつける強さ）が大きいフ
ッ素Fのはたらきにより、ファンデルワールス力の他に水素結合を形成するた
め、他のハロゲン化水素に比べて沸点が高くなる。

沸点が高い順に並べると、フッ化水素HF ＞ ヨウ化水素HI ＞ 臭化水素HBr ＞
塩化水素HCl となる。

【27】3

〔解説〕ボイル・シャルルの法則…一定物質量の気体の体積Vは、圧力Pに反比例し、絶
対温度Tに比例する。 $PV ／ T = k$（kは一定）

【28】1

〔解説〕質量パーセント濃度9％の塩化ナトリウム水溶液30gに含まれる塩化ナトリウ
ム（溶質）は、0.09×30g＝2.7gである。同様に、21％の塩化ナトリウム水溶
液6gに含まれる塩化ナトリウムは、0.21×6g＝1.26gである。これらを混合
したときの質量パーセント濃度を x とすると、次の等式が成り立つ。

$$質量パーセント濃度（％）＝\frac{溶質の質量（g）}{溶液の質量（g）}×100$$

$$x ％ = \frac{2.7g＋1.26g}{30g＋6g}×100 \quad \Rightarrow x = 11（％）$$

【29】3

〔解説〕水酸化ナトリウム水溶液NaOH aqの密度が1.04g/cm³であるため、1,000mL
あたりの質量は1,040gとなる。濃度5％の水溶液には1,040×0.05＝52gの水
酸化ナトリウム（溶質）が含まれている。従って、水酸化ナトリウム水溶液の
水（溶媒）の質量は1,040g－52g＝988g（0.988kg）となる。

水酸化ナトリウムの分子量は40であるため、物質量は52g／40＝1.3molとな
り、質量モル濃度は次のとおりとなる。

$$質量モル濃度（mol/kg）＝\frac{溶質の物質量（mol）}{溶媒の質量（kg）}＝\frac{1.3mol}{0.988kg}$$
$$＝1.315…$$
$$\Rightarrow 1.32mol/kg$$

【30】3

〔解説〕コロイド溶液に横から強い光を当てると、光の進路が明るく輝いて見える。これを（チンダル現象）という。

1. ブラウン運動…水分子が熱運動によってコロイド粒子に不規則に衝突することによる、コロイド粒子の不規則な運動。

2. 電気泳動…コロイド溶液に電極を差し込んで直流電圧を加えると、正に帯電している正コロイドは負極に向かって移動し、負に帯電している負コロイドは正極に向かって移動する現象。

4. 凝析…疎水コロイドに少量の電解質を加えると、コロイド粒子が集まって大きな粒子となり沈殿する現象。

【31】4

〔解説〕金属の単体が水溶液中で電子を失い、陽イオンになろうとする性質のことをイオン化傾向という。イオン化傾向の大きな金属ほど、酸化されやすく反応性が大きい。設問の場合、イオン化傾向の大きい順に並べると、K（カリウム）＞Na（ナトリウム）＞Fe（鉄）＞Cu（銅）となる。

イオン化傾向が極めて大きく、常温でも水と激しく反応する［リチウムLi］［カリウムK］［カルシウムCa］［ナトリウムNa］は覚えておく必要がある。

【32】2

〔解説〕

	酸化／酸化剤	還元／還元剤
特徴	相手を酸化、自身は還元される	相手を還元、自身は酸化される
酸素の授受	酸素を受け取る	酸素を失う
水素の授受	水素を失う	水素を受け取る
電子の授受	電子を失う	電子を受け取る
酸化数	酸化数が増える	酸化数が減る

1. 還元剤は、反応相手の物質より「酸化」されやすい物質である。

3. 物質が電子を「受け取った」とき、その物質は還元されたという。

4. 物質が水素を受け取ったとき、その物質の酸化数は「減少」する。

【33】3

〔解説〕ハロゲン化水素の酸性は、原子番号が大きいほど強くなる。酸性が大きい順に並べると、ヨウ化水素HI（53）＞臭化水素HBr（35）＞塩化水素HCl（17）＞フッ化水素HF（9）となる。

【34】3

〔解説〕イオン化傾向が極めて大きいナトリウムNaは、常温の水と激しく反応して水素を発生するが、鉛Pb、ニッケルNi、モリブデンMoなどの金属は、冷水とは反応しない。

$$2Na + 2H_2O \longrightarrow 2NaOH + H_2$$

【35】2

〔解説〕構造異性体とは、分子式が同じであっても炭素原子の結合の順序が異なる異性体をいう。酢酸CH_3COOHとギ酸メチル$CHOOCH_3$は、分子式が同じ$C_2H_4O_2$であるが、構造式は次のように異なる。

$$
\begin{array}{cc}
H-\underset{\underset{H}{|}}{\overset{\overset{H}{|}}{C}}-C\!\!\begin{array}{c}\nwarrow O \\ \searrow O-H\end{array} & H-\underset{\underset{H}{|}}{\overset{\overset{H}{|}}{C}}-O-C\!\!\begin{array}{c}\nwarrow O \\ \searrow H\end{array}
\end{array}
$$

酢酸CH_3COOH ギ酸メチル$CHOOCH_3$

【36】2

〔解説〕原子量を$H=1$、$C=12$とすると、エチレンC_2H_4の分子量は$(12×2)+(1×4)=28$となる。

1．ブタンC_4H_{10}…$(12×4)+(1×10)=58$

3．エタンC_2H_6…$(12×2)+(1×6)=30$

4．プロパンC_3H_8…$(12×3)+(1×8)=44$

【37】1

〔解説〕ニンヒドリン反応…アミノ酸にニンヒドリン水溶液を加えて温めると、紫色を呈する反応。

2．銀鏡反応…アルデヒドにアンモニア性硝酸銀水溶液を加えて温めると、銀を析出する反応。

3．キサントプロテイン反応…ベンゼン環などの芳香環をもつタンパク質に濃硝酸を加えて熱すると、ニトロ化されて黄色になり、さらにアンモニア水などを加えて塩基性にすると橙黄色を呈する反応。

4．ビウレット反応…タンパク質水溶液に水酸化ナトリウム水溶液を加えて塩基性にした後、少量の硫酸銅（Ⅱ）水溶液を加えると赤紫色になる反応。

【38】2

〔解説〕トルエン$C_6H_5CH_3$…$(12×6)+(1×5)+12+(1×3)=92$

【39】3

〔解説〕水銀はHg。Agは銀、Auは金、Ptは白金である。

【40】3

〔解説〕ppmは、「parts per million」の頭文字をとったもので、100万分の1を表す。1ppm$=1.0×10^{-6}$。また、1％は$1.0×10^{-2}$となる。

従って、1ppm$=1％×10^{-4}=0.0001％$となり、100ppmは$0.0001％×100=0.01％$となる。

※以下、物質名の後や文章中に記載されている［　］は、物質を見分ける際に特徴となるキーワードを表す。

【41】3
〔解説〕アジ化ナトリウム NaN_3 は、「無色無臭の結晶」である。

【42】A…4　B…2
〔解説〕A．黄燐 P_4［水中に沈めて瓶に入れる］［砂を入れた缶中に固定］
　　　　B．トリクロル酢酸（トリクロロ酢酸）CCl_3COOH［潮解性］［密栓して冷所に貯蔵］
　　　　選択肢1は［通常、石油中に貯蔵］から、ナトリウム Na が考えられる。
　　　　選択肢3は［空気や光線に触れると赤変］から、ベタナフトール $C_{10}H_7OH$ が考えられる。

【43】2
〔解説〕A．ジメチルアミン $(CH_3)_2NH$［強アンモニア臭を有する気体］［界面活性剤原料］
　　　　B．ピロリン酸第二銅 $Cu_2O_7P_2$ は、「淡青色粉末」であり、「銅メッキ」として用いられる。選択肢の記述は、［無色の結晶性粉末］［殺鼠剤］から、スルホナール $C_7H_{16}O_4S_2$ が考えられる。
　　　　C．メチルメルカプタン CH_3SH［腐ったキャベツ様の悪臭を有する気体］［付臭剤］
　　　　D．セレン化水素 H_2Se は、「ニンニク臭を有する無色の気体」であり、「ドーピングガス」として使用される。選択肢の記述は、［茶褐色の粉末］［酸化剤］［電池の製造］から、二酸化鉛 PbO_2 が考えられる。

【44】1
〔解説〕A．フェントエート（PAP）$C_{12}H_{17}O_4PS_2$ は、含有量が3％以下の製剤は劇物から除外されるため、50％含有する製剤は劇物に該当する。
　　　　B．メトミル $C_5H_{10}N_2O_2S$（毒物）は、含有量が45％以下の製剤は劇物となるため、45％含有する製剤は劇物に該当する。
　　　　C＆D．エマメクチン $C_{49}H_{75}NO_{13}$・$C_7H_6NO_2$ とチアクロプリド $C_{10}H_9ClN_4S$ は、いずれも含有量が2％以下の製剤は劇物から除外されるため、1％含有する製剤は劇物に該当しない。

【45】2
〔解説〕A．ジクワット $C_{12}H_{12}Br_2N_2$ は、含有濃度にかかわらず劇物となる。
　　　　B．「淡黄色」の粉末で、水に「可溶」である。
　　　　C．毒性の高いパラコート $C_{12}H_{14}Cl_2N_2$ に代わる除草剤として用いられる。
　　　　D．酸性条件下で「安定」であり、アルカリ性条件下で「不安定」である。

令和5年度　東北

【46】2

〔解説〕ブロムメチル（臭化メチル）CH_3Brは、「わずかに甘いクロロホルム様の臭い」がある。強い刺激臭は誤り。

【47】2

〔解説〕塩化水素HClは、含有量が10％以下の製剤は劇物から除外されるため、5％含有する製剤は劇物に該当しない。

1＆4．アンモニアNH_3と硝酸HNO_3は、いずれも含有量が10％以下の製剤は劇物から除外されるため、15％含有する製剤は劇物に該当する。

3．酸化水銀HgOは、含有量が5％以下の製剤は劇物に該当するため、3％含有する製剤は劇物に該当する。

【48】1

〔解説〕クロム酸ナトリウム$Na_2CrO_4 \cdot 10H_2O$は、「工業用酸化剤」として用いられる。

2．蓚酸$(COOH)_2 \cdot 2H_2O$〔捺染剤〕〔木・コルク・綿・藁製品等の漂白剤〕

3．硅弗化ナトリウムNa_2SiF_6〔ホーローの釉薬〕

4．一酸化鉛PdO〔顔料〕

【49】1

〔解説〕硝酸HNO_3は、無色の液体で、「息詰まるような刺激臭」がある。湿気を含んだ空気中では発煙する（刺激性白煙）。

【50】A…4　B…2

〔解説〕A．ニコチン$C_{10}H_{14}N_2$〔無色、無臭の油状液体〕〔ヨードのエーテル溶液〕〔褐色の液状沈殿〕〔赤色の針状結晶〕

B．一酸化鉛PdO〔重い粉末〕〔黄色から赤色までの種々のもの〕〔硫化水素H_2Sを通じると黒色の沈殿〕

選択肢1の硫酸H_2SO_4は、〔無色、無臭の油状液体〕であり〔希釈水溶液に塩化バリウム〕を加えると〔白色の沈殿〕を生じる。

選択肢3のピクリン酸$C_6H_2(OH)(NO_2)$は、〔淡黄色の光沢ある小葉状あるいは針状の結晶〕である。

【51】A…2　B…4

〔解説〕A．シアン化カリウムKCN…酸化法〔水酸化ナトリウム水溶液等でアルカリ性（pH11以上）〕〔加水分解〕

B．クロルスルホン酸（クロロスルホン酸）$ClSO_3H$…中和法〔耐食性の細い導管〕〔ガス発生がないように少量ずつ〕〔多量の水中深く流す装置を用い希釈〕

選択肢1のホルムアルデヒドHCHOは〔多量の水を加え希薄な水溶液〕にし、〔次亜塩素酸塩水溶液を加えて分解〕する「酸化法」で廃棄する。

選択肢3のセレンSeは、〔捕集回収〕する「回収法」で廃棄する。

【52】 A…3　B…4

〔解説〕A．硫酸H_2SO_4〔水酸化カルシウム（消石灰）、炭酸ナトリウム（ソーダ灰）
等で中和〕

　　　　B．燐化亜鉛Zn_3P_2〔物質の表面を速やかに土砂等で覆う〕〔密閉可能な空容
器にできるだけ回収〕

　　　選択肢1は〔空容器にできるだけ回収〕〔土壌で覆って十分接触〕〔土壌を取り
除き、多量の水を用いて洗い流す〕から、ジクワット$C_{12}H_{12}Br_2N_2$が考えられ
る。

　　　選択肢2は〔濡れむしろ等で覆う〕〔遠くから多量の水をかけて洗い流す〕から、
アンモニア水NH_3 aqが考えられる。

【53】 4

〔解説〕プルシアンブルーは、放射性セシウムCsやタリウムTlの解毒剤として用いられ
るため、硫酸タリウムTl_2SO_4が最も適当である。

　　　1．パラコートに対する有効な解毒剤は存在しない。

　　　2．DDVP　$C_4H_7Cl_2O_4P$などの有機燐化合物の解毒剤は、PAMや硫酸アトロ
ピンである。

　　　3．硫酸銅（Ⅱ）（硫酸第二銅）$CuSO_4・5H_2O$などの無機銅塩類の解毒剤は、
BAL（ジメルカプロール）である。

【54】 2

〔解説〕メタノールCH_3OH〔熱灼した酸化銅〕〔ホルムアルデヒド〕〔金属銅色〕

　　　1．〔濃塩酸を潤したガラス棒〕〔白い霧〕から、アンモニア水NH_3 aqが考え
られる。

　　　3．〔酒石酸溶液〕〔白色結晶性の沈殿〕から、塩素酸カリウム$KClO_3$が考えら
れる。

　　　4．〔水酸化カリウムと銅粉とともに煮沸〕〔黄赤色の沈殿〕から、四塩化炭素
CCl_4が考えられる。

【55】 4

〔解説〕蓚酸$(COOH)_2・2H_2O$

　　　A．「4モル」⇒「2モル」。

　　　C．「黒色の沈殿」⇒「白色の沈殿」。

【56】 2

〔解説〕アンモニアNH_3

　　　B．炎色反応は金属元素特有の反応であるため、金属元素を含まないアンモニ
アは炎色反応を示さない。

　　　C．「空気よりも重いアンモニアガス」⇒「空気よりも軽いアンモニアガス」。

令和5年度　東北

一般受験者数・合格率《参考》

都道府県名	受験者数（人）	合格者数（人）	合格率（％）
青森県	204	64	31.4
岩手県	143	33	23.1
宮城県	215	54	25.1
秋田県	86	23	26.7
山形県	89	25	28.1
福島県	275	65	23.6

〔毒物及び劇物に関する法規〕

【１】以下の記述は、毒物及び劇物取締法の条文の一部である。（　）の中に入る字句として、正しいものはどれか。

第１条

　この法律は、毒物及び劇物について、（A）の見地から必要な取締を行うことを目的とする。

第２条第１項

　この法律で「毒物」とは、別表第１に掲げる物であって、（B）以外のものをいう。

　　　　　　　　A　　　　　　　　　　B

☑　1．公衆衛生上　　　　医薬品及び医薬部外品

　　2．公衆衛生上　　　　毒薬及び劇薬

　　3．保健衛生上　　　　毒薬及び劇薬

　　4．保健衛生上　　　　医薬品及び医薬部外品

【２】次のうち、毒物及び劇物取締法第３条の２の規定に基づく、特定毒物の品目と毒物及び劇物取締法施行令で定める用途として、正しいものの組み合わせはどれか。

　　　　　　特定毒物の品目　　　　　　　　　　　　　　用途

☑　1．四アルキル鉛を含有する製剤　　　　　野ねずみの駆除

　　2．モノフルオール酢酸の塩類を　　　　　かんきつ類などの害虫の防除
　　　　含有する製剤

　　3．ジメチルエチルメルカプトエチル　　　かんきつ類などの害虫の防除
　　　　チオホスフェイトを含有する製剤

　　4．モノフルオール酢酸アミドを　　　　　野ねずみの駆除
　　　　含有する製剤

【3】次のうち、毒物及び劇物取締法第3条の2第9項の規定に基づく、四アルキル鉛を含有する製剤の着色の基準として、毒物及び劇物取締法施行令で<u>定められていないもの</u>はどれか。

☑ 1．赤色　　　　2．青色
　　3．黄色　　　　4．黒色

【4】次のうち、毒物及び劇物取締法第3条の3の規定に基づく、興奮、幻覚又は麻酔の作用を有する毒物又は劇物（これらを含有する物を含む。）であって毒物及び劇物取締法施行令で定められているものとして、正しいものの組み合わせはどれか。

A．クロロホルムを含有する接着剤
B．エタノールを含有するシンナー
C．酢酸エチルを含有する閉そく用の充てん料
D．メタノールを含有する塗料

☑ 1．A、B　　　　2．A、D
　　3．B、C　　　　4．C、D

【5】次のうち、毒物及び劇物取締法第3条の4の規定に基づく、引火性、発火性又は爆発性のある毒物又は劇物であって毒物及び劇物取締法施行令で定めるものとして、正しいものはどれか。

☑ 1．トルエン　　　　2．メタノール
　　3．カリウム　　　　4．ナトリウム

【6】次のうち、毒物及び劇物取締法第4条第1項の規定による登録について、その登録の種類と登録権者として、正しいものの組み合わせはどれか。

	登録の種類	登録権者
☑ 1．	特定品目販売業	地方厚生局長
2．	一般販売業	厚生労働大臣
3．	製造業	厚生労働大臣
4．	輸入業	都道府県知事

【7】以下の記述は、毒物及び劇物取締法の条文の一部である。（　）の中に入る字句として、正しいものの組み合わせはどれか。

第8条第2項

　次に掲げる者は、前条の毒物劇物取扱責任者となることができない。

一　（A）未満の者

二　心身の障害により毒物劇物取扱責任者の業務を適正に行うことができない者として厚生労働省令で定めるもの

三　麻薬、大麻、あへん又は覚せい剤の中毒者

四　毒物若しくは劇物又は薬事に関する罪を犯し、罰金以上の刑に処せられ、その執行を終り、又は執行を受けることがなくなった日から起算して（B）を経過していない者

```
            A          B
☑  1．18歳      3年
    2．20歳      2年
    3．20歳      3年
    4．18歳      2年
```

【8】以下の記述は、毒物及び劇物取締法の条文の一部である。（　）の中に入る字句として、正しいものはどれか。

第9条第1項

　毒物又は劇物の製造業者又は輸入業者は、登録を受けた毒物又は劇物以外の毒物又は劇物を製造し、又は輸入しようとするときは、（　）、第6条第2号に掲げる事項につき登録の変更を受けなければならない。

参考：毒物及び劇物取締法第6条第2号

　製造業又は輸入業の登録にあっては、製造し、又は輸入しようとする毒物又は劇物の品目

```
☑  1．あらかじめ      2．15日以内に
    3．30日以内に      4．50日以内に
```

【9】以下の記述は、毒物及び劇物取締法施行規則の条文の一部である。（　）の中に入る字句として、正しいものはどれか。

毒物及び劇物取締法施行規則第11条の4

　　法第11条第4項に規定する劇物は、（　）とする。

参考：毒物及び劇物取締法第11条第4項

　　毒物劇物営業者及び特定毒物研究者は、毒物又は厚生労働省令で定める劇物については、その容器として、飲食物の容器として通常使用される物を使用してはならない。

☑ 1．塩化水素、硝酸又は硫酸を含有する製剤
　　2．水酸化カリウム又は水酸化ナトリウムを含有する製剤
　　3．有機燐化合物及びこれを含有する製剤
　　4．すべての劇物

【10】次のうち、毒物及び劇物取締法第13条の規定に基づく、「硫酸タリウムを含有する製剤たる劇物（ア）」及び「燐化亜鉛を含有する製剤たる劇物（イ）」の着色方法として、正しいものの組み合わせはどれか。

　　　　　　　　（ア）　　　　　　　　（イ）
☑ 1．あせにくい黒色　　　あせにくい黒色
　　2．あせにくい黒色　　　深紅色
　　3．深紅色　　　　　　　深紅色
　　4．深紅色　　　　　　　あせにくい黒色

【11】次のうち、毒物及び劇物取締法第14条第1項の規定により、毒物劇物営業者が、毒物又は劇物を他の毒物劇物営業者に販売したとき、書面に記載しておかなければならない事項として、正しいものの組み合わせはどれか。

　A．使用目的
　B．販売の年月日
　C．毒物又は劇物の数量
　D．譲受人の年齢

☑ 1．A、B　　　2．A、D
　　3．B、C　　　4．C、D

【12】以下の記述は、毒物及び劇物取締法の条文の一部である。（　）の中に入る字句として、正しいものはどれか。

第15条第2項

　毒物劇物営業者は、厚生労働省令の定めるところにより、その交付を受ける者の氏名及び住所を確認した後でなければ、第3条の4に規定する政令で定める物を交付してはならない。

第15条第3項

　毒物劇物営業者は、帳簿を備え、前項の確認をしたときは、厚生労働省令の定めるところにより、その確認に関する事項を記載しなければならない。

第15条第4項

　毒物劇物営業者は、前項の帳簿を、最終の記載をした日から（　）間、保存しなければならない。

参考：毒物及び劇物取締法第3条の4

　引火性、発火性又は爆発性のある毒物又は劇物であって政令で定めるものは、業務その他正当な理由による場合を除いては、所持してはならない。

☑　1．1年　　　2．2年　　　3．3年　　　4．5年

【13】以下の記述は、毒物及び劇物取締法施行令及び毒物及び劇物取締法施行規則の条文の一部である。（　）の中に入る字句として、正しいものの組み合わせはどれか。

毒物及び劇物取締法施行令第40条の6第1項

　毒物又は劇物を車両を使用して、又は鉄道によって運搬する場合で、当該運搬を他に委託するときは、その荷送人は、運送人に対し、あらかじめ、当該毒物又は劇物の名称、成分及びその含量並びに数量並びに（A）を記載した書面を交付しなければならない。ただし、厚生労働省令で定める数量以下の毒物又は劇物を運搬する場合は、この限りでない。

毒物及び劇物取締法施行規則第13条の7

　令第40条の6第1項に規定する厚生労働省令で定める数量は、1回の運搬につき（B）kgとする。

	A	B
☑　1．	事故の際に講じなければならない応急の措置の内容	5,000
2．	事故の際に講じなければならない応急の措置の内容	1,000
3．	重量	5,000
4．	重量	1,000

【14】以下の記述は、毒物及び劇物取締法の条文の一部である。（　）の中に入る字句として、正しいものはどれか。

第17条第2項

　毒物劇物営業者及び特定毒物研究者は、その取扱いに係る毒物又は劇物が盗難にあい、又は紛失したときは、（　）、その旨を警察署に届け出なければならない。

☑　1．直ちに　　　　2．3日以内に　　　　3．5日以内に　　　　4．7日以内に

【15】毒物及び劇物取締法に基づく特定毒物及び毒物の販売に関する次の記述のうち、誤っているものはどれか。

☑　1．一般販売業の登録を受けた者は、すべての毒物を販売できる。

　　2．一般販売業の登録を受けた者は、モノフルオール酢酸を販売できる。

　　3．農業用品目販売業の登録を受けた者は、農業上必要なモノフルオール酢酸を販売できる。

　　4．特定品目販売業の登録を受けた者は、モノフルオール酢酸を販売できる。

【16】以下の記述は、毒物及び劇物取締法施行令の条文の一部である。（　）の中に入る字句として、正しいものの組み合わせはどれか。なお、2つの（A）には同じ字句が入るものとする。

毒物及び劇物取締法施行令第38条

　法第11条第2項に規定する政令で定める物は、次のとおりとする。

　一　無機（A）化合物たる毒物を含有する液体状の物（（A）含有量が1ℓにつき1mg以下のものを除く。）

　二　塩化水素、硝酸若しくは硫酸又は水酸化カリウム若しくは水酸化ナトリウムを含有する液体状の物（水で10倍に希釈した場合の水素イオン濃度が水素指数（B）までのものを除く。）

参考：毒物及び劇物取締法第11条第2項

　毒物劇物営業者及び特定毒物研究者は、毒物若しくは劇物又は毒物若しくは劇物を含有する物であって政令で定めるものがその製造所、営業所若しくは店舗又は研究所の外に飛散し、漏れ、流れ出、若しくはしみ出、又はこれらの施設の地下にしみ込むことを防ぐのに必要な措置を講じなければならない。

	A	B
☑ 1．	シアン	2.0から12.0
2．	シアン	1.0から13.0
3．	水銀	2.0から12.0
4．	水銀	1.0から13.0

令和4年度　東北

【17】以下の記述は、毒物及び劇物取締法の条文の一部である。（　）の中に入る字句として、正しいものはどれか。

第12条第2項

　　毒物劇物営業者は、その容器及び被包に、左に掲げる事項を表示しなければ、毒物又は劇物を販売し、又は授与してはならない。

一　毒物又は劇物の名称

二　毒物又は劇物の成分及びその含量

三　厚生労働省令で定める毒物又は劇物については、それぞれ厚生労働省令で定めるその（　）

四　毒物又は劇物の取扱及び使用上特に必要と認めて、厚生労働省令で定める事項

☑　1．用途　　　　2．解毒剤の名称　　　　3．保管方法　　　　4．廃棄方法

【18】次のうち、毒物及び劇物取締法第10条第1項の規定に基づき、毒物及び劇物の販売業者が届け出なければならない場合として、誤っているものはどれか。

☑　1．法人の場合、法人の名称を変更したとき

　　2．法人の場合、法人の代表者を変更したとき

　　3．店舗の名称を変更したとき

　　4．当該店舗における営業を廃止したとき

【19】次のうち、毒物及び劇物取締法第22条第1項の規定に基づく、業務上取扱者の届出が必要な事業であって毒物及び劇物取締法施行令で定められているものとして、正しいものはどれか。

☑　1．硫酸を用いて、電気めっきを行う事業

　　2．最大積載量が500kgの自動車に固定された容器を用いて、硫酸の運送を行う事業

　　3．砒素化合物たる毒物を用いて、試験研究を行う事業

　　4．砒素化合物たる毒物を用いて、しろありの防除を行う事業

【20】以下の記述は、毒物及び劇物取締法の条文の一部である。（　）の中に入る字句として、正しいものはどれか。

第18条第1項

　　都道府県知事は、保健衛生上必要があると認めるときは、（中略）試験のため必要な最小限度の分量に限り、毒物、劇物、第11条第2項の政令で定める物若しくはその疑いのある物を（　）させることができる。

☑　1．調査　　　2．焼却　　　3．提供　　　4．収去

【21】次のうち、化学変化であるものの正しい組み合わせとして、最も適当なものはどれか。

A．水を加熱すると、水蒸気になる。

B．空気中で水素に火をつけると、音を立てて燃え、水ができる。

C．新しい10円硬貨を長時間放置すると、次第に光沢が失われる。

D．水に水性インクをたらすと、全体に色がつく。

☑ 1．A、B 2．A、D 3．B、C 4．C、D

【22】次のうち、ナトリウムの炎色反応の色として、最も適当なものはどれか。

☑ 1．黄色 2．赤色

3．赤紫色 4．青緑色

【23】次の同位体に関する記述のうち、正しい組み合わせとして、最も適当なものはどれか。

A．互いに同位体である原子は、中性子の数が等しく、質量数が異なる。

B．塩素の同位体は、天然にはほとんど存在しない。

C．同一元素の同位体の化学的性質は、ほぼ同じである。

D．同位体のなかには、放射線を出して壊れ、他の原子に変わるものがある。

☑ 1．A、B 2．A、C 3．B、D 4．C、D

【24】次のうち、純物質であるものとして、最も適当なものはどれか。

☑ 1．エタノール 2．牛乳

3．食塩水 4．塩酸

【25】次のうち、最外殻電子の数が2であるものの正しい組み合わせとして、最も適当なものはどれか。

A．ベリリウム

B．酸素

C．マグネシウム

D．カリウム

☑ 1．A、C 2．A、D 3．B、C 4．B、D

【26】 次のうち、金属の性質に関する記述として、最も適当なものはどれか。

☑ 1. 金属元素の原子は、イオン化エネルギーが大きい。
　　 2. 金属の単体は、常温ではすべて固体であり、金属結晶をつくっている。
　　 3. 金属の固体は、電気伝導性や熱伝導性が大きい。
　　 4. 薄く広げて箔にすることができる性質のことを延性という。

【27】 次のうち、電気陰性度が最も大きいものはどれか。

☑ 1. ホウ素　　　 2. フッ素　　　 3. ケイ素　　　 4. ヨウ素

【28】 次のうち、二酸化炭素11gの標準状態における体積として、最も適当なものはどれか。ただし、原子量はC＝12、O＝16とし、標準状態での1molの気体は22.4Lとする。

☑ 1. 0.49L　　　 2. 1.96L　　　 3. 5.6L　　　 4. 22.4L

【29】 次のうち、ネオン（Ne）と同じ電子配置となるものとして、最も適当なものはどれか。

☑ 1. Cl^-　　　 2. Ca^{2+}　　　 3. O^{2-}　　　 4. Be^{2+}

【30】 次のうち、0.01mol/Lの水酸化ナトリウム水溶液を水で100倍に希釈したときのpHとして、最も適当なものはどれか。なお、水酸化ナトリウム水溶液の電離度は1.0とする。

☑ 1. 4　　　 2. 8　　　 3. 10　　　 4. 12

【31】 次のうち、pH指示薬及び万能pH試験紙に関する記述として、最も適当なものはどれか。

☑ 1. pH2の水溶液にメチルオレンジを加えると、黄色になる。
　　 2. pH11の水溶液にブロモチモールブルーを加えると、赤色になる。
　　 3. フェノールフタレインは酸性水溶液中では無色である。
　　 4. 万能pH試験紙は、水溶液のpHの正確な値を広範囲にわたって知ることができる。

【32】 次のうち、硝酸銀水溶液を白金電極を用いて電気分解したとき、陽極に生成するものとして、最も適当なものはどれか。

☑ 1. Pt　　　 2. Ag　　　 3. N_2　　　 4. O_2

【33】電池に関する以下の記述について、（　）の中に入る字句の正しい組み合わせとして、最も適当なものはどれか。

> 電池において、酸化反応が起こって電子が流れ出す電極を（A）、電子が流れ込んで還元反応が起こる電極を（B）という。
> また、素焼き板を隔てて、銅板を浸した硫酸銅（II）の水溶液と、亜鉛板を浸した硫酸亜鉛の水溶液を組み合わせた電池を（C）電池という。

	A	B	C
1.	正極	負極	ボルタ
2.	正極	負極	ダニエル
3.	負極	正極	ボルタ
4.	負極	正極	ダニエル

【34】次の塩のうち、その塩の水溶液の液性が酸性を示すものとして、最も適当なものはどれか。

1. 硫酸水素ナトリウム　　　2. 炭酸水素ナトリウム
3. 硝酸ナトリウム　　　　　4. 酢酸ナトリウム

【35】ブレンステッド・ローリーの酸・塩基の定義に関する以下の記述について、（　）の中に入る字句の正しい組み合わせとして、最も適当なものはどれか。なお、2つの（A）には同じ字句が入るものとする。

> 酸とは（A）を（B）分子・イオンであり、塩基とは、（A）を（C）分子・イオンである。

	A	B	C
1.	酸素イオン	与える	受け取る
2.	酸素イオン	受け取る	与える
3.	水素イオン	与える	受け取る
4.	水素イオン	受け取る	与える

【36】次のうち、コロイドに関する記述として、最も適当なものはどれか。

1. 同じ物質からなるコロイド溶液のうち、流動性のあるものをゲル、ゲルが流動性を失ったものをゾルという。
2. コロイド粒子を分散させている物質を分散媒といい、固体のものがある。
3. コロイド粒子は、半透膜を通過できる。
4. 疎水コロイドに少量の電解質を加えると沈殿を生じる現象を塩析という。

令和4年度　東北

【37】 次のアルカンに関する記述のうち、正しい組み合わせとして、最も適当なものはどれか。

A．枝分かれのない直鎖状のアルカンの沸点は、炭素原子の数が増加するにつれて高くなる。

B．枝分かれのあるアルカンは、同じ炭素原子の数を持つ直鎖状のアルカンに比べ、沸点が高い。

C．アルカンは極性が小さいため水によく溶ける。

D．枝分かれのない直鎖状のアルカンでは、常温（25℃）・常圧で、炭素原子の数が18以上のものは固体である。

☐ 1．A、B   2．A、D
    3．B、C   4．C、D

【38】 次のうち、ヨードホルム反応を示すものとして、最も適当なものはどれか。

☐ 1．ホルムアルデヒド   2．アセチレン
    3．酢酸   4．エタノール

【39】 次のうち、貴ガス元素の正しい組み合わせとして、最も適当なものはどれか。

A．Ar

B．Br

C．Kr

D．Sr

☐ 1．A、B   2．A、C
    3．B、D   4．C、D

【40】 以下の熱化学方程式で表される反応熱の名称として、最も適当なものはどれか。

C_3H_8（気）＋ 5 O_2（気）＝ 3 CO_2（気）＋ 4 H_2O（液）＋2,219kJ

☐ 1．燃焼熱   2．生成熱
    3．溶解熱   4．中和熱

【41】次のうち、フェノールの毒性として、最も適当なものはどれか。

☑ 1. 皮膚や粘膜につくとやけどを起こし、その部分は白色となる。経口摂取した場合、尿は特有の暗赤色を呈する。

2. 血液中のカルシウム分を奪取し、神経系を侵す。急性中毒症状は、胃痛、嘔吐、口腔、咽頭に炎症を起こし、腎臓が侵される。

3. はじめ、頭痛、悪心などをきたし、黄疸のように角膜が黄色となり、次第に尿毒症様を呈する。

4. 四肢の運動麻痺に始まり、ついで胸腹部、頭部に及び、呼吸麻痺で死に至る。

【42】次のうち、亜硝酸カリウムに関する記述として、誤っているものはどれか。

☑ 1. 潮解性がある。　　　　　　　　2. アルコールによく溶ける。

3. 白色または微黄色の固体である。　4. 350℃以上で分解する。

【43】以下の記述は、キノリンについて述べたものである。（　）の中に入る字句の組み合わせとして、最も適当なものはどれか。

> キノリンは、無色または淡黄色の（A）の（B）で、吸湿性がある。また、主な用途は（C）である。

	A	B	C
☑ 1.	無臭	固体	繊維等の漂白
2.	不快臭	液体	界面活性剤
3.	無臭	液体	界面活性剤
4.	不快臭	固体	繊維等の漂白

【44】次のうち、カリウムの貯蔵方法として、最も適当なものはどれか。

☑ 1. 火気に対し安全で隔離された場所に、ガソリン、アルコール等と離して保管する。鉄、銅、鉛等の金属容器を使用しない。

2. 亜鉛または錫メッキをした鋼鉄製容器で保管し、高温に接しない場所に保管する。

3. 空気中にそのまま貯蔵することはできないので、通常、石油中に貯蔵する。水分の混入、火気を避け貯蔵する。

4. 冷暗所に貯蔵する。純品は空気と日光によって変質するので、少量のアルコールを加えて分解を防止する。

【45】 2−イソプロピル−4−メチルピリミジル−6−ジエチルチオホスフェイト（別名：ダイアジノン）の中毒症状について、最も適当なものはどれか。

☑ 1. 体内に吸収されて、コリンエステラーゼを阻害し、神経の正常な機能を妨げる。

  2. 主な中毒症状は、振戦、呼吸困難である。肝臓に核の膨大及び変性、腎臓には糸球体、細尿管のうっ血、脾臓には脾炎が認められる。また散布に際して、眼刺激性が特に強いので注意を要する。

  3. 主な中毒症状として、激しい嘔吐、胃の疼痛、意識混濁、てんかん性痙攣、脈拍の緩徐、チアノーゼ、血圧下降がある。心機能の低下により死亡する場合もある。

  4. 蒸気は眼、呼吸器などの粘膜及び皮膚に強い刺激性を有する。作用が強いものが皮膚に触れると、気体を生成して、組織ははじめ白く、次第に深黄色となる。

【46】 次のうち、物質の名称とその主な用途の正しい組み合わせとして、最も適当なものはどれか。

	名称	主な用途
A.	シアン酸ナトリウム …………………………………	殺菌剤
B.	燐化亜鉛 ………………………………………………	殺鼠剤
C.	ブロムメチル …………………………………………	燻蒸剤
D.	1・1'−ジメチル−4・4'−ジピリジニウムヒドロキシド（別名：パラコート） …………	殺虫剤

☑ 1. A、B   2. A、C
  3. B、C   4. C、D

【47】 硫酸を含有する製剤について、劇物の指定から除外される上限の濃度として、正しいものはどれか。

☑ 1. 5 %   2. 8 %
  3. 10%   4. 20%

令和4年度　東北

【48】次のうち、塩化水素の性質に関する正しい組み合わせとして、最も適当なものはどれか。

  A. 気体の状態では、無色で刺激臭を有する。

  B. 塩化水素自体が爆発性を有する。

  C. 水溶液は鉄を溶解し水素を生成する。

  D. 水溶液はコンクリートを腐食しない。

  ☑ 1. A、B   2. A、C

       3. B、D   4. C、D

【49】次のうち、過酸化水素水の性質及び貯蔵方法に関する正しい組み合わせとして、最も適当なものはどれか。

  A. 強い酸化力と還元力を併せ持っている。

  B. 少量ならば褐色ガラス瓶、大量ならばカーボイなどを使用し、3分の1の空間を保って貯蔵する。

  C. 常温において、徐々に水素と水に分解する。

  D. 不安定な化合物だが、アルカリ性物質を添加することでその分解を抑えられる。

  ☑ 1. A、B   2. A、C

       3. B、D   4. C、D

【50】次のうち、一酸化鉛の性質及び用途に関する正しい組み合わせとして、最も適当なものはどれか。

  A. 青色の結晶である。

  B. 鉛ガラスの原料や、ゴムの加硫促進剤として使用される。

  C. 酸素がない環境で光化学反応を起こすと金属鉛を生成する。

  D. 空気中に放置しておくと、有毒な煙霧を生成する。

  ☑ 1. A、B   2. A、D

       3. B、C   4. C、D

【51】次のうち、メタクリル酸を取り扱う際の注意事項として、最も適当なものはどれか。

☑ 1．極めて反応性が強く、水素又は炭化水素（特にアセチレン）と爆発的に反応する。

2．大部分の金属、ガラス、コンクリート等と反応する。直接中和剤を散布すると発熱し、酸が飛散することがあるので、ある程度希釈してから中和する。

3．重合防止剤が添加されているが、加熱、直射日光、過酸化物、鉄錆等により重合が始まり、爆発することがある。

4．臭いは極めて弱く、蒸気は空気より重いため、吸入による中毒を起こしやすい。

【52】次のうち、物質とその中毒時に用いられる解毒剤又は拮抗剤の正しい組み合わせとして、最も適当なものはどれか。

物質　　　　　　　　　　　　　解毒剤又は拮抗剤

☑ 1．水銀 ……………………………… ジメルカプロール（別名：BAL）

2．メタノール ……………………… 2－ピリジルアルドキシムメチオダイド（別名：PAM）

3．水酸化トリフェニル錫（すず）………… ペニシラミン

4．弗（ふっ）化水素 ………………………… チオ硫酸ナトリウム

【53】次のうち、ホスゲンの廃棄方法として、最も適当なものはどれか。なお、廃棄方法は厚生労働省で定める「毒物及び劇物の廃棄の方法に関する基準」に基づくものとする。

☑ 1．アルカリ法　　　2．燃焼法
3．活性汚泥法　　　4．固化隔離法

【54】次のうち、酸化カドミウムの識別方法として、誤っているものはどれか。

☑ 1．水溶液にシアン化カリウムを加えると、白色の沈殿を生ずるが、過剰のシアン化カリウムに溶けて無色となる。

2．水溶液にさらし粉を加えると、紫色を呈する。

3．炭の上に小さな孔をつくり、無水炭酸ナトリウムの粉末とともに吹管炎で熱灼（しゃく）すると、褐色の塊となる。

4．水溶液に硫化水素を加えると、黄色または橙色の沈殿を生ずる。

【55】次の物質の漏えい時の措置として、最も適当なものはどれか。なお、措置は厚生労働省で定める「毒物及び劇物の運搬事故時における応急措置に関する基準」に基づくものとする。

☐　A．シアン化水素

☐　B．S−メチル−N−［(メチルカルバモイル)−オキシ］−チオアセトイミデート（別名：メトミル）

☐　C．1・1'−ジメチル−4・4'−ジピリジニウムヒドロキシド（別名：パラコート）

1．漏えいした液は土壌等でその流れを止め、安全な場所に導き、空容器にできるだけ回収し、そのあとを土壌で覆って十分接触させた後、土壌を取り除き、多量の水を用いて洗い流す。

2．飛散したものは空容器にできるだけ回収し、そのあとを水酸化カルシウム（消石灰）等の水溶液を用いて処理し、多量の水で洗い流す。

3．付近の着火源となるものを速やかに取り除く。漏えい量が少量の場合、漏えい箇所を濡れたむしろ等で覆い、遠くから多量の水をかけて洗い流す。

4．漏えいした容器ごと多量の水酸化ナトリウム水溶液（20w/v％以上）に投入してガスを吸収させ、酸化剤の水溶液で酸化処理を行い、多量の水を用いて洗い流す。

【56】硝酸の識別方法に関する以下の記述について、（　）の中に入る最も適当なものはどれか。

> 銅屑を加えて熱すると、溶解する際に蒸気を生成し、その蒸気の色調は（　）である。

☐　1．藍色　　　2．赤褐色　　　3．紫色　　　4．白色

【57】次のうち、ホルマリンの廃棄方法として、誤っているものはどれか。なお、廃棄方法は厚生労働省で定める「毒物及び劇物の廃棄の方法に関する基準」に基づくものとする。

☐　1．酸化法　　　2．燃焼法　　　3．活性汚泥法　　　4．希釈法

【58】次のうち、キシレンの性質及び取扱方法として、誤っているものはどれか。

☐　1．パラキシレンは冬期に固結することがある。

2．静電気への対策を十分に考慮する。

3．水によく溶ける。

4．無色透明の液体である。

【1】4

〔解説〕取締法第1条（取締法の目的）。

> この法律は、毒物及び劇物について、（Ａ：保健衛生上）の見地から必要な取締を行うことを目的とする。

取締法第2条（定義）第1項。

> この法律で「毒物」とは、別表第1に掲げる物であって、（Ｂ：医薬品及び医薬部外品）以外のものをいう。

【2】3

〔解説〕取締法第3条の2（特定毒物の禁止規定）第9項、施行令第16条（ジメチルエチルメルカプトエチルチオホスフェイトを含有する製剤）第2号。

1．用途は、「ガソリンへの混入」である。施行令第1条（四アルキル鉛を含有する製剤）第2号。

2．用途は、「野ねずみの駆除」である。施行令第11条（モノフルオール酢酸の塩類を含有する製剤）第2号。

4．用途は、「かんきつ類などの害虫の防除」である。施行令第22条（モノフルオール酢酸アミドを含有する製剤）第2号。

【3】4

〔解説〕取締法第3条の2（特定毒物の禁止規定）第9項、施行令第2条（四アルキル鉛を含有する製剤）第1号。四アルキル鉛を含有する製剤は、赤色、青色、黄色又は緑色に着色されていること。

4．硫酸タリウムを含有する製剤及び燐化亜鉛を含有する製剤を農業用として販売、授与する場合は、あせにくい黒色で着色する（【10】の解説を参照）。

【4】4

〔解説〕取締法第3条の3（シンナー乱用の禁止）、施行令第32条の2（興奮、幻覚又は麻酔の作用を有する物）。酢酸エチル又はメタノールを含有するシンナー等（閉そく用の充てん料、塗料）のほか、トルエン又はトルエンを含有するシンナー等が定められている。

【5】4

〔解説〕取締法第3条の4（爆発性がある毒物劇物の所持禁止）、施行令第32条の3（発火性又は爆発性のある劇物）。ナトリウムのほか、亜塩素酸ナトリウム及びこれを含有する製剤（亜塩素酸ナトリウム30％以上を含有するものに限る）、塩素酸塩類及びこれを含有する製剤（塩素酸塩類35％以上を含有するものに限る）、ピクリン酸が定められている。

【6】4

〔解説〕取締法第4条（営業の登録）第1項。毒物劇物営業者（製造業、輸入業、販売業）の登録は、製造所、営業所又は店舗ごとに、その所在地の都道府県知事が行う。

【7】1

〔解説〕取締法第8条（毒物劇物取扱責任者の資格）第2項第1～4号。

> 一　（A：18歳）未満の者
> 二＆三　（略）
> 四　（略）又は執行を受けることがなくなった日から起算して（B：3年）を経過していない者

【8】1

〔解説〕取締法第9条（登録の変更）第1項。

> （略）又は輸入しようとするときは、（あらかじめ）、第6条第2号に掲げる事項につき登録の変更を受けなければならない。

【9】4

〔解説〕取締法第11条（毒物又は劇物の取扱い）第4項、施行規則第11条の4（飲食物の容器を使用してはならない劇物）。

> 法第11条第4項に規定する劇物は、（すべての劇物）とする。

【10】1

〔解説〕取締法第13条（農業用の劇物）、施行令第39条（着色すべき農業用劇物）第1～2号、施行規則第12条（農業用劇物の着色方法）。硫酸タリウム及び燐化亜鉛を含有する製剤たる劇物は、いずれも「あせにくい黒色」で着色しなければ農業用として販売することができない。

【11】3

〔解説〕A＆D．毒物又は劇物の使用目的及び譲受人の年齢は、記載事項に含まれていない。

B＆C．取締法第14条（毒物又は劇物の譲渡手続）第1項第1～2号。

【12】4

〔解説〕取締法第15条（毒物又は劇物の交付の制限等）第4項。

> 毒物劇物営業者は、前項の帳簿を、最終の記載をした日から（5年）間、保存しなければならない。

【13】2

〔解説〕施行令第40条の6（荷送人の通知義務）第1項。

> （略）成分及びその含量並びに数量並びに（A：事故の際に講じなければならない応急の措置の内容）を記載した書面を交付しなければならない。（略）

施行規則第13条の7（荷送人の通知義務を要しない毒物又は劇物の数量）。

> 令第40条の6第1項に規定する厚生労働省令で定める数量は、1回の運搬につき（B：1,000）kgとする。

【14】1

〔解説〕取締法第17条（事故の際の措置）第2項。

> 毒物劇物営業者及び特定毒物研究者は、その取扱いに係る毒物又は劇物が盗難にあい、又は紛失したときは、（直ちに）、その旨を警察署に届け出なければならない。

【15】4

〔解説〕モノフルオール酢酸は、施行規則 別表第2に掲げる「特定品目」として省令で定める劇物に含まれていないため、特定品目販売業の登録を受けた者は販売することができない。取締法第4条の3（販売品目の制限）第2項、施行規則第4条の3（特定品目販売業者の取り扱う劇物）、別表第2。

    1＆2．取締法第4条の2（販売業の登録の種類）第1号、取締法第4条の3（販売品目の制限）第1項、第2項。販売業は登録の種類により販売できる品目が定められているが、一般販売業の登録を受けた者は販売品目の制限が定められていないため、モノフルオール酢酸を含む全ての毒物劇物を販売できる。

    3．取締法第4条の3（販売品目の制限）第1項、施行規則第4条の2（農業用品目販売業者の取り扱う劇物）、別表第1。モノフルオール酢酸は、別表第1に掲げる「農業上必要な毒物」として省令で定められているため、農業用品目販売業の登録を受けた者は販売することができる。

【16】1

〔解説〕施行令第38条（危害防止の措置を講ずべき毒物劇物含有物）第1項第1～2号。

> 一　無機（A：シアン）化合物たる毒物を含有する液体状の物（（A：シアン）含有量が1ℓにつき1mg以下のものを除く。）
> 二　塩化水素、硝酸若しくは硫酸又は水酸化カリウム若しくは水酸化ナトリウムを含有する液体状の物（水で10倍に希釈した場合の水素イオン濃度が水素指数（B：2.0から12.0）までのものを除く。）

【17】2

〔解説〕取締法第12条（毒物又は劇物の表示）第2項第1～4号。

> 一＆二　（略）
> 三　厚生労働省令で定める毒物又は劇物については、それぞれ厚生労働省令で定めるその（解毒剤の名称）
> 四　（略）

【18】2

〔解説〕法人の代表者を変更したときの届出は不要。

　　　　1．取締法第10条（届出）第1項第1号。

　　　　3．取締法第10条（届出）第1項第3号、施行規則第10条の2（営業者の届出
　　　　　事項）第1号。

　　　　4．取締法第10条（届出）第1項第4号。

【19】4

〔解説〕取締法第22条（業務上取扱者の届出等）第1項、施行令第41条、第42条（業務
　　　　上取扱者の届出）各号、別表第2。

　　　　1．無機シアン化合物たる毒物及びこれを含有する製剤を用いて電気めっきを
　　　　　行う場合は、業務上取扱者の届出が必要となる。

　　　　2．最大積載量が5,000kgの自動車で硫酸（りゅう）の運送を行う場合は、業務上取扱者
　　　　　の届出が必要となる。

　　　　3＆4．砒素化合物（ひ）たる毒物及びこれを含有する製剤を用いてしろありの防除
　　　　　を行う場合は、業務上取扱者の届出が必要となる。

【20】4

〔解説〕取締法第18条（立入検査等）第1項。

> （略）試験のため必要な最小限度の分量に限り、毒物、劇物、第11条第2項の政令
> で定める物若しくはその疑いのある物を（収去）させることができる。

【21】3

〔解説〕化学変化とは、ある物質から別の物質が生じる変化をいう。

　　　　A．水（液体）が水蒸気（気体）に変化することを状態変化といい、1つの物
　　　　　質が温度変化によって固体・液体・気体へと変わることをいう。

　　　　B．空気中で水素H_2に火をつけると空気中の酸素O_2と化合して、水H_2Oを生
　　　　　成する。　　$2H_2 + O_2 \longrightarrow 2H_2O$

　　　　C．10円硬貨の主な成分は銅Cuである。空気中の酸素O_2と化合して酸化し、
　　　　　酸化銅CuOになるため、光沢が失われる。　　$2Cu + O_2 \longrightarrow 2CuO$

　　　　D．水にインクをたらすと色が徐々に拡がっていく現象を拡散という。これは
　　　　　コロイド粒子を液体に溶かしたものである水性インクが、ブラウン運動によっ
　　　　　て運動方向が絶えず変化しているために生じる。

【22】1

〔解説〕炎色反応は次のとおり。黄色…ナトリウムNa、赤色…リチウムLi、赤紫色…カ
　　　　リウムK、青緑色…銅Cu。

【23】4

〔解説〕A．互いに同位体である原子は、「原子番号」の数が等しく、質量数が異なる。

B．天然において塩素原子の同位体 $^{35}_{17}Cl$ と $^{37}_{17}Cl$ の２種類が存在する。存在比は $^{35}_{17}Cl : ^{37}_{17}Cl = 3 : 1$ である。

C．同位体は質量が異なるだけで、化学的性質はほぼ同じである。

D．同位体の中でも放射線を出すものを放射性同位体（ラジオアイソトープ）といい、放射線を出さないものを安定同位体という。

【24】1

〔解説〕ただ１種類の物質からなるものを純物質という。純物質には、１種類の元素からなる単体と、２種類以上の元素からなる化合物がある。一方、２種類以上の物質が混ざり合ったものを混合物という。エタノール C_2H_5OH は化合物であるため、純物質に該当する。

2～4．牛乳、食塩水（$NaCl$ と H_2O）、塩酸（HCl aq）…混合物

【25】1

〔解説〕A．ベリリウム $_4Be$ の電子配置はK2、L2で、最外殻電子の数は２。

B．酸素 $_8O$ の電子配置はK2、L6で、最外殻電子の数は６。

C．マグネシウム $_{12}Mg$ の電子配置はK2、L8、M2で、最外殻電子の数は２。

D．カリウム $_{19}K$ の電子配置はK2、L8、M8、N1で、最外殻電子の数は１。

【26】3

〔解説〕1．イオン化エネルギーとは、原子から電子を１個取り去るのに必要なエネルギーのことであり、大きいものほど陽イオンになりにくい。金属元素の原子（ナトリウム Na やマグネシウム Mg など）は、イオン化エネルギーが「小さく」、容易に陽イオンになる。

2．金属の単体のうち、水銀 Hg は唯一常温で液体である。

4．薄く広げて箔にすることができる性質を「展性」といい、引っ張って長く延ばすことができる性質を延性という。

【27】2

〔解説〕電気陰性度とは原子が共有電子対を引きつける強さで、周期表上、右上のフッ素Fに向かい大きくなる。　フッ素F ＞ ヨウ素I ＞ ホウ素B ＞ ケイ素Si
なお、貴ガスには価電子がないため、電気陰性度を定義できない。

【28】3

〔解説〕二酸化炭素 CO_2 の分子量は $12+(16×2)=44$ であるため、44g＝1molとなり、11gでは11／44＝0.25molとなる。気体の体積は1mol＝22.4Lより、0.25molでは22.4L×0.25mol＝5.6Lとなる。

【29】 3

〔解説〕ネオンNeは貴ガスの一つで原子番号は10。酸素Oの原子番号は8で、2価の陰イオンであるO^{2-}（酸化物イオン）の電子数は10となる。また、O^{2-}の電子配置はK殻2個、L殻8個となり、これはNeと同じ配置となる。

　　1. 塩素Clの原子番号は17で、1価の陰イオンであるCl^-（塩化物イオン）の電子数は18となる。また、Cl^-の電子配置はK殻2個、L殻8個、M殻8個となり、これはアルゴンArと同じ配置となる。

　　2. カルシウムCaの原子番号は20で、2価の陽イオンであるCa^{2+}（カルシウムイオン）の電子数は18となる。また、Ca^{2+}の電子配置はK殻2個、L殻8個、M殻8個となり、これはアルゴンArと同じ配置となる。

　　4. ベリリウムBeの原子番号は4で、2価の陽イオンであるBe^{2+}（ベリリウムイオン）の電子数は2となる。また、Be^{2+}の電子配置はK殻2個となり、これはヘリウムHeと同じ配置となる。

【30】 3

〔解説〕水酸化ナトリウムNaOH水溶液は1価の塩基である。電離度が1であるため、水酸化ナトリウム水溶液中の水酸化物イオン濃度［OH^-］は次のとおり。

　　$1 \times 0.01 mol/L \times 1 = 1.0 \times 10^{-2} mol/L$

　　水のイオン積［H^+］［OH^-］$= 1.0 \times 10^{-14} (mol/L)^2$ より、

　　　［H^+］$\times 1.0 \times 10^{-2} mol/L = 1.0 \times 10^{-14} (mol/L)^2$

$$［H^+］= \frac{1.0 \times 10^{-14} (mol/L)^2}{1.0 \times 10^{-2} mol/L}$$

$$= 1.0 \times 10^{-12} mol/L$$

乗数の数がpHの値をあらわすため、pH12となる。

塩基性水溶液においては、10倍ずつ希釈するとpHは1つ減少して7に近づくことから、pH12の水溶液を水で10倍に希釈するとpH11、100倍に希釈するとpH10となる。

【31】 3

〔解説〕フェノールフタレイン（PP）は変色域がアルカリ（塩基）性側（pH8.0〜9.8）にあり、pH8.3以下では透明を、pH10.0以上では赤色を示す。

　　1. メチルオレンジ（MO）は変色域が酸性側（pH3.1〜4.4）にあり、pH3.1以下では赤色を、pH4.4以上では黄色を示す。従って、pH2の水溶液では「赤色」になる。

　　2. ブロモチモールブルー（BTB）は変色域が中性（pH6.0〜7.6）にあり、pH6.0以下では黄色を、7.6以上では青色を示す。従って、pH11の水溶液では「青色」になる。

4．万能pH試験紙はpH 1〜14程度の範囲内での大まかなpHがわかるものであり、必ずしも正確ではない。

【32】4

〔解説〕硝酸銀水溶液を白金電極を用いて電気分解したときの、陽極及び陰極における反応は以下のとおりである。

　　〔陽極〕$2H_2O \longrightarrow O_2 + 4H^+ + 4e^-$

　　〔陰極〕$Ag^+ + e^- \longrightarrow Ag$

【33】4

〔解説〕電池において、酸化反応が起こって電子が流れ出す電極を（A：負極）、電子が流れ込んで還元反応が起こる電極を（B：正極）という。

　　また、素焼き板を隔てて、銅板を浸した硫酸銅（Ⅱ）の水溶液と、亜鉛板を浸した硫酸亜鉛の水溶液を組み合わせた電池を（C：ダニエル）電池という。

【34】1

〔解説〕硫酸水素ナトリウム$NaHSO_4$は、強酸＋強塩基からなる塩。

　　$H_2SO_4 + NaOH \longrightarrow NaHSO_4 + H_2O$

　　水溶液中で加水分解すると水素イオンH^+を生じるため、水溶液は「酸性」を示す。

　　$NaHSO_4 \rightleftharpoons Na^+ + H^+ + SO_4{}^{2-}$

　２．炭酸水素ナトリウム$NaHCO_3$は、弱酸＋強塩基からなる塩。

　　　$CO_2 + NaOH \longrightarrow NaHCO_3$

　　　水溶液中で加水分解すると水酸化物イオンOH^-が生じるため、水溶液は「アルカリ性（塩基性）」を示す。

　　　$NaHCO_3 \longrightarrow Na^+ + HCO_3{}^-$

　　　$HCO_3{}^- + H_2O \rightleftharpoons H_2CO_3{}^- + OH^-$

　３．硝酸ナトリウム$NaNO_3$は、強酸＋強塩基からなる塩。水溶液中で加水分解せずH^+やOH^-を生じないため、水溶液は「中性」を示す。

　　　$HNO_3 + NaOH \longrightarrow NaNO_3 + H_2O$

　４．酢酸ナトリウムCH_3COONaは、弱酸＋強塩基からなる塩。

　　　$CH_3COOH + NaOH \longrightarrow CH_3COONa + H_2O$

　　　水溶液中で加水分解すると水酸化物イオンOH^-が生じるため、水溶液は「アルカリ性（塩基性）」を示す。

　　　$CH_3COONa \longrightarrow CH_3COO^- + Na^+$

　　　$CH_3COO^- + H_2O \rightleftharpoons CH_3COOH + OH^-$

【35】3

〔解説〕酸とは（A：水素イオンH^+）を（B：与える）分子・イオンであり、塩基とは、（A：水素イオンH^+）を（C：受け取る）分子・イオンである。

【36】2

〔解説〕1．同じ物質からなるコロイド溶液のうち、流動性のあるものを「ゾル」、流動性を失ったものを「ゲル」という。

3．コロイド粒子は、半透膜を「通過できない」ため、その性質を利用してコロイド溶液を精製する透析をすることができる。

4．疎水コロイドに少量の電解質を加えると沈殿を生じる現象を「凝析」、親水コロイドに多量の電解質を加えると沈殿を生じる現象を「塩析」という。

【37】2

〔解説〕B．枝分かれのあるアルカンは、同じ炭素原子の数を持つ直鎖状のアルカンに比べ、沸点が「低い」。これは、枝分かれのあるアルカンの分子間に働くファンデルワールス力が、直鎖状のアルカンに比べて小さいためである。

C．アルカンは極性が小さいため、極性溶媒の水には「溶けない」が、無極性溶媒の有機溶媒（ベンゼンやジエチルエーテルなど）にはよく溶ける。

【38】4

〔解説〕ヨードホルム反応とは、アセトンやアセトアルデヒドなどにヨウ素と水酸化ナトリウム水溶液（または炭酸ナトリウム水溶液）を加えて反応させると、特有の臭気をもつヨードホルムCHI_3の黄色沈殿を生じる反応をいう。

この反応が起こるのはアセチル基CH_3CO-の構造をもつケトンやアルデヒド、または酸化されるとアセチル基を生じる$CH_3CH(OH)-$の構造をもつアルコールである。エタノールCH_3CH_2OHは第一級アルコールであり、酸化するとアセトアルデヒドCH_3CHOになるため、ヨードホルム反応を示す。

【39】2

〔解説〕A＆C．Ar（アルゴン）、Kr（クリプトン）…貴ガス（18族）。

B．Br（臭素）…ハロゲン（17族）。

D．Sr（ストロンチウム）…アルカリ土類金属（2族）。

【40】1

〔解説〕燃焼熱…物質1molが完全燃焼するときに発生する熱量。設問の熱化学方程式では、1molのプロパンC_3H_8が完全燃焼するときに2,219kJの熱量が発生したことをあらわす。

2．生成熱…化合物1molがその成分元素の単体から生成するときの反応熱。発熱反応と吸熱反応がある。

3．溶解熱…溶質が溶媒に溶解する際に吸収または放出される熱量。

4．中和熱…酸と塩基の中和反応によって、1molの水ができるときの反応熱。

日本化学会の提案や学習指導要領の改訂により、今後「熱化学方程式」ではなく「エンタルピー変化」を使用した問題が出題される可能性があるため、注意が必要。

※以下、物質名の後や文章中に記載されている ［ ］ は、物質を見分ける際に特徴となるキーワードを表す。

【41】 1

〔解説〕 フェノール C_6H_5OH ［やけどを起こし白色となる］［尿は特有の暗赤色］

2．［血液中のカルシウム分を奪取］から、蓚酸 $(COOH)_2 \cdot 2H_2O$ が考えられる。

3．［黄疸のように角膜が黄色］［尿毒症様］から、四塩化炭素 CCl_4 が考えられる。

【42】 2

〔解説〕 亜硝酸カリウム KNO_2 は、水によく溶けるが「アルコールには溶けない」。

【43】 2

〔解説〕 キノリン C_9H_7N は、無色または淡黄色の（A：不快臭）の（B：液体）で、吸湿性がある。また、主な用途は（C：界面活性剤）である。

【44】 3

〔解説〕 カリウム K ［石油中に貯蔵］［水分の混入、火気を避ける］

1．［ガソリン、アルコール等と離して保管］［金属容器を使用しない］から、ピクリン酸 $C_6H_2(OH)(NO_2)_3$ が考えられる。

2．［亜鉛または錫メッキをした鋼鉄製容器］から、四塩化炭素 CCl_4 が考えられる。

4．［空気と日光によって変質］［少量のアルコールを加える］から、クロロホルム $CHCl_3$ が考えられる。

【45】 1

〔解説〕 ダイアジノン $C_{12}H_{21}N_2O_3PS$ ［コリンエステラーゼを阻害］

2．［振戦、呼吸困難］［肝臓の核の膨大及び変性］［脾炎］から、ブラストサイジン S $C_{17}H_{26}N_8O_5$ が考えられる。

3．［胃の疼痛］［てんかん性痙攣］［チアノーゼ、血圧下降］から、モノフルオール酢酸ナトリウム $CH_2FCOONa$ が考えられる。

4．［皮膚に触れると気体を生成］［組織ははじめ白く、次第に深黄色］から、硝酸 HNO_3 が考えられる。

【46】 3

〔解説〕 A．シアン酸ナトリウム $NaOCN$ は、「除草剤」や「鋼の熱処理」に用いられる。

D．パラコート $C_{12}H_{14}Cl_2N_2$ は、「除草剤」に用いられる。

【47】 3

〔解説〕 硫酸 H_2SO_4 は、毒物劇物の除外上限濃度が「10％」に規定されている。

【48】2

〔解説〕塩化水素HCl

B．塩化水素自体は「爆発性も引火性もない」が、吸湿すると各種の金属を腐食して水素ガスを生成し、空気と混合して引火爆発を起こすことがある。

C．塩化水素の水溶液（塩酸）に鉄Feを入れると、鉄は水素よりもイオン化傾向が大きいため、塩酸の水素イオンが鉄から電子を受け取って水素H_2が発生する。　$Fe + 2HCl \longrightarrow FeCl_2 + H_2$

D．吸湿すると大部分の金属、コンクリート等を「腐食する」。

【49】1

〔解説〕過酸化水素水H_2O_2 aq

C．常温において、徐々に「酸素」と水に分解する。

　　$2H_2O_2 \longrightarrow 2H_2O + O_2$

D．不安定な化合物だが、「種々の酸類、塩酸」を添加することでその分解を抑えられる。アルカリ性物質を添加すると、さらに分解が著しくなる。

【50】3

〔解説〕一酸化鉛（なまり）PbO

A．「青色の結晶」⇒「黄色～橙色～赤色の種々のものがある重い粉末」。

D．「強熱すると分解して」、有毒な（鉛）煙霧を生成する。

【51】3

〔解説〕メタクリル酸$CH_2 = C(CH_3)COOH$〔重合防止剤が添加〕〔重合しやすい〕

1．〔極めて反応性が強い〕〔特にアセチレンと爆発的に反応〕から、塩素Cl_2が考えられる。

2．〔大部分の金属、ガラス、コンクリート等と反応〕から、弗化水素酸（ふっ）HF aqが考えられる。

【52】1

〔解説〕ジメルカプロール（BAL）は、砒（ひ）素、砒素化合物、水銀の中毒の解毒剤である。

2．PAMは、有機燐（りん）化合物による中毒の解毒剤である。メタノールの解毒剤は重炭酸ナトリウムである。

3．ペニシラミンは、鉛・水銀・銅による中毒の解毒剤である。

4．チオ硫（りゅう）酸ナトリウムは、砒素、砒素化合物、水銀およびシアン化合物の解毒剤である。弗化水素の解毒剤はグルコン酸カルシウムである。

【53】1

〔解説〕ホスゲン$COCl_2$は、多量の水酸化ナトリウム水溶液（10％程度）に撹（かくはん）拌しながら少量ずつガスを吹き込み、分解した後、希硫酸を加えて中和する「アルカリ法」で廃棄する。

【54】2

〔解説〕［水溶液にさらし粉］［紫色］から、アニリン$C_6H_5NH_2$が考えられる。

　　　　1＆3～4．酸化カドミウムCdO［シアン化カリウムを加えると白色の沈殿］
　　　　　　　　［吹管炎で熱灼すると褐色の塊］［硫化水素を加えると黄色又は橙色の沈殿］

【55】A…4　B…2　C…1

〔解説〕A．シアン化水素HCN［多量の水酸化ナトリウム水溶液（20w/v％以上）に投
　　　　　　入］［酸化剤の水溶液で酸化処理］

　　　　B．メトミル$C_5H_{10}N_2O_2S$［空容器にできるだけ回収］［水酸化カルシウム（消
　　　　　　石灰）等の水溶液で処理］

　　　　C．パラコート$C_{12}H_{14}Cl_2N_2$［土壌で覆って十分接触］［多量の水を用いて洗
　　　　　　い流す］

　　　　選択肢3は［漏えい箇所を濡れたむしろ等で覆う］［遠くから多量の水をかけ
　　　　て洗い流す］から、（液化）アンモニアNH_3が考えられる。

【56】2

〔解説〕硝酸HNO_3は、銅屑を加えて熱すると、溶解する際に蒸気を生成し、その蒸気
　　　　の色調は（赤褐色）である。

【57】4

〔解説〕希釈法は、過酸化水素水H_2O_2 aqや過酸化尿素水$CO(NH_2)_2 \cdot H_2O_2$の廃棄方
　　　　法である。

　　　　1～3．いずれもホルマリンHCHO aqの廃棄方法。

【58】3

〔解説〕キシレン$C_6H_4(CH_3)_2$は、アルコールやエーテルに溶けるが「水には溶けない」。

一般受験者数・合格率《参考》	受験者数（人）	合格者数（人）	合格率（%）
	242	67	27.7

〔毒物及び劇物に関する法規〕

【1】次の記述のうち、毒物及び劇物取締法上、正しいものはどれか。

☑　1．毒物及び劇物取締法第1条において、「この法律は、毒物及び劇物について、危険防止上の見地から必要な取締を行うことを目的とする。」と規定されている。

　2．毒物又は劇物の販売業の登録を受けた者でなければ、毒物劇物営業者以外の者に毒物又は劇物を販売してはならない。

　3．毒物又は劇物の輸入業の登録は、営業所ごとに厚生労働大臣が行う。

　4．毒物又は劇物の製造業者は、登録を受けた毒物又は劇物以外の毒物又は劇物を新たに製造するときは、製造を始めた日から30日以内に、その製造所の所在地の都道府県知事にその旨を届け出なければならない。

【2】次の記述のうち、毒物及び劇物取締法上、正しいものはどれか。

☑　1．毒物又は劇物の製造業者が、毒物又は劇物の販売業を併せて営む場合において、その製造所及び店舗が互いに隣接しているとき、毒物劇物取扱責任者は、これらの施設を通じて1人で足りる。

　2．毒物又は劇物の販売業者は、毒物劇物取扱責任者を変更する場合、その店舗の所在地の都道府県知事（店舗の所在地が保健所を設置する市又は特別区の区域にある場合は、市長又は区長）に、あらかじめ、その毒物劇物取扱責任者の氏名を届け出なければならない。

　3．毒物劇物取扱者試験に合格した16歳の者は、毒物劇物取扱責任者になることができる。

　4．農業用品目毒物劇物取扱者試験に合格した者でなければ、農業用品目販売業の店舗において毒物劇物取扱責任者になることができない。

【3】次のうち、毒物及び劇物取締法第10条の規定により、毒物又は劇物の販売業者が30日以内に届出をしなければならない場合の組合せとして正しいものはどれか。

ア．店舗における営業を休止したとき

イ．営業日を変更したとき

ウ．毒物又は劇物を貯蔵する設備の重要な部分を変更したとき

エ．毒物又は劇物の販売業者が法人の場合にあっては、その主たる事務所の所在地を変更したとき

☐　1．ア、イ　　　　2．ア、エ
　　3．イ、ウ　　　　4．ウ、エ

【4】次の記述のうち、毒物及び劇物取締法上、正しいものの組合せはどれか。

ア．毒物劇物営業者は、登録票の再交付を受けた後、失った登録票を発見したときは、発見した登録票を廃棄しなければならない。

イ．毒物又は劇物の製造業の登録を受ければ、毒物又は劇物を販売又は授与の目的で輸入することができる。

ウ．毒物又は劇物の輸入業の登録は、5年ごとに更新を受けなければ、その効力を失う。

エ．毒物若しくは劇物又は毒物及び劇物取締法第11条第2項に規定する政令で定める物は、廃棄の方法について政令で定める技術上の基準に従わなければ、廃棄してはならない。

☐　1．ア、イ　　　　2．ア、エ
　　3．イ、ウ　　　　4．ウ、エ

【5】次の事業とその業務上取り扱う毒物又は劇物の組合せのうち、毒物及び劇物取締法第22条第1項の規定により、届け出なければならないものはどれか。

	（事業）	（業務上取り扱う毒物又は劇物）
☐ 1．	金属熱処理を行う事業	シアン化カリウム
2．	しろありの防除を行う事業	クロルフェナピル
3．	電気めっきを行う事業	無水クロム酸
4．	ねずみの駆除を行う事業	三塩化砒素

【6】次の記述は、毒物及び劇物取締法第17条の条文である。A、B及びCに当てはまる語句の組合せとして正しいものはどれか。

第17条　毒物劇物営業者及び特定毒物研究者は、その取扱いに係る毒物若しくは劇物又は第11条第2項の政令で定める物が飛散し、漏れ、流れ出し、染み出し、又は地下に染み込んだ場合において、不特定又は多数の者について保健衛生上の危害が生ずるおそれがあるときは、直ちに、その旨を（A）、（B）又は（C）に届け出るとともに、保健衛生上の危害を防止するために必要な応急の措置を講じなければならない。

2　毒物劇物営業者及び特定毒物研究者は、その取扱いに係る毒物又は劇物が盗難にあい、又は紛失したときは、直ちに、その旨を（B）に届け出なければならない。

	A	B	C
1.	警察署	保健所	市町村（特別区を含む。）
2.	保健所	警察署	市町村（特別区を含む。）
3.	警察署	保健所	消防機関
4.	保健所	警察署	消防機関

【7】次の記述のうち、毒物及び劇物取締法上、誤っているものはどれか。

1．毒物又は劇物の製造業者が自ら製造した毒物又は劇物を販売するとき、毒物及び劇物取締法第12条第2項の規定によりその容器及び被包に表示しなければならない事項として、毒物又は劇物の成分及びその含量がある。

2．毒物劇物営業者は、劇物の容器として、飲食物の容器として通常使用される物を使用してはならない。

3．毒物劇物営業者は、毒物又は劇物を他の毒物劇物営業者に販売したとき、毒物及び劇物取締法第14条第1項の規定により記載した書面を、販売した日から3年間保存しなければならない。

4．毒物劇物営業者は、毒物を貯蔵する場所に、「医薬用外」の文字及び「毒物」の文字を表示しなければならない。

【8】次の記述のうち、毒物及び劇物取締法上、正しいものはどれか。

1．特定毒物使用者は、特定毒物を学術研究の用途で使用することができる。

2．毒物又は劇物の輸入業者は、特定毒物を輸入することができない。

3．毒物又は劇物の販売業者は、特定毒物使用者に対し、すべての特定毒物を譲り渡すことができる。

4．毒物又は劇物の製造業者は、毒物又は劇物の製造のために特定毒物を使用することができる。

令和5年度　新潟

【9】次の記述は、毒物及び劇物取締法第15条の条文である。A、B及びCに当てはまる語句の組合せとして正しいものはどれか。

第15条　（A）は、毒物又は劇物を次に掲げる者に交付してはならない。

　　一　（B）未満の者

　　二　心身の障害により毒物又は劇物による保健衛生上の危害の防止の措置を適正に行うことができない者として厚生労働省令で定めるもの

　　三　麻薬、大麻、あへん又は覚せい剤の中毒者

　2　（A）は、厚生労働省令の定めるところにより、その交付を受ける者の氏名及び（C）を確認した後でなければ、第3条の4に規定する政令で定める物を交付してはならない。

　3　（略）

　4　（略）

	A	B	C
1．	毒物又は劇物の販売業の登録を受けた者	16歳	住所
2．	毒物劇物営業者	18歳	住所
3．	毒物又は劇物の販売業の登録を受けた者	18歳	職業
4．	毒物劇物営業者	16歳	職業

【10】次のうち、毒物及び劇物取締法施行令第40条の5の規定により、車両を使用して1回につき5,000kg以上運搬する場合に、その車両に保護具として保護手袋、保護長ぐつ、保護衣及び酸性ガス用防毒マスクを2人分以上備えなければならないものはどれか。

　1．硫酸及びこれを含有する製剤（硫酸10％以下を含有するものを除く。）で液体状のもの

　2．過酸化水素及びこれを含有する製剤（過酸化水素6％以下を含有するものを除く。）

　3．塩化水素及びこれを含有する製剤（塩化水素10％以下を含有するものを除く。）で液体状のもの

　4．ホルムアルデヒド及びこれを含有する製剤（ホルムアルデヒド1％以下を含有するものを除く。）で液体状のもの

〔基礎化学〕

【11】次のA及びBに当てはまる語句の組合せとして正しいものはどれか。

> 周期表の同じ族に属している元素を同族元素といい、Hを除くNaや（A）などの1族元素を（B）という。

	A	B
☑ 1.	Ca	アルカリ金属
2.	Ca	アルカリ土類金属
3.	K	アルカリ金属
4.	K	アルカリ土類金属

【12】次のうち、ナトリウムが炎色反応によって示す色はどれか。
- ☑ 1. 黄
- 2. 青緑
- 3. 赤
- 4. 赤紫

【13】次のうち、混合物はどれか。
- ☑ 1. 窒素
- 2. 水
- 3. 塩化ナトリウム
- 4. 石油

【14】次のA及びBに当てはまる語句の組合せとして正しいものはどれか。

> 原子が電子1個を受け取って1価の陰イオンになる時に放出されるエネルギーを（A）という。一般に、（A）が（B）原子ほど陰イオンになりやすい。

	A	B
☑ 1.	電子親和力	小さい
2.	電子親和力	大きい
3.	イオン化エネルギー	小さい
4.	イオン化エネルギー	大きい

【15】次のうち、6gの酢酸を水に溶かして500mLとした水溶液のモル濃度として正しいものはどれか。ただし、酢酸の分子量を60とする。
- ☑ 1. 0.05mol/L
- 2. 0.1mol/L
- 3. 0.2mol/L
- 4. 0.3mol/L

【16】次のうち、pH 2の塩酸を純水で薄めて10分の1の濃度にしたときの溶液の
pHとして正しいものはどれか。

☑ 1．pH 1　　　　2．pH 2
　　3．pH 3　　　　4．pH 4

【17】次のうち、非共有電子対の数が最も多い分子はどれか。

☑ 1．水素　　　　2．アンモニア
　　3．メタン　　　4．二酸化炭素

【18】次のうち、正しい記述はどれか。

☑ 1．1つの酸化還元反応において、酸化された原子の酸化数の増加量の総和と
　　　還元された原子の酸化数の減少量の総和は等しい。
　　2．酸化還元反応では、酸化剤が還元剤に電子を与える。
　　3．物質が反応して水素原子を失ったとき、その物質は還元されたという。
　　4．酸化剤と還元剤が反応するときには、酸化剤は酸化され、還元剤は還元さ
　　　れる。

【19】次のうち、正しい記述はどれか。

☑ 1．イオン結晶は電気を導かないが、融解させて液体にしたり、水溶液にした
　　　りすると、電気を導くようになる。
　　2．金属結晶は多数の原子がすべて配位結合で連なっており、かたくて融点が
　　　高い。
　　3．共有結合の結晶は、融点が低く、昇華しやすいものもある。
　　4．分子結晶は、自由電子が存在するため、電気をよく導く。

【20】次のうち、極性分子はどれか。

☑ 1．フッ素　　　　2．クロロホルム
　　3．塩素　　　　4．四塩化炭素

【21】 次のうち、劇物に該当するものはどれか。

☑ 1．ニコチン　　　　　　　2．メチルジメトン
　　3．アクリルアミド　　　　4．アジ化ナトリウム

【22】 次のA及びBに当てはまる語句の組合せとして正しいものはどれか。

> 弗^{ふっ}化水素は（A）の無色液化した気体で、強い刺激性を持つ。気体は空気よりも重く、空気中の水や湿気と作用して（B）を生じ、強い腐食性を示す。

　　　　　　A　　　　　　B
☑ 1．可燃性　　　　黒煙
　　2．可燃性　　　　白煙
　　3．不燃性　　　　黒煙
　　4．不燃性　　　　白煙

【23】 次の記述のうち、正しいものはどれか。

☑ 1．ナトリウムは、空気中にそのまま保存することはできないので、水中に沈めて瓶に入れて保管する。
　　2．四塩化炭素は、空気中では発火しやすいので、ベンゼン中に保存する。
　　3．ベタナフトールは、空気や光線に触れると青変するため、遮光して保管する。
　　4．クロロホルムの純品は、空気と日光によって変質するので、少量のアルコールを加えて、冷暗所に保管する。

【24】 次の記述のうち、正しいものはどれか。

☑ 1．シアン化水素は、点火すると黄色の炎を発し燃焼する。
　　2．硫酸亜鉛は、水に溶かして硫化水素を通じると、白色の硫化亜鉛の沈殿を生じる。
　　3．塩酸は、硝酸銀水溶液を加えると白色沈殿を生じ、その沈殿は希硝酸に溶ける。
　　4．メタノールは、サリチル酸と水酸化ナトリウムとともに熱すると、芳香のあるサリチル酸メチルエステルを生成する。

【25】 次のうち、常温常圧下で固体のものはどれか。

☐ 1．三塩化燐
2．塩化第二錫

3．フェノール
4．無水酢酸

【26】 次のうち、塩素酸カリウムの廃棄方法として最も適切なものはどれか。

☐ 1．還元法
2．活性汚泥法

3．固化隔離法
4．酸化沈殿法

【27】 次のうち、不燃性を有するものはどれか。

☐ 1．塩化ホスホリル
2．四エチル鉛

3．エチレンオキシド
4．クロトンアルデヒド

【28】 次のA及びBに当てはまる語句の組合せとして正しいものはどれか。

> ホルムアルデヒドの水溶液に（A）を加え、さらに硝酸銀溶液を加えると、徐々に金属銀が析出する。また、フェーリング溶液とともに熱すると、（B）の沈殿を生成する。

	A	B
☐ 1．	水酸化ナトリウム水溶液	黒色
2．	水酸化ナトリウム水溶液	赤色
3．	アンモニア水	黒色
4．	アンモニア水	赤色

【29】 次の記述のうち、正しいものはどれか。

☐ 1．ニッケルカルボニルは、常温常圧下において、褐色の固体で水に溶けにくい。

2．アセトニトリルは、加水分解するとアセトアミドを経て、アンモニアと酢酸を生成する。

3．酢酸鉛を水に溶かし、その水溶液にヨウ化カリウム溶液を加えると、紫色のヨウ化鉛が沈殿する。

4．ダイアジノンは、常温常圧下において、黄色の液体で水に溶けやすい。

117

【30】次の記述のうち、正しいものはどれか。

☑ 1. 硫酸第二銅を水に溶かし、その水溶液にアンモニア水を加えると褐色の水酸化銅が沈殿する。

2. 硫化バリウムは、水により加水分解し、水酸化バリウムと硫化水素バリウムを生成する。

3. クレゾールの構造異性体は2種類ある。

4. 無水クロム酸は風解性がある。

【31】次の記述のうち、臭素の常温常圧下での性状として正しいものはどれか。

☑ 1. 無色の液体で、アルコールに溶ける。

2. 無色の液体で、アルコールに溶けない。

3. 赤褐色の液体で、アルコールに溶ける。

4. 赤褐色の液体で、アルコールに溶けない。

【32】次のうち、臭素の用途として最も適するものはどれか。

☑ 1. 酸化剤　　　　2. 脱水剤
3. 清缶剤　　　　4. 捺染剤

【33】次の記述のうち、メチル－N'・N'－ジメチル－N－［(メチルカルバモイル) オキシ］－1－チオオキサムイミデート（別名：オキサミル）の常温常圧下での性状として正しいものはどれか。

☑ 1. 白色の固体で、水に溶ける。

2. 白色の固体で、水に溶けない。

3. 黒色の固体で、水に溶ける。

4. 黒色の固体で、水に溶けない。

【34】次のうち、メチル－N'・N'－ジメチル－N－［(メチルカルバモイル) オキシ］－1－チオオキサムイミデート（別名：オキサミル）の用途として最も適するものはどれか。

☑ 1. 除草剤　　　　2. 殺鼠剤
3. 土壌燻蒸剤　　　4. 殺虫剤

【35】次の記述のうち、亜硝酸ナトリウムの常温常圧下での性状として正しいものはどれか。

☑ 1．白色または微黄色の固体で、風解性がある。
2．白色または微黄色の固体で、潮解性がある。
3．暗褐色の固体で、風解性がある。
4．暗褐色の固体で、潮解性がある。

【36】次のうち、亜硝酸ナトリウムの用途として最も適するものはどれか。

☑ 1．接着剤　　　2．発色剤
3．感光剤　　　4．界面活性剤

【37】次の記述のうち、硝酸銀の常温常圧下での性状として正しいものはどれか。

☑ 1．黄褐色の固体で、腐食性がある。
2．黄褐色の固体で、腐食性がない。
3．無色透明または白色の固体で、腐食性がある。
4．無色透明または白色の固体で、腐食性がない。

【38】次のうち、硝酸銀の用途として最も適するものはどれか。

☑ 1．めっき　　　2．洗浄剤
3．増粘剤　　　4．乾燥剤

【39】次の記述のうち、ホスゲンの常温常圧下での性状として正しいものはどれか。

☑ 1．無色の液体で、ベンゼンに溶ける。
2．無色の液体で、ベンゼンに溶けない。
3．無色の気体で、ベンゼンに溶ける。
4．無色の気体で、ベンゼンに溶けない。

【40】次のうち、ホスゲンの用途として最も適するものはどれか。

☑ 1．冶金　　　　2．ロケット燃料
3．殺菌剤　　　4．樹脂の原料

【1】2

〔解説〕取締法第3条（毒物劇物の禁止規定）第3項。

    1．「危険防止上の見地」⇒「保健衛生上の見地」。取締法第1条（取締法の目的）。

    3．「厚生労働大臣」⇒「都道府県知事」。取締法第4条（営業の登録）第1項。

    4．製造業者は、登録を受けた毒物又は劇物以外の毒物又は劇物を新たに製造するときは、「あらかじめ、毒物又は劇物の品目につき、登録の変更を受けなければならない」。取締法第9条（登録の変更）第1項。

【2】1

〔解説〕取締法第7条（毒物劇物取扱責任者）第2項。

    2．「あらかじめ」⇒「30日以内に」。取締法第7条（毒物劇物取扱責任者）第3項。

    3．毒物劇物取扱者試験に合格した者であっても、18歳未満の者は毒物劇物取扱責任者となることができない。取締法第8条（毒物劇物取扱責任者の資格）第2項第1号。

    4．農業用品目販売業の店舗において毒物劇物取扱責任者になることができるのは、①薬剤師、②応用化学に関する学課を修了した者、③都道府県知事が行う毒物劇物取扱者試験のうち、一般毒物劇物取扱者試験もしくは農業用品目毒物劇物取扱者試験に合格した者である（一般毒物劇物取扱者試験に合格した者は、毒物劇物を取り扱う全ての製造所、営業所、店舗において、毒物劇物取扱責任者になることができる）。取締法第8条（毒物劇物取扱責任者の資格）第1項、第4項。

【3】4

〔解説〕ア＆イ．いずれも届け出なければならない事項に含まれていない。

    ウ＆エ．取締法第10条（届出）第1項。順に、第2号、第1号。

【4】4

〔解説〕ア．「廃棄しなければならない」⇒「返納しなければならない」。施行令第36条（登録票又は許可証の再交付）第3項。

    イ．毒物又は劇物の輸入業の登録を受けた者でなければ、毒物又は劇物を販売又は授与の目的で輸入してはならない。従って、製造業の登録では輸入できない。取締法第3条（毒物劇物の禁止規定）第2項。

    ウ．取締法第4条（営業の登録）第3項。

    エ．取締法第15条の2（廃棄）。

【5】1

〔解説〕取締法第22条（業務上取扱者の届出等）第1項、施行令第41条、第42条（業務
上取扱者の届出）各号。

1＆3．「無機シアン化合物たる毒物及びこれを含有する製剤」を使用して金属
熱処理及び電気めっきを行う場合は、業務上取扱者の届出が必要となる。

2．砒素化合物たる毒物及びこれを含有する製剤を用いてしろありの防除を行
う場合は、業務上取扱者の届出が必要となる。

4．業務上取扱者の届出は必要ない。

【6】4

〔解説〕取締法第17条（事故の際の措置）第1項、第2項。

（略）直ちに、その旨を（A：保健所）、（B：警察署）又は（C：消防機関）に届
け出るとともに、保健衛生上の危害を防止するために必要な応急の措置を講じなけれ
ばならない。
2　毒物劇物営業者及び特定毒物研究者は、その取扱いに係る毒物又は劇物が盗難に
あい、又は紛失したときは、直ちに、その旨を（B：警察署）に届け出なければな
らない。

【7】3

〔解説〕「3年間」⇒「5年間」。取締法第14条（毒物又は劇物の譲渡手続）第4項。

1．取締法第12条（毒物又は劇物の表示）第2項第2号。

2．取締法第11条（毒物又は劇物の取扱い）第4項。

4．取締法第12条（毒物又は劇物の表示）第3項。

【8】4

〔解説〕取締法第3条の2（特定毒物の禁止規定）第3項。

1．特定毒物使用者は、特定毒物を「品目ごとに政令で定める用途以外の用途」
に使用してはならない。学術研究の用途で使用することができるのは、特定
毒物研究者。取締法第3条の2（特定毒物の禁止規定）第4項、第5項。

2．毒物又は劇物の輸入業者と特定毒物研究者は、特定毒物を輸入することが
できる。取締法第3条の2（特定毒物の禁止規定）第2項。

3．毒物又は劇物の販売業者は、特定毒物使用者に対し、「その者が使用するこ
とができる特定毒物以外の特定毒物を譲り渡してはならない」。取締法第3条
の2（特定毒物の禁止規定）第8項。

【9】2

〔解説〕取締法第15条（毒物又は劇物の交付の制限等）第1項、第2項。

（A：毒物劇物営業者）は、毒物又は劇物を次に掲げる者に交付してはならない。
一　（B：18歳）未満の者
二＆三　（略）
2　（A：毒物劇物営業者）は、厚生労働省令の定めるところにより、その交付を受
ける者の氏名及び（C：住所）を確認した後でなければ、第3条の4に規定する政
令で定める物を交付してはならない。

【10】3

〔解説〕施行令第40条の5（運搬方法）第2項第3号、施行規則第13条の6（毒物又は劇物を運搬する車両に備える保護具）、別表第5。

　　　1＆2．車両に備えなければならない保護具は、保護手袋、保護長ぐつ、保護衣、保護眼鏡である。

　　　4．車両に備えなければならない保護具は、保護手袋、保護長ぐつ、保護衣、有機ガス用防毒マスクである。

【11】3

〔解説〕周期表の同じ族に属している元素を同族元素といい、H（水素）を除くNa（ナトリウム）や（A：K（カリウム））などの1族元素を（B：アルカリ金属）という。

　　　Ca（カルシウム）は2族元素のアルカリ土類金属である。

【12】1

〔解説〕炎色反応は次のとおり。黄色…ナトリウムNa、青緑色…銅Cu、赤色…リチウムLi、赤紫色…カリウムK。

【13】4

〔解説〕混合物とは2種類以上の物質が混ざりあったものをいい、石油が該当する。

　　　1．窒素N_2は、単体（ただ1種類の元素からなる純物質）である。

　　　2＆3．水H_2O、塩化ナトリウムNaClは、化合物（2種類以上の元素からなる純物質）である。

【14】2

〔解説〕原子が電子1個を受け取って1価の陰イオンになる時に放出されるエネルギーを（A：電子親和力）という。一般に、（A：電子親和力）が（B：大きい）原子ほど陰イオンになりやすい。

　　　イオン化エネルギーは、原子から電子1個を放出して1価の陽イオンになるために必要なエネルギーをいう。

【15】3

〔解説〕酢酸CH_3COOHの分子量は60であるため、60g＝1molとなり、6gでは6／60＝0.1molとなる。水溶液が500mL（0.5L）であることから、モル濃度は0.1mol／0.5L＝0.2mol/Lとなる。

【16】3

〔解説〕強酸の水溶液は水で薄める（濃度を薄くする）ほどpHが大きくなる。10倍に希釈すると［H^+］は10分の1となりpHは1増加する。従って、pH2の塩酸HClを10分の1の濃度にしたときの溶液はpH3となる。

【17】 4

〔解説〕二酸化炭素分子 CO_2 内の共有電子対は4組、非共有電子対も4組ある。

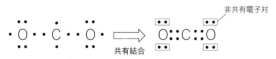

1．水素分子 H_2 内の共有電子対は1組、非共有電子対はない。

$$H \cdot \cdot H \implies H \vdots H$$
共有結合

2．アンモニア分子 NH_3 内の共有電子対は3組、非共有電子対は1組ある。

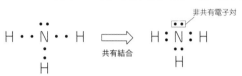

3．メタン分子 CH_4 内の共有電子対は4組、非共有電子対はない。

【18】 1

〔解説〕酸化還元反応の酸化と還元は常に同時に起こるため、酸化数の増加量と減少量の総和も等しい。

　　2．酸化還元反応では、「還元剤」が「酸化剤」に電子を与える。

　　3．物質が反応して水素原子を失ったとき、その物質は「酸化」されたという。

　　4．酸化剤と還元剤が反応するときには、酸化剤は「還元」され、還元剤は「酸化」される。

	酸化／酸化剤	還元／還元剤
特徴	相手を酸化、自身は還元される	相手を還元、自身は酸化される
酸素の授受	酸素を受け取る	酸素を失う
水素の授受	水素を失う	水素を受け取る
電子の授受	電子を失う	電子を受け取る
酸化数	酸化数が増える	酸化数が減る

【19】1

〔解説〕2.「共有結合の結晶」は多数の原子がすべて「共有結合」で連なっており、かたくて融点が高い。

　　　配位結合とは、一方が非共有電子対を提供し、それを両方の原子が共有してできる結合である。結合そのものは共有結合と同じ性質をもち、区別することができないが、共有結合の結晶がすべて配位結合で連なっているわけではない。

　　3.「分子結晶」は、融点が低く、昇華しやすいものもある。分子結晶は、分子間力からなる結晶のことをいう。

　　4.「金属結晶」は、自由電子が存在するため、電気をよく導く。

【20】2

〔解説〕クロロホルム $CHCl_3$ は、四塩化炭素 CCl_4 がもつ4つの塩素 Cl 原子のうち1つが水素 H 分子に置き換わったため、極性が打ち消されずに残った極性分子である。

　　1 & 3～4.フッ素 F_2 (直線形)、塩素 Cl_2 (直線形)、四塩化炭素 CCl_4 (正四面体形)は、いずれも無極性分子である。

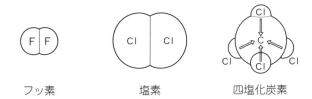

フッ素　　　　　　　塩素　　　　　　四塩化炭素

※以下、物質名の後や文章中に記載されている［　］は、物質を見分ける際に特徴となるキーワードを表す。

【21】3

〔解説〕アクリルアミド $CH_2＝CHCONH_2$ …劇物。

　　1 & 4.ニコチン $C_{10}H_{14}N_2$、アジ化ナトリウム NaN_3 …毒物。

　　2.メチルジメトン $C_6H_{15}O_3PS_2$ …特定毒物。

【22】4

〔解説〕弗化水素 HF は（A：不燃性）の無色液化した気体で、強い刺激性を持つ。気体は空気よりも重く、空気中の水や湿気と作用して（B：白煙）を生じ、強い腐食性を示す。

【23】4

〔解説〕クロロホルム $CHCl_3$ ［空気と日光によって変質］［少量のアルコールを加える］

　　1.ナトリウム Na は、［通常石油中に貯蔵］する。

　　2.四塩化炭素 CCl_4 は、［亜鉛または錫メッキをした鋼鉄製容器で保管］する。

　　3.ベタナフトール $C_{10}H_7OH$ は、［空気や光線に触れると赤変］するため、［遮光して保管］する。

【24】 2

〔解説〕硫酸亜鉛ZnSO₄・7H₂O［水に溶かして硫化水素H₂Sを通じる］［白色の硫化
　　　亜鉛ZnSの沈殿］

　　1．シアン化水素HCNは、点火すると「青紫色の炎」を発し燃焼する。

　　3．塩酸HCl aqは、硝酸銀AgNO₃水溶液を加えると白色沈殿（塩化銀AgCl）
　　　を生じるが、その沈殿は「希硝酸に溶けない」。

　　　　HCl＋AgNO₃ ⟶ AgCl＋HNO₃（塩化銀と硝酸が同時に生じるため）

　　4．メタノールCH₃OHは、サリチル酸C₆H₄(OH)COOHと「濃硫酸（触媒）」
　　　とともに熱すると、芳香のあるサリチル酸メチルエステル（メタノールとサ
　　　リチル酸が脱水縮合したエステル）C₆H₄(OH)COOCH₃を生成する。

　　　　CH₃OH＋C₆H₄(OH)COOH ⟶ C₆H₄(OH)COOCH₃＋H₂O

【25】 3

〔解説〕フェノールC₆H₅OHは、［常温において無色の針状結晶］あるいは［白色の放
　　　射状結晶塊］である。

　　1～2＆4．三塩化燐PCl₃、塩化第二錫SnCl₄、無水酢酸（CH₃CO)₂Oは、い
　　　ずれも「無色の液体」である。

【26】 1

〔解説〕塩素酸カリウムKClO₃は、還元法（還元剤の水溶液に少量ずつ投入し、反応終
　　　了後多量の水で希釈する）で廃棄する。塩素酸カリウムのような酸化剤は、還
　　　元させて処理する。

　　2．活性汚泥法…クレゾールC₆H₄(OH)CH₃やエチレンオキシドC₂H₄Oなどの
　　　廃棄方法。微生物の作用で有機物を分解させる。

　　3．固化隔離法…砒素AsやセレンSeなどの廃棄方法。毒物劇物をセメントで
　　　固めて、外部に溶出しないのを確認してから埋め立て処分する方法。

　　4．酸化沈殿法…モノゲルマンGeH₄やニッケルカルボニルNi(CO)₄などの廃
　　　棄方法。酸化分解させた後、沈殿ろ過して埋立処分する。

【27】 1

〔解説〕塩化ホスホリルPOCl₃［不燃性を有する］

　　2～4．四エチル鉛Pb(C₂H₅)₄やエチレンオキシドC₂H₄Oは引火性がある。
　　　クロトンアルデヒドC₄H₆Oは高引火性液体であり、引火点は8℃である。

【28】 4

〔解説〕ホルムアルデヒドHCHO aqの水溶液に（A：アンモニア水NH₃ aq）を加え、
　　　さらに硝酸銀溶液を加えると、徐々に金属銀が析出する。また、フェーリング
　　　溶液とともに熱すると、（B：赤色）の沈殿（酸化銅（Ⅰ）Cu₂O）を生成する。

【29】2

〔解説〕アセトニトリル CH3CN〔加水分解するとアセトアミド CH3CONH2を経て、アンモニア NH3と酢酸 CH3COOH を生成〕

    1．ニッケルカルボニル Ni(CO)4は、「無色の揮発性の液体」で、水にほとんど溶けない。

    3．酢酸鉛 Pb(CH3COO)2・3H2Oの水溶液に、「硫化水素」を加えると「黒色の硫化鉛 PbS」が沈殿する。

    4．ダイアジノン C12H21N2O3PSは、「無色透明な液体」で、「水にほとんど溶けない」。

【30】2

〔解説〕硫化バリウム BaS〔水により加水分解〕〔水酸化バリウム Ba(OH)2と硫化水素バリウム（水流化バリウム）を生成〕

    1．硫酸第二銅 CuSO4・5H2Oを水に溶かし、その水溶液に「硝酸バリウム Ba(NO3)2」を加えると「白色の沈殿（硫酸バリウム BaSO4）」が沈殿する。

    3．クレゾール C6H4(OH)CH3の構造異性体は、「3種類（オルト・メタ・パラ）」ある。

    4．「風解性」⇒「潮解性」。風解とは、結晶水（水和水）を含む結晶（水和物）が自然に結晶水を失い、粉末になることをいう。無水クロム酸 CrO3は固体で、大気中の水蒸気を吸収して溶解する潮解性がある。

【31】3

〔解説〕臭素 Br2〔赤褐色の液体〕〔アルコールに溶ける〕

【32】1

〔解説〕臭素 Br2〔酸化剤〕

    2．脱水剤…塩化亜鉛 ZnCl2など。

    4．捺染剤…硝酸亜鉛 Zn(NO3)2・6H2Oなど。

【33】1

〔解説〕オキサミル C7H13N3O3S〔白色の固体（針状）〕〔水に溶ける〕

【34】4

〔解説〕オキサミル C7H13N3O3S〔カーバメート系殺虫剤〕

    1．除草剤…パラコート C12H14Cl2N2など。

    2．殺鼠剤…スルホナール C7H16O4S2など。

    3．土壌燻蒸剤…クロルピクリン CCl3(NO2)など。

【35】2

〔解説〕亜硝酸ナトリウム NaNO2〔白色または微黄色の固体（結晶性粉末）〕〔潮解性〕
亜硝酸ナトリウムは固体のため、【30】4．同様、潮解性がある。

【36】 2

〔解説〕亜硝酸ナトリウム $NaNO_2$〔発色剤（顕色剤）〕
   1．接着剤…アクリルアミド $CH_2 = CHCONH_2$ など。
   3．感光材…臭化銀 $AgBr$ など。
   4．界面活性剤…エチレンオキシド C_2H_4O など。

【37】 3

〔解説〕硝酸銀 $AgNO_3$〔無色透明または白色の固体〕〔腐食性がある〕

【38】 1

〔解説〕硝酸銀 $AgNO_3$〔めっき〕
   2．洗浄剤…四塩化炭素 CCl_4 など。
   4．乾燥剤…硫酸 H_2SO_4、酸化バリウム BaO など。

【39】 3

〔解説〕ホスゲン $COCl_2$〔無色の気体（窒息性ガス）〕〔ベンゼンに溶ける〕

【40】 4

〔解説〕ホスゲン $COCl_2$〔樹脂の原料〕
   1．冶金…シアン化カリウム KCN、シアン化ナトリウム $NaCN$ など。
   2．ロケット燃料…ヒドラジン H_4N_2、亜硝酸メチル CH_3NO_2 など。
   3．殺菌剤…塩素 Cl_2、過酸化水素 H_2O_2 など。

一般受験者数・合格率《参考》	受験者数（人）	合格者数（人）	合格率（%）
	242	133	55.0

〔毒物及び劇物に関する法規〕

【1】 次の記述のうち、毒物及び劇物取締法上、正しいものの組合せはどれか。

ア．毒物及び劇物取締法は、毒物及び劇物について、保健衛生上の見地から必要な取締を行うことを目的としている。

イ．「劇物」とは、毒物及び劇物取締法別表第2に掲げる物であって、医薬品以外のものをいう。

ウ．毒物又は劇物の製造業者が、自ら製造した毒物又は劇物を一般の消費者に販売する場合には、毒物又は劇物の販売業の登録は必要ない。

エ．毒物劇物営業者、特定毒物研究者又は特定毒物使用者でなければ、特定毒物を所持してはならない。

- 1．ア、イ　　　2．ア、エ
- 3．イ、ウ　　　4．ウ、エ

【2】 次のうち、毒物及び劇物取締法第3条の3で規定されている興奮、幻覚又は麻酔の作用を有し、みだりに摂取し、若しくは吸入し、又はこれらの目的で所持してはならない劇物はどれか。

- 1．キシレン　　　2．クロロホルム
- 3．トルエン　　　4．ホルムアルデヒド

【3】 次の記述のうち、毒物及び劇物取締法上、正しいものの組合せはどれか。

ア．毒物又は劇物の製造業の登録は6年ごとに、販売業の登録は5年ごとに更新を受けなければ、その効力を失う。

イ．農業用品目販売業の登録を受けた者は、農業上必要な毒物又は劇物であって厚生労働省令で定めるもの以外の毒物又は劇物を販売してはならない。

ウ．毒物劇物営業者は、飲食物の容器として通常使用される物を毒物の容器として使用してはならない。

エ．毒物劇物営業者及び特定毒物研究者は、その取扱いに係る毒物又は劇物が盗難にあい、又は紛失したときは、直ちに、その旨を保健所に届け出なければならない。

☑ 1．ア、ウ　　　2．ア、エ
　3．イ、ウ　　　4．イ、エ

【4】 次の記述のうち、毒物及び劇物取締法上、正しいものの組合せはどれか。

ア．毒物劇物営業者は、毒物の容器及び被包に「医薬用外」の文字及び白地に赤
　色をもって「毒物」の文字を表示しなければならない。

イ．車両を使用して、劇物である水酸化ナトリウムを1回につき8,000kg運搬す
　る場合、車両に掲げる標識は、0.3m平方の板に地を黒色、文字を白色として
　「毒」と表示し、車両の前後の見やすい箇所に掲げなければならない。

ウ．毒物劇物営業者は、ナトリウムを販売するときには、毒物及び劇物取締法第
　15条第2項の規定に基づき、購入者の氏名及び住所を確認した後でなければ販
　売してはならない。

エ．毒物又は劇物の販売業者は、毒物又は劇物を直接取り扱わない店舗において
　も、専任の毒物劇物取扱責任者を置かなければならない。

☑ 1．ア、イ　　　2．ア、エ
　3．イ、ウ　　　4．ウ、エ

【5】 次の記述のうち、毒物及び劇物取締法上、正しいものはどれか。

☑ 1．毒物又は劇物の販売業者は、毒物劇物取扱責任者が婚姻により氏名が変更
　　したときには30日以内に、店舗の所在地の都道府県知事（店舗の所在地が保
　　健所を設置する市又は特別区の区域にある場合は、市長又は区長）に届け出
　　なければならない。

　2．毒物劇物取扱者試験に合格した20歳の者は、毒物劇物取扱責任者になるこ
　　とができる。

　3．毒物劇物取扱者試験に合格した者でなければ、毒物劇物取扱責任者になる
　　ことができない。

　4．特定品目毒物劇物取扱者試験に合格した者は、毒物及び劇物取締法第4条
　　の3第2項に規定する厚生労働省令で定める劇物のみを製造する製造所にお
　　いて毒物劇物取扱責任者になることができる。

【6】 次のうち、毒物及び劇物取締法第10条の規定により、毒物又は劇物の販売業
者が30日以内に届出をしなければならない事項として、誤っているものはどれか。

☑ 1．店舗における営業を廃止したとき
　2．毒物又は劇物を貯蔵する設備の重要な部分を変更したとき
　3．店舗の名称を変更したとき
　4．販売する毒物又は劇物の品目を変更したとき

【7】次のうち、毒物及び劇物取締法第12条第2項の規定により、毒物又は劇物の製造業者が自ら製造した毒物又は劇物を他の毒物劇物営業者に販売するとき、その容器及び被包に表示しなければならない事項の組合せとして正しいものはどれか。

ア．毒物又は劇物の名称
イ．製造所の名称及び所在地
ウ．毒物又は劇物の製造番号
エ．毒物又は劇物の成分及びその含量

☐　1．ア、イ　　　2．ア、エ
　　3．イ、ウ　　　4．ウ、エ

【8】次の記述のうち、毒物及び劇物取締法上、正しいものはどれか。

☐　1．毒物劇物営業者が毒物又は劇物を毒物劇物営業者以外の者に販売するとき、毒物及び劇物取締法第14条第2項の規定により、譲受人が作成する書面には譲受人の押印は必要ない。

　　2．毒物劇物営業者が毒物又は劇物を毒物劇物営業者以外の者に販売するとき、毒物及び劇物取締法第14条第2項の規定により譲受人から提出を受けた書面は、販売した日から5年間保存しなければならない。

　　3．毒物又は劇物の販売業者は、15歳の者に毒物又は劇物を販売することができる。

　　4．毒物劇物営業者は、毒物又は劇物を他の毒物劇物営業者に販売したときは、その都度、毒物又は劇物の使用目的を書面に記載しなければならない。

【9】次のうち、毒物及び劇物取締法第22条第1項の規定により、事業場の所在地の都道府県知事（事業場の所在地が保健所を設置する市又は特別区の区域にある場合は、市長又は区長）に業務上取扱者の届出をしなければならない者として、正しいものはどれか。

☐　1．シアン化ナトリウムを使用して、電気めっきを行う事業者
　　2．無水クロム酸を使用して、金属熱処理を行う事業者
　　3．亜砒酸を使用して、野ねずみの防除を行う事業者
　　4．最大積載量1,000kgのタンクローリー車を使用して、濃硫酸を運送する事業者

【10】 次のうち、毒物及び劇物取締法第13条の規定により、厚生労働省令で定めるあせにくい黒色で着色したものでなければ、農業用として販売し、又は授与してはならないものはどれか。

☐ 1. ジメチルエチルメルカプトエチルチオホスフェイト（別名：メチルジメトン）を含有する製剤たる毒物
　 2. モノフルオール酢酸の塩類を含有する製剤たる毒物
　 3. 燐化亜鉛を含有する製剤たる劇物
　 4. モノフルオール酢酸アミドを含有する製剤たる毒物

〔基礎化学〕

【11】 次のうち、アルカリ土類金属元素はどれか。

☐ 1. ヘリウム　　　　　 2. リチウム
　 3. カルシウム　　　　 4. アルミニウム

【12】 次のうち、銅が炎色反応によって示す色はどれか。

☐ 1. 黄　　 2. 赤紫　　 3. 赤　　 4. 青緑

【13】 次のうち、黒鉛と同素体の関係にあるものはどれか。

☐ 1. マグネシウム　　　　 2. 黄リン
　 3. ダイヤモンド　　　　 4. 亜鉛

【14】 次のA及びBに当てはまる語句の組合せとして正しいものはどれか。

> 塩化ナトリウム水溶液に硝酸銀水溶液を加えると（A）沈殿が生じる反応は、（B）の確認に利用される。

　　　　　 A　　　　　　　 B
☐ 1. 白色　　　塩素元素（Cl）
　 2. 黒色　　　塩素元素（Cl）
　 3. 白色　　　ナトリウム元素（Na）
　 4. 黒色　　　ナトリウム元素（Na）

【15】 次のうち、硝酸0.3molの質量として正しいものはどれか。ただし、原子量は、水素を1、窒素を14、酸素を16とする。

☐ 1. 9.3 g　　　　 2. 14.1 g
　 3. 18.9 g　　　 4. 93 g

【16】次のうち、正しい記述はどれか。

☐ 1. 溶液を加熱して発生した蒸気を冷却することにより、目的の物質（液体）を取り出す操作を蒸留という。

2. 混合物から目的の物質を適切な溶媒に溶かして分離する操作を再結晶という。

3. 液体とそれに溶けない固体の混合物を、ろ紙や漏斗を用いて分離する操作をクロマトグラフィーという。

4. 温度による溶解度の差を利用して物質を分離・精製する操作を抽出という。

【17】次のうち、物質とその結合の組合せとして正しいものはどれか。

	A	B
☐ 1.	水酸化鉄	金属結合
2.	塩化カリウム	配位結合
3.	アルミニウム	イオン結合
4.	二酸化炭素	共有結合

【18】次のうち、正しい記述はどれか。

☐ 1. 水酸化ナトリウム水溶液は、青色リトマス紙を赤色に変える。

2. 電離度が1に近い酸を強酸という。

3. pH指示薬であるフェノールフタレインは、酸性側に変色域がある。

4. 塩基性では、pHは7より小さくなる。

【19】次のうち、下線をつけた原子のうち酸化数が最も大きいものはどれか。

☐ 1. $\underline{N}_2$　　　　2. $\underline{N}O_2$

3. $\underline{N}O_3{}^-$　　　　4. $\underline{N}H_3$

【20】次のうち、Ag（銀）、Fe（鉄）、K（カリウム）をイオン化傾向の大きい順に並べると正しいものはどれか。

☐ 1. K ＞ Fe ＞ Ag　　　　2. K ＞ Ag ＞ Fe

3. Ag ＞ K ＞ Fe　　　　4. Fe ＞ K ＞ Ag

〔実地（性質・貯蔵・取扱い方法等）〕

【21】次のうち、特定毒物に該当するものはどれか。

☐ 1. モノフルオール酢酸アミド　　　　2. トルエン

3. 砒素　　　　4. アセタミプリド

【22】次のA及びBに当てはまる語句の組合せとして正しいものはどれか。

> 四塩化炭素は麻酔性の芳香を有する無色の重い液体で、（A）である。アルコール性の水酸化カリウムと銅粉とともに煮沸すると、（B）の沈殿を生成する。

	A	B
□ 1.	不燃性	白色
2.	不燃性	黄赤色
3.	可燃性	白色
4.	可燃性	黄赤色

【23】次の記述のうち、正しいものはどれか。

□ 1. 沃素（よう）は、空気中に保管すると昇華しやすいので、エーテル中に保管する。

2. 黄燐（りん）は、空気に触れると発火しやすいので、石油中に保管する。

3. カリウムは、空気中にそのまま貯蔵することはできないので、通常石油中に保管する。

4. ピクリン酸は、火気に対し安全で隔離された場所に、鉄、銅、鉛等の金属容器を使用して保管する。

【24】次のうち、正しい記述はどれか。

□ 1. 硫酸の希釈水溶液に塩化バリウムを加えると、赤褐色の沈殿が生じる。

2. アニリンの水溶液にさらし粉を加えると、淡黄色を呈する。

3. シアン化ナトリウムの水溶液は強酸性であり、アルカリと反応すると有毒かつ引火性のシアン化水素を生成する。

4. 臭素は、燃焼性はないが強い腐食作用を有し、濃塩酸と反応すると高熱を発する。

【25】次のうち、常温常圧下で液体のものはどれか。

□ 1. 亜硝酸ナトリウム　　2. イミダクロプリド
3. 四メチル鉛　　　　　4. 弗化（ふっ）バリウム

【26】次のうち、トリクロル酢酸の廃棄方法として最も適切なものはどれか。

□ 1. 燃焼法　　　2. 沈殿法　　　3. 活性汚泥法　　　4. 酸化法

【27】次のうち、引火性を有するものはどれか。

□ 1. キシレン　　　2. クロルピクリン
3. 弗化（ふっ）水素酸　　　4. ホスゲン

令和4年度　新潟

【28】次の鑑識法により同定される物質はどれか。

> 水に溶かして塩酸を加えると、白色の沈殿が生じる。その液に硫酸と銅粉を加えて熱すると、赤褐色の蒸気が生じる。

☐ 1．セレン　　　　2．硝酸銀　　　3．ニコチン　　　　4．酢酸鉛

【29】次のうち、アンモニアに関する記述として誤っているものはどれか。

☐ 1．特有の刺激臭のある無色の気体であり、圧縮することによって、常温でも簡単に液化する。
　　2．空気中では燃焼しないが、酸素中では黄色の炎を上げて燃焼し、主に窒素及び水を生成する。
　　3．水に可溶であるが、エタノール及びエーテルには不溶である。
　　4．廃棄方法として、水で希薄な水溶液とし、酸で中和させた後、多量の水で希釈して処理する。

【30】次のうち、イソキサチオンの中毒治療薬として、主に用いられるものはどれか。

☐ 1．ジメルカプロール（別名：BAL）　　　2．亜硝酸ナトリウム
　　3．グルコン酸カルシウム　　　　　　　4．硫酸アトロピン

【31】次の記述のうち、炭酸バリウムの常温常圧下での性状として正しいものはどれか。

☐ 1．白色の粉末で、アルコールに溶ける。
　　2．赤褐色の粉末で、アルコールに溶ける。
　　3．白色の粉末で、アルコールに溶けない。
　　4．赤褐色の粉末で、アルコールに溶けない。

【32】次のうち、炭酸バリウムの用途として最も適するものはどれか。

☐ 1．香料　　　　2．界面活性剤　　　3．消毒剤　　　　4．釉薬（ゆう）

【33】次の記述のうち、1－3ジカルバモイルチオ－2－（N・N－ジメチルアミノ）－プロパン塩酸塩（別名：カルタップ）の常温常圧下での性状として正しいものはどれか。

☐ 1．黄色の結晶で、水に溶ける。　　　2．黄色の結晶で、水に溶けない。
　　3．無色の結晶で、水に溶ける。　　　4．無色の結晶で、水に溶けない。

【34】次のうち、1－3ジカルバモイルチオー2－（N・N－ジメチルアミノ）－
プロパン塩酸塩（別名：カルタップ）の用途として最も適するものはどれか。

☑ 1．除草剤　　　2．殺菌剤　　　3．殺虫剤　　　4．殺鼠剤

【35】次の記述のうち、アジ化ナトリウムの常温常圧下での性状として正しいも
のはどれか。

☑ 1．黒色の結晶で、水に溶けないが、エーテルには溶ける。
　　2．黒色の結晶で、水に溶けるが、エーテルには溶けない。
　　3．無色の結晶で、水に溶けないが、エーテルには溶ける。
　　4．無色の結晶で、水に溶けるが、エーテルには溶けない。

【36】次のうち、アジ化ナトリウムの用途として最も適するものはどれか。

☑ 1．界面活性剤　　　2．防腐剤　　　3．香料　　　4．洗浄剤

【37】次の記述のうち、塩素の常温常圧下での性状として正しいものはどれか。

☑ 1．窒息性臭気をもつ黄緑色の気体である。
　　2．窒息性臭気をもつ無色の気体である。
　　3．窒息性臭気をもつ黄緑色の液体である。
　　4．窒息性臭気をもつ無色の液体である。

【38】次のうち、塩素の用途として最も適するものはどれか。

☑ 1．酸化剤　　　2．防錆剤　　　3．還元剤　　　4．界面活性剤

【39】次の記述のうち、塩化亜鉛の常温常圧下での性状として正しいものはどれ
か。

☑ 1．白色の結晶で、風解性がある。
　　2．白色の結晶で、潮解性がある。
　　3．黒色の結晶で、風解性がある。
　　4．黒色の結晶で、潮解性がある。

【40】次のうち、塩化亜鉛の用途として最も適するものはどれか。

☑ 1．消火剤　　　　　2．界面活性剤
　　3．乾電池材料　　　4．ガラスのつや消し

【1】2

〔解説〕ア．取締法第1条（取締法の目的）。

　　　　イ．「医薬品以外のもの」⇒「医薬品及び医薬部外品以外のもの」。取締法第2条（定義）第2項。

　　　　ウ．一般の消費者に毒物又は劇物を販売する場合は、販売業の登録を受けなければならない。取締法第3条（毒物劇物の禁止規定）第3項。

　　　　エ．取締法第3条の2（特定毒物の禁止規定）第10項。

【2】3

〔解説〕取締法第3条の3（シンナー乱用の禁止）、施行令第32条の2（興奮、幻覚又は麻酔の作用を有する物）。トルエンのほか、酢酸エチル又はトルエン又はメタノールを含有するシンナー等が定められている。

【3】3

〔解説〕ア．製造業又は輸入業の登録は「5年ごと」に、販売業の登録は「6年ごと」に更新を受けなければ、その効力を失う。取締法第4条（営業の登録）第3項。

　　　　イ．取締法第4条の3（販売品目の制限）第1項。

　　　　ウ．取締法第11条（毒物又は劇物の取扱い）第4項。

　　　　エ．「保健所」⇒「警察署」。取締法第17条（事故の際の措置）第2項。

【4】3

〔解説〕ア．毒物・劇物の容器及び被包には「医薬用外」の文字、及び毒物については赤地に白色をもって「毒物」の文字、劇物については白地に赤色をもって「劇物」の文字を表示しなければならない。取締法第12条（毒物又は劇物の表示）第1項。

　　　　イ．施行令第40条の5（運搬方法）第2項第2号、施行規則第13条の5（毒物又は劇物を運搬する車両に掲げる標識）。

　　　　ウ．取締法第3条の4（爆発性がある毒物劇物の所持禁止）、施行令第32条の3（発火性又は爆発性のある劇物）。ナトリウムのほか、ピクリン酸、亜塩素酸ナトリウム及びこれを含有する製剤（亜塩素酸ナトリウム30％以上を含有するものに限る）、塩素酸塩類及びこれを含有する製剤（塩素酸塩類35％以上を含有するものに限る）が規定されている。

　　　　エ．毒物又は劇物を直接取り扱う店舗には、専任の毒物劇物取扱責任者を置かなければならないが、直接取り扱わない店舗には置く必要がない。取締法第7条（毒物劇物取扱責任者）第1項。

【5】2

〔解説〕取締法第8条（毒物劇物取扱責任者の資格）第2項第1号。18歳以上の者であれば毒物劇物取扱責任者となることができる。

1．毒物劇物取扱責任者が氏名を変更した際に、届け出なければならないという規定はない。第7条（毒物劇物取扱責任者）第3項。

3．毒物劇物取扱責任者になることができるのは、①薬剤師、②厚生労働省令で定める学校で応用化学に関する学課を修了した者、③都道府県知事が行う毒物劇物取扱者試験に合格した者である。取締法第8条（毒物劇物取扱責任者の資格）第1項第1〜3号。

4．特定品目毒物劇物取扱者試験に合格した者は、特定品目のみを取り扱う輸入業の営業所、特定品目販売業の店舗においてのみ、毒物劇物取扱責任者となることができる。従って、製造業の製造所において毒物劇物取扱責任者になることはできない。取締法第8条（毒物劇物取扱責任者の資格）第4項。

【6】4

〔解説〕取締法第6条（登録事項）において、「販売する毒物又は劇物の品目」は、販売業の登録事項として定められていない。なお、販売業は登録の種類により販売できる品目が定められている。取締法第4条の2（販売業の登録の種類）第1号、取締法第4条の3（販売品目の制限）第1項、第2項。

1＆2．取締法第10条（届出）第1項。順に、第4号、第2号。

3．取締法第10条（届出）第1項第3号、施行規則第10条の2（営業者の届出事項）第1号。

【7】2

〔解説〕ア＆エ．取締法第12条（毒物又は劇物の表示）第2項第1〜2号。

イ＆ウ．いずれも表示しなければならない事項に規定されていない。

【8】2

〔解説〕取締法第14条（毒物又は劇物の譲渡手続）第4項。

1．譲受書には必ず譲受人の押印が必要。取締法第14条（毒物又は劇物の譲渡手続）第2項、施行規則第12条の2（毒物又は劇物の譲渡手続に係る書面）。

3．18歳未満の者には毒物又は劇物を販売できない。取締法第15条（毒物又は劇物の交付の制限等）第1項第1号。

4．書面に記載しなければならない事項に、毒物又は劇物の使用目的は含まれていない。取締法第14条（毒物又は劇物の譲渡手続）第1項第1〜3号。

【9】 1

〔解説〕取締法第22条（業務上取扱者の届出等）第1項、施行令第41条、第42条（業務
　　　　上取扱者の届出）各号。

　　　2．「無機シアン化合物たる毒物及びこれを含有する製剤」を用いて金属熱処理
　　　　を行う場合は、業務上取扱者の届出が必要となる。

　　　3．業務上取扱者の届出は必要ない。

　　　4．最大積載量が5,000kg以上の大型自動車を使用して毒物劇物の運送を行う
　　　　場合は、業務上取扱者の届出が必要となる。

【10】 3

〔解説〕取締法第13条（農業用の劇物）、施行令第39条（着色すべき農業用劇物）第1
　　　　号、施行規則第12条（農業用劇物の着色方法）。硫酸タリウム及び燐化亜鉛を含
　　　　有する製剤たる劇物は、あせにくい黒色で着色しなければ農業用として販売又
　　　　は授与することができない。

　　　1．紅色で着色する。施行令第17条（ジメチルエチルメルカプトエチルチオホ
　　　　スフェイトを含有する製剤）第1号。

　　　2．深紅色で着色する。施行令第12条（モノフルオール酢酸の塩類を含有する
　　　　製剤）第2号。

　　　4．青色で着色する。施行令第23条（モノフルオール酢酸アミドを含有する製
　　　　剤）第1号。

【11】 3

〔解説〕カルシウムCaは第2族元素のアルカリ土類金属である。

　　　1．ヘリウムHe…第18族元素の貴ガス。

　　　2．リチウムLi…第1族元素のアルカリ金属。

　　　4．アルミニウムAl…第13族の金属元素。

【12】 4

〔解説〕炎色反応は次のとおり。黄色…ナトリウムNa、赤紫色…カリウムK、赤色…リ
　　　　チウムLi、青緑色…銅Cu。

【13】 3

〔解説〕同素体とは、同じ元素からなる単体で、性質の異なる物質をいう。黒鉛とダイ
　　　　ヤモンドは、互いに炭素Cからなる同素体である。

【14】 1

〔解説〕塩化ナトリウム水溶液NaClに硝酸銀水溶液$AgNO_3$を加えると（A：白色）沈
　　　　殿（塩化銀AgCl）が生じる反応は、（B：塩素元素（Cl））の確認に利用される。
　　　　$NaCl + AgNO_3 \longrightarrow AgCl + NaNO_3$

【15】 3

〔解説〕硝酸HNO_3の原子量は、1＋14＋（16×3）＝63。63g＝1molとなるため、
　　　　0.3molでは、63g×0.3mol＝18.9gとなる。

【16】1

〔解説〕2. 混合物から目的の物質を適切な溶媒に溶かして分離する操作を「抽出」という。

3. 液体とそれに溶けない固体の混合物を、ろ紙や漏斗を用いて分離する操作を「ろ過」という。

4. 温度による溶解度の差を利用して物質を分離・精製する操作を「再結晶」という。

【17】4

〔解説〕二酸化炭素 CO_2 は、非金属どうしの共有結合。

1 & 2. 水酸化鉄（Ⅱ）$Fe(OH)_2$ は Fe^{2+} ＋ 2 OH^-、塩化カリウム KCl は K^+ ＋ Cl^- の、陽イオンと陰イオンのイオン結合。

3. アルミニウム Al は金属結合。

【18】2

〔解説〕酸の電離度は、「電離した酸の物質量／溶媒に溶かした酸の物質量」で求められる。電離度が1に近づくほど、水溶液中の全ての分子が電離し、強酸となる。

1. 水酸化ナトリウム水溶液 $NaOH$ は塩基性なので、赤色リトマス紙を青色に変える。

3. フェノールフタレイン（PP）は変色域が塩基側（pH8.0〜9.8）にあり、pH8.3以下では透明を、pH10.0以上では赤色を示す。

4. 塩基性のpHは7より大きい値を示し、酸性のpHは7より小さい値を示す。

【19】3

〔解説〕NO_3^-（硝酸イオン）は多原子イオンである。酸化数のルールを用いると、N（窒素）原子の酸化数は、次の式で求められる。

［N酸化数］＋（－2）×3＝－1 ⇒ ［N酸化数］＝「＋5」

> 酸化数のルール
> ①単体中、化合物中の原子の酸化数の総和は「0」
> ②化合物中の水素H原子またはアルカリ金属（カリウムKなど）の酸化数は「＋1」、酸素O原子の酸化数は「－2」
> ③イオンの酸化数の総和は、そのイオンの電荷

1. N_2（窒素）は単体であるため、［N酸化数］＝0

2. NO_2（二酸化窒素）のN原子の酸化数は、次の式で求められる。

［N酸化数］＋（－2）×2＝0 ⇒ ［N酸化数］＝＋4

4. NH_3（アンモニア）のN原子の酸化数は、次の式で求められる。

［N酸化数］＋（＋1）×3＝0 ⇒ ［N酸化数］＝－3

【20】 1

〔解説〕金属の単体が水溶液中で電子を失い、陽イオンになろうとする性質のことをイオン化傾向という。イオン化傾向の大きな金属ほど、酸化されやすく反応性が大きい。設問の場合、イオン化傾向の大きい順に並べると、K（カリウム）＞ Fe（鉄）＞ Ag（銀）となる。

イオン化傾向が極めて大きく、常温でも水と激しく反応する［リチウムLi］［カリウムK］と、イオン化傾向が極めて小さく、化学的に安定した［銀Ag］［白金Pt］［金Au］は覚えておく必要がある。

※以下、物質名の後や文章中に記載されている［　］は、物質を見分ける際に特徴となるキーワードを表す。

【21】 1

〔解説〕モノフルオール酢酸アミド CH_2FCONH_2…特定毒物。

2＆4．トルエン $C_6H_5CH_3$、アセタミプリド $C_{10}H_{11}ClN_4$…劇物。

3．砒素As…毒物。

【22】 2

〔解説〕四塩化炭素 CCl_4 は麻酔性の芳香を有する無色の重い液体で、（A：不燃性）である。アルコール性の水酸化カリウムKOHと銅粉とともに煮沸すると、（B：黄赤色）の沈殿を生成する。

【23】 3

〔解説〕カリウムK［空気中にそのまま貯蔵することはできない］［石油中に保管］

1．沃素 I_2 は、昇華性があるので、［気密容器を用い、通風のよい冷所に保管］する。

2．黄燐 P_4 は、［水中に沈めて瓶に入れ］、さらに［砂を入れた缶中に固定］する。

4．ピクリン酸 $C_6H_2(OH)(NO_2)_3$ は、［硫黄、沃素、ガソリン、アルコール等と離して保管］する。また、［金属容器は使用しない］。

【24】 4

〔解説〕臭素 Br_2［燃焼性はない］［強い腐食作用］［濃塩酸と反応すると高熱］

1．「赤褐色の沈殿」⇒「白色の沈殿」。

2．「淡黄色を呈する」⇒「紫色（赤紫色）を呈する」。

3．シアン化ナトリウムNaCNの水溶液は「強塩基性」であり、「酸」と反応すると有毒かつ引火性のシアン化水素（青酸ガス）HCNを生成する。

【25】 3

〔解説〕四メチル鉛 $C_4H_{12}Pb$［常温において無色の液体］

1．亜硝酸ナトリウム $NaNO_2$ は、［白色または微黄色の結晶性粉末（固体）］である。

2．イミダクロプリド C9H10ClN5O2は、〔弱い特異臭のある無色の結晶（固体）〕である。

4．弗化バリウム BaF2は、〔白色粉末（固体）〕である。

【26】1

〔解説〕トリクロル酢酸 CCl3COOH は、燃焼法で廃棄する。燃焼しにくく有毒ガスが発生しやすいため、木粉（おが屑）に吸収させて、アフターバーナー及びスクラバーを具備した焼却炉で焼却する。

2．沈殿法…硝酸銀 AgNO3 や硫酸第二銅 CuSO4・5H2O などの廃棄方法。毒性の低い金属や半金属の化合物が対象である。

3．活性汚泥法…クレゾール C6H4(OH)CH3 やエチレンオキシド C2H4O などの廃棄方法。微生物の作用で有機物を分解させる。

4．酸化法…シアン化カリウム KCN、シアン化ナトリウム NaCN などの廃棄方法。

【27】1

〔解説〕キシレン C6H4(CH3)2〔引火性を有する〕

2．クロルピクリン CCl3(NO2)…引火性はない。

3．弗化水素酸 HF aq…不燃性を有する。ただし、爆発性でも引火性でもないが、各種の金属と反応して気体の水素が発生し、これが空気と混合して引火爆発することがある。

4．ホスゲン COCl2…不燃性を有する。

【28】2

〔解説〕硝酸銀 AgNO3〔塩酸を加えると白色の沈殿（塩化銀 AgCl）〕〔硫酸と銅粉を加えて熱すると赤褐色の蒸気（二酸化窒素 NO2）〕

1．セレン Se…炭の上に小さな孔をつくり、〔無水炭酸ナトリウムの粉末とともに試料を吹管炎で熱灼〕すると、〔特有のニラ臭〕を出し、〔冷えると赤色の塊〕となる。これは〔濃硫酸に緑色に溶ける〕。

3．ニコチン C10H14N2…本品に〔ホルマリン1滴〕を加えた後、〔濃硝酸1滴を加えるとバラ色〕を呈する、などの鑑識法がある。

4．酢酸鉛 Pb(CH3COO)2・3H2O…〔硫化水素を加えると黒色の沈殿（硫化鉛 PbS）〕を生じる。

【29】3

〔解説〕アンモニア NH3は、水、エタノール及びエーテルにも「可溶」である。

【30】4

〔解説〕イソキサチオン C13H16NO4PS は有機燐化合物であるため、硫酸アトロピンまたは PAM が中毒治療薬となる。

1．ジメルカプロール（別名：BAL）…砒素、砒素化合物、水銀の中毒治療薬。

２．亜硝酸ナトリウム…シアン化合物の中毒治療薬。

３．グルコン酸カルシウム…低カルシウム血症の治療に用いられる。

【31】3

〔解説〕炭酸バリウム $BaCO_3$ ［白色の粉末］［アルコールに溶けない］

【32】4

〔解説〕炭酸バリウム $BaCO_3$ ［釉薬］

１．香料…酢酸エチル $CH_3COOC_2H_5$ など。

２．界面活性剤…エチレンオキシド C_2H_4O など。

３．消毒剤…クレゾール $C_6H_4(OH)CH_3$ など。

【33】3

〔解説〕カルタップ $C_7H_{15}N_3O_2S_2$・ClH ［無色の結晶］［水に溶ける］

【34】3

〔解説〕カルタップ $C_7H_{15}N_3O_2S_2$・ClH ［ネライストキシン系殺虫剤］

１．除草剤…パラコート $C_{12}H_{14}Cl_2N_2$ など。

２．殺菌剤…塩素 Cl_2 など。

４．殺鼠剤…スルホナール $C_7H_{16}O_4S_2$ など。

【35】4

〔解説〕アジ化ナトリウム NaN_3 ［無色の結晶］［水に溶けるがエーテルには溶けない］

【36】2

〔解説〕アジ化ナトリウム NaN_3 ［防腐剤］

１．界面活性剤…エチレンオキシド C_2H_4O など。

３．香料…酢酸エチル $CH_3COOC_2H_5$ など。

４．洗浄剤…四塩化炭素 CCl_4 など。

【37】1

〔解説〕塩素 Cl_2 ［窒息性臭気］［黄緑色の気体］

【38】1

〔解説〕塩素 Cl_2 ［酸化剤］

２．防錆剤…クロム酸ストロンチウム $SrCrO_4$ など。

３．還元剤…ヒドラジン H_4N_2、蓚酸 $(COOH)_2$・$2H_2O$ など。

４．界面活性剤…エチレンオキシド C_2H_4O など。

【39】2

〔解説〕塩化亜鉛 $ZnCl_2$ ［白色の結晶］［潮解性］

【40】3

〔解説〕塩化亜鉛 $ZnCl_2$ ［乾電池材料］

１．消火剤…炭酸水素ナトリウム $NaHCO_3$ など。

２．界面活性剤…エチレンオキシド C_2H_4O など。

４．ガラスのつや消し…弗化水素酸 HF aq など。

7 令和5年度（2023年） 長野県

一般受験者数・合格率《参考》	受験者数（人）	合格者数（人）	合格率（％）
	453	235	51.9

〔毒物及び劇物に関する法規〕

※ 設問中の法令とは、毒物及び劇物取締法（法）、毒物及び劇物取締法施行令（政令）、毒物及び劇物指定令（政令）、毒物及び劇物取締法施行規則（省令）を指す。

【1】次の文は、毒物及び劇物取締法の条文の一部である。（　）の中に入る字句として、正しいものの組合せはどれか。

ア．この法律は、毒物及び劇物について、（A）の見地から必要な（B）を行うことを目的とする。

イ．この法律で「毒物」とは、別表第1に掲げる物であって、医薬品及び（C）以外のものをいう。

		A	B	C
☑	1.	保健衛生上	指導	化粧品
	2.	保健衛生上	指導	医薬部外品
	3.	保健衛生上	取締	医薬部外品
	4.	労働衛生上	取締	化粧品
	5.	労働衛生上	指導	医薬部外品

【2】次のうち、特定毒物に該当するものはどれか。

- ☑ 1. 水銀
- 2. フェノール
- 3. ロテノン
- 4. モノフルオール酢酸アミド
- 5. セレン

【3】次の文は、毒物及び劇物取締法の条文の一部である。（　）の中に入る字句として、正しいものの組合せはどれか。

　　毒物又は劇物の販売業の（A）を受けた者でなければ、毒物又は劇物を販売し、授与し、又は販売若しくは授与の目的で（B）し、運搬し、若しくは（C）してはならない。

	A	B	C
1.	許可	貯蔵	陳列
2.	許可	保管	所持
3.	登録	貯蔵	陳列
4.	登録	保管	所持
5.	登録	貯蔵	所持

【4】次のうち、特定毒物研究者に関する記述として、正しいものはどれか。

　1. 特定毒物研究者のみが、特定毒物を輸入することができる。

　2. 特定毒物研究者は、学術研究のためであっても、特定毒物を製造することができない。

　3. 特定毒物研究者は、特定毒物を学術研究以外の用途に供してはならない。

　4. 特定毒物研究者は、5年ごとに許可の更新を受けなければならない。

　5. 医師、獣医師又は薬剤師でなければ、特定毒物研究者になることができない。

【5】次のうち、特定毒物である四アルキル鉛を含有する製剤の着色の基準として、政令で定められていないものはどれか。

　1. 赤色　　　2. 青色　　　3. 黄色

　4. 黒色　　　5. 緑色

【6】次のうち、興奮、幻覚又は麻酔の作用を有する毒物又は劇物（これらを含有するものを含む。）であって、みだりに摂取し、若しくは吸入し、又はこれらの目的で所持してはならないものとして、政令で定められているものはどれか。

　1. キシレンを含有する塗料　　　2. エタノール

　3. 酢酸エチルを含有する接着剤　　　4. フェノール

　5. クロロホルム

【7】次の文は、毒物及び劇物取締法の条文の一部である。（　）に当てはまる字句として、正しいものの組合せはどれか。

　　（　）、（　）又は爆発性のある毒物又は劇物であって政令で定めるものは、業務その他正当な理由による場合を除いては、所持してはならない。

A．揮発性

B．引火性

C．発火性

D．刺激性

E．可燃性

☑　1．A、B　　　2．A、D　　　3．B、C
　　4．C、E　　　5．D、E

【8】次のうち、毒物劇物農業用品目販売業者が販売できないものはどれか。

☑　1．ブロムメチル
　　2．ニコチン
　　3．クロロ酢酸ナトリウム
　　4．シアン酸ナトリウム
　　5．モノフルオール酢酸

【9】次のうち、毒物劇物特定品目販売業者が販売できないものはどれか。

☑　1．塩化水素　　　2．硅弗化ナトリウム　　　3．四塩化炭素
　　4．アニリン　　　5．塩基性酢酸鉛

【10】次のうち、毒物劇物営業者が劇物の容器及び被包に表示しなければならない文字として、正しいものはどれか。

☑　1．「医薬用外」の文字及び白地に赤色をもって「劇物」の文字
　　2．「医薬用外」の文字及び白地に黒色をもって「劇物」の文字
　　3．「医薬用外」の文字及び黒地に白色をもって「劇物」の文字
　　4．「医薬用外」の文字及び赤地に黒色をもって「劇物」の文字
　　5．「医薬用外」の文字及び赤地に白色をもって「劇物」の文字

【11】毒物劇物営業者に関する次の記述の正誤について、正しいものの組合せはどれか。

A．営業所における営業を廃止したときは、30日以内にその旨を届け出なければならない。

B．毒物又は劇物の輸入業の登録は、5年ごとに、更新を受けなければ、その効力を失う。

C．毒物又は劇物の販売業の登録は、「一般販売業」「農業用品目販売業」「特定毒物販売業」「特定品目販売業」の4種類がある。

	A	B	C
1.	正	正	正
2.	正	正	誤
3.	誤	正	誤
4.	誤	誤	正
5.	誤	誤	誤

【12】法令に定められている毒物又は劇物の販売業の店舗の設備基準に関する次の記述の正誤について、正しいものの組合せはどれか。

A．毒物又は劇物を含有する粉じん、蒸気又は廃水の処理を要する設備又は器具を備えてあること。

B．毒物又は劇物の貯蔵設備は、毒物又は劇物とその他の物とを区分して貯蔵できるものであること。

C．毒物又は劇物の運搬用具は、毒物又は劇物が飛散し、漏れ、又はしみ出るおそれがないものであること。

	A	B	C
1.	正	正	正
2.	正	誤	誤
3.	誤	正	正
4.	誤	誤	正
5.	誤	誤	誤

【13】次のうち、毒物劇物取扱責任者に関する記述として、正しいものはどれか。

1．すべての毒物劇物業務上取扱者は、毒物劇物取扱責任者を設置しなければならない。

2．毒物劇物営業者は、毒物劇物取扱責任者を置いたときは、15日以内にその毒物劇物取扱責任者の氏名及び住所を届け出なければならない。

３．毒物劇物営業者は、自ら毒物劇物取扱責任者になることができる。

４．農業用品目毒物劇物取扱者試験に合格した者は、農業用品目の毒物又は劇物のみを製造する製造所の毒物劇物取扱責任者になることができる。

５．薬剤師及び都道府県知事が行う毒物劇物取扱者試験に合格した者以外は、毒物劇物取扱責任者になることができない。

【14】次の文は、毒物及び劇物取締法の条文の一部である。（　）の中に入る字句として、正しいものの組合せはどれか。

次に掲げる者は、前条の毒物劇物取扱責任者となることができない。

一　（A）歳未満の者

二　心身の障害により毒物劇物取扱責任者の業務を適正に行うことができない者として厚生労働省令で定めるもの

三　麻薬、大麻、（B）又は覚せい剤の中毒者

四　毒物若しくは劇物又は薬事に関する罪を犯し、罰金以上の刑に処せられ、その執行を終り、又は執行を受けることがなくなった日から起算して（C）年を経過していない者

	A	B	C
☑ 1.	18	向精神薬	5
2.	18	あへん	3
3.	18	向精神薬	3
4.	20	あへん	5
5.	20	向精神薬	5

【15】次のうち、毒物劇物営業者に関する記述として、誤っているものはどれか。

☑ 1．毒物又は劇物の製造業者は、登録を受けた毒物又は劇物以外の毒物又は劇物を製造しようとするときは、あらかじめ、登録の変更を受けなければならない。

２．毒物劇物営業者は、その製造所、営業所又は店舗の名称を変更したときは、30日以内に、その旨を届け出なければならない。

３．毒物劇物営業者は、その製造所、営業所又は店舗の営業時間を変更したときは、30日以内に、その旨を届け出なければならない。

４．毒物又は劇物の製造業者は、その製造所における営業を廃止したときは、30日以内に、その旨を届け出なければならない。

５．毒物又は劇物の輸入業者は、毒物又は劇物を貯蔵する設備の重要な部分を変更したときは、30日以内に、その旨を届け出なければならない。

【16】次のうち、毒物又は劇物の製造業者が、その製造した硫酸を含有する製剤たる劇物（住宅用の洗浄剤で液体状のものに限る。）を販売するとき、取扱及び使用上特に必要な表示事項として、その容器及び被包に表示しなければならない事項のうち、法令で定められているものはどれか。

　　1．作業は日中の暑いときを避け、朝夕の涼しい時間を選んで行う旨。
　　2．高濃度の廃液が河川等に排出されないように注意する旨。
　　3．居間等人が常時居住する室内では使用してはならない旨。
　　4．眼に入った場合は、直ちに流水でよく洗い、医師の診断を受けるべき旨。
　　5．使用直前に開封し、包装紙等は直ちに処分すべき旨。

【17】次のうち、毒物劇物営業者があせにくい黒色で着色しなければ、農業用として販売してはならないものとして、政令で定められているものはどれか。

　　1．塩素酸塩を含有する製剤たる劇物
　　2．有機リン化合物を含有する製剤たる劇物
　　3．ヒ素化合物を含有する製剤たる毒物
　　4．無機シアン化合物を含有する製剤たる毒物
　　5．燐化亜鉛を含有する製剤たる劇物

【18】次のうち、毒物劇物営業者が、厚生労働省令の定めるところにより、その交付を受ける者の氏名及び住所を確認した後でなければ交付してはならないものとして、誤っているものはどれか。

　　1．ピクリン酸　　　　　　　2．塩素酸カリウムを35％含有する製剤
　　3．ナトリウム　　　　　　　4．亜硝酸ナトリウム
　　5．亜塩素酸ナトリウム

【19】次の文は、毒物及び劇物取締法の条文の一部である。（　）の中に入る字句として、正しいものの組合せはどれか。

　　毒物劇物営業者は、毒物又は劇物を他の毒物劇物営業者に販売し、又は授与したときは、その都度、次に掲げる事項を書面に記載しておかなければならない。
　一　毒物又は劇物の名称及び（A）
　二　販売又は授与の（B）
　三　譲受人の氏名、（C）及び住所（法人にあっては、その名称及び主たる事務所の所在地）

	A	B	C
☑ 1.	数量	年月日	年齢
2.	数量	年月日	職業
3.	成分名	目的	年齢
4.	数量	目的	年齢
5.	成分名	年月日	職業

【20】次のうち、毒物劇物営業者が、毒物又は劇物を他の毒物劇物営業者に販売し、又は授与したとき、法令で定められた事項を記載した書面の保存期間として、正しいものはどれか。

☑ 1. 販売又は授与した日から1年間
2. 販売又は授与した日から2年間
3. 販売又は授与した日から3年間
4. 販売又は授与した日から5年間
5. 販売又は授与した日から6年間

【21】法令で定められている毒物又は劇物の廃棄の方法に関する次の記述の正誤について、正しいものの組合せはどれか。

A. ガス体又は揮発性の毒物又は劇物は、保健衛生上危害を生ずるおそれがない場所で、少量ずつ放出し、又は揮発させること。

B. 可燃性の毒物又は劇物は、保健衛生上危害を生ずるおそれがない場所で、少量ずつ燃焼させること。

C. 中和、加水分解、酸化、還元、稀釈その他の方法により、毒物及び劇物並びに法第11条第2項に規定する政令で定める物のいずれにも該当しない物とすること。

	A	B	C
☑ 1.	正	正	正
2.	正	誤	誤
3.	誤	正	正
4.	誤	誤	正
5.	誤	誤	誤

【22】 水酸化ナトリウム50％を含有する液体状の製剤を、車両を使用して1回につき5,000kg以上運搬する場合の運搬方法等に関する次の記述の正誤について、正しいものの組合せはどれか。

A．車両には、運搬する毒物又は劇物の名称、成分及びその含量並びに事故の際に講じなければならない応急の措置の内容を記載した書面を備えなければならない。

B．0.3m平方の板に地を黒色、文字を白色として「劇」と表示した標識を、車両の前後の見やすい箇所に掲げなければならない。

C．車両には、防毒マスク、ゴム手袋その他事故の際に応急の措置を講ずるために必要な保護具で、厚生労働省令で定めるものを2人分以上備えなければならない。

	A	B	C
1.	正	正	誤
2.	正	誤	誤
3.	正	誤	正
4.	誤	正	正
5.	誤	誤	誤

【23】 次のうち、1回の運搬につき2,000kgを超える毒物又は劇物を、車両を使用して運搬する場合で、その運搬を他に委託するとき、荷送人が運送人に対して、あらかじめ交付しなければならない書面への記載事項として、法令で定められていないものはどれか。

1．事故の際に講じなければならない応急の措置の内容
2．運搬する毒物又は劇物の名称
3．運搬する毒物又は劇物の成分及びその含量
4．運搬する毒物又は劇物の製造所の名称及び所在地
5．運搬する毒物又は劇物の数量

【24】 次の文は、毒物及び劇物取締法の条文の一部である。（　）の中に入る字句として、正しいものはどれか。

　毒物劇物営業者及び特定毒物研究者は、その取扱いに係る毒物又は劇物が盗難にあい、又は紛失したときは、直ちに、その旨を（　）に届け出なければならない。

1．保健所　　　2．厚生労働省　　　3．消防機関
4．市町村役場　　5．警察署

【25】次のうち、業務上取扱者として届け出なければならない者として、法令で定められているものはどれか。

☑ 1．無機シアン化合物たる毒物を取り扱う金属熱処理業者
　　2．酢酸エチルを含有する製剤を使用する塗装事業者
　　3．弗化スルフリルを含有する製剤を使用するしろあり防除業者
　　4．硫酸を使用する電気めっき業者
　　5．内容積が200Lの容器を大型自動車に積載してニトロベンゼンを運送する事業者

〔基礎化学〕
　※　設問中の物質の性状は、特に規定しない限り常温常圧におけるものとする。なお、gは「グラム」、mgは「ミリグラム」、kgは「キログラム」を表すこととする。

【26】物質の三態に関する次の記述について、正しいものの組合せはどれか。
　A．固体が液体になる変化
　B．固体が気体になる変化
　C．液体が固体になる変化

	A	B	C
☑ 1．	蒸発	昇華	風解
2．	蒸発	凝縮	風解
3．	融解	凝縮	凝固
4．	蒸発	昇華	凝固
5．	融解	昇華	凝固

【27】次のうち、互いが同素体である組合せとして、誤っているものはどれか。
☑ 1．ダイヤモンドと黒鉛　　2．赤燐と黄燐
　　3．酸素とオゾン　　　　4．一酸化炭素と二酸化炭素
　　5．斜方硫黄と単斜硫黄

【28】次の文は、ある法則に関する記述である。法則名として正しいものはどれか。

　同温、同圧のもとでは、気体の種類によらず、同体積の気体には同数の分子が含まれる。

☑ 1．アボガドロの法則　　2．ファラデーの法則
　　3．質量保存の法則　　　4．ヘンリーの法則
　　5．ボイル・シャルルの法則

【29】原子の構造に関する次の記述のうち、正しいものはどれか。

　1．原子の中心にある原子核は負の電荷をもつ。
　2．原子核に含まれる陽子の数がその元素の原子番号となる。
　3．中性子の数と電子の数の和を質量数という。
　4．質量数は等しく、原子番号の異なる原子を互いに同位体という。
　5．電子の質量は、陽子の質量とほぼ同じである。

【30】元素と周期表に関する次の記述のうち、誤っているものはどれか。［改］

　1．元素を原子番号の順に並べた表を周期表という。
　2．典型元素では、周期表の左下にいくほど元素の陽性が強い。
　3．アルカリ土類金属は、2価の陰イオンになりやすい。
　4．3族から12族までの各族元素は、遷移元素と呼ばれる。
　5．周期表の縦の列を族、横の行を周期といい、同族元素は性質が類似している。

【31】次のうち、炎色反応で赤色を示すものとして、正しいものはどれか。

　1．Na　　　2．Li　　　3．Ba
　4．Cu　　　5．B

【32】酸化・還元に関する次の記述のうち、正しいものはどれか。

　1．原子が電子を受け取ることを酸化という。
　2．相手の物質を酸化させ、自身は還元される物質を還元剤という。
　3．イオン化傾向の大きな金属は還元作用が強い。
　4．水素を失うことを還元という。
　5．過酸化水素が還元剤として働くことはない。

【33】pHに関する次の記述のうち、誤っているものはどれか。

　1．酸性溶液は指示薬のフェノールフタレインを赤色に変色させる。
　2．pHが小さいほど酸性が強い。
　3．pH2の塩酸を純水で100倍希釈すると、その塩酸はpH4となる。
　4．25℃の中性水溶液はpH7である。
　5．pHは水素イオン濃度の逆数の常用対数を用いて酸性、塩基性の強さを表すものである。

【34】次のうち、官能基とその名称として、正しいものの組合せはどれか。

	官能基	名称
☑ 1.	－NH₂	アミノ基
2.	－COOH	カルボニル基
3.	－NO₂	ヒドロキシ基
4.	－OH	アルデヒド基
5.	－SO₃H	ニトロ基

官能基 $-NH_2$ アミノ基、$-COOH$、$-NO_2$、$-OH$、$-SO_3H$

【35】次のうち、20％の食塩水を調製するために、10％の食塩水150gに加えるべき35％の食塩水の量として、正しいものはどれか。なお、濃度は質量パーセント濃度とする。

☑ 1．5g　　2．10g　　3．50g　　4．100g　　5．200g

【36】毒性に関する次の記述について、（　）の中に入る字句として、正しいものの組合せはどれか。

　LD₅₀は、同一母集団に属する動物に投与したり接触させたりして50％を死に至らしめる薬物の量であり、この値が（A）ほど、その物質の致死毒性は強いといえる。また、劇物の経口毒性の原則的な判定基準は、「LD₅₀が（B）mg/kgを越え（C）mg/kg以下のもの」とされている。

	A	B	C
☑ 1.	小さい	10	300
2.	小さい	10	1000
3.	小さい	50	300
4.	大きい	50	1000
5.	大きい	10	300

〔実地（性質・貯蔵・取扱い方法等）〕
※　設問中の物質の性状は、特に規定しない限り常温常圧におけるものとする。

【37】水酸化ナトリウムに関する次の記述のうち、正しいものの組合せはどれか。
A．水溶液はアルカリ性を示す。
B．黄色の液体である。
C．3％を含有する製剤は劇物である。
D．せっけん製造に用いられる。
E．風解性を有する。

☑ 1．A、B　　2．A、D　　3．B、C　　4．C、E　　5．D、E

153

令和5年度　長野

【38】塩素酸ナトリウムに関する次の記述のうち、正しいものの組合せはどれか。
A．赤褐色の固体である。
B．強酸と反応して二酸化塩素を生成する。
C．血液に作用する血液毒性を有する。
D．殺そ剤に用いられる。
E．強い還元作用を有する。
☑　1．A、C　　　2．A、E　　　3．B、C
　　4．B、D　　　5．D、E

【39】ホルムアルデヒド水溶液に関する次の記述のうち、誤っているものはどれか。
☑　1．無色の液体である。
　　2．空気中の酸素によって一部酸化されて、ぎ酸を生じる。
　　3．中性または弱酸性を示す。
　　4．0.5％を含有する製剤は劇物である。
　　5．刺激臭を有する。

【40】トリクロロ酢酸に関する次の記述のうち、正しいものの組合せはどれか。
A．潮解性を有する。
B．微弱の刺激性臭気を有する。
C．水溶液は中性を示す。
D．人体に対する腐食性がない。
E．淡黄色の液体である。
☑　1．A、B　　　2．A、D　　　3．B、E
　　4．C、D　　　5．C、E

【41】クロルピクリンに関する次の記述のうち、誤っているものはどれか。
☑　1．純品は、無色の油状液体である。
　　2．酸やアルカリで直ちに分解される。
　　3．金属に対する腐食性がある。
　　4．催涙性を有する。
　　5．土壌燻蒸剤に用いられる。

【42】 次の文は、ある物質の毒性に関する記述である。該当するものはどれか。

　人体に対し腐食性を有し、皮膚に接触するとタンパクとキサントプロテイン反応によって皮膚が黄色に変色する。

☑　1．アニリン　　　　2．シアン化水素　　　3．メチルエチルケトン
　　4．硝酸　　　　　　5．スルホナール

【43】 次のうち、「毒物及び劇物の廃棄の方法に関する基準」で定めるホスゲンの廃棄の方法として、正しいものはどれか。

☑　1．多量の水酸化ナトリウム水溶液（10％程度）に撹拌しながら少量ずつガスを吹き込み分解した後、希硫酸を加えて中和する。
　　2．過剰の可燃性溶剤又は重油等の燃料と共にアフターバーナー及びスクラバーを具備した焼却炉の火室へ噴霧しできるだけ高温で焼却する。
　　3．ナトリウム塩とした後、希釈して活性汚泥で処理する。
　　4．水酸化ナトリウム水溶液を加えてアルカリ性（pH11以上）とし、酸化剤（次亜塩素酸ナトリウム、さらし粉等）の水溶液を加えて酸化分解する。分解後は硫酸を加えて中和し、多量の水で希釈して処理する。
　　5．還元剤（例えばチオ硫酸ナトリウム等）の水溶液に希硫酸を加えて酸性にし、この中に少量ずつ投入する。反応終了後、反応液を中和し、多量の水で希釈して処理する。

【44】 次のうち、「毒物及び劇物の運搬事故時における応急措置に関する基準」で定めるクロロホルムの漏えい時の措置として、正しいものはどれか。

☑　1．漏えいした液は土砂等でその流れを止め、安全な場所に導き、空容器にできるだけ回収し、その後を多量の水で洗い流す。洗い流す場合には中性洗剤等の分散剤を使用して洗い流す。
　　2．漏えいした液は土砂等でその流れを止め、土砂に吸着させるか又は安全な場所に導いて多量の水をかけて洗い流す。必要があれば更に中和し、多量の水を用いて洗い流す。
　　3．飛散したものは空容器にできるだけ回収し、そのあとを還元剤（硫酸第一鉄等）の水溶液を散布し、消石灰、ソーダ灰等の水溶液で処理したのち、多量の水を用いて洗い流す。
　　4．漏出したものの表面を速やかに土砂または多量の水で覆い、水を満たした空容器に回収する。汚染された土砂、物体は同様の措置をとる。
　　5．多量の場合は、漏えい箇所や漏えいした液には消石灰を十分に散布し、むしろ、シート等をかぶせ、その上に更に消石灰を散布して吸収させる。多量にガスが噴出した場所には遠くから霧状の水をかけて吸収させる。

【45】次のうち、四エチル鉛の貯蔵方法として、正しいものはどれか。

☑　1．冷暗所に貯蔵する。純品は空気と日光によって変質するので、少量のアルコールを加えて分解を防止する。

2．水中に沈めてビンに入れ、さらに砂を入れた缶中に固定して、冷暗所に保管する。

3．空気中にそのまま保管できないため、通常石油中に保管する。冷所で雨水などの漏れが絶対にない場所に保存する。

4．火気に対し安全で隔離された場所に、硫黄、ヨード、ガソリン、アルコール等と離して保管する。鉄、銅、鉛等の金属容器を使用しない。

5．容器は特別製のドラム缶を用い、出入りを遮断できる独立倉庫で火気のないところを選定し、床面はコンクリートまたは分厚な枕木の上に保管する。

【46】次の表に示した性状等にあてはまる物質を、それぞれ1～5から選びなさい。

	色	状態	用途	その他
☑ A.	赤褐色～暗赤褐色	液体	化学合成繊維の難燃剤	強い腐食性を有する
☑ B.	橙赤色	結晶	酸化剤	粘膜刺激性を有する
☑ C.	無色	気体	半導体工業におけるドーピングガス	腐った魚の臭いを有する
☑ D.	無色	液体	溶剤	果実様の香気を有する
☑ E.	濃青色	結晶	殺菌剤	水溶液は酸性を示す

1．PH_3　　　　　　　2．Br_2　　　　　　3．$CuSO_4・5H_2O$

4．$CH_3COOCH_2CH_3$　　5．$K_2Cr_2O_7$

【47】ヒドラジンの性状及び用途に関する次の記述について、（　）にあてはまる字句をそれぞれ選びなさい。

【性　状】（A）の油状液体。

【用　途】（B）。

☑　A　1．黄色　　　　　2．青色　　　　　3．黒紫色
　　　　　4．褐色　　　　　5．無色

☑　B　1．酸化剤　　　　2．界面活性剤　　　3．収れん剤
　　　　　4．食品添加物　　5．ロケット燃料

【48】ベタナフトールの性状及び鑑別法に関する次の記述について、（　）にあてはまる字句をそれぞれ選びなさい。

【性　状】（A）の結晶性粉末。かすかなフェノール様臭気を有する。

【鑑別法】水溶液にアンモニア水を加えると（B）の蛍石彩を放つ。

☑　A　1．黄色　　　　2．無色又は白色　　　3．暗赤色
　　　　4．濃青色　　　5．緑色

☑　B　1．緑色　　　　2．紫色　　　　　　　3．黄色
　　　　4．白色　　　　5．橙色

【49】塩酸の性状、用途及び鑑別法に関する次の記述について、（　）にあてはまる字句をそれぞれ選びなさい。

【性　状】無色透明の液体。25％以上のものは湿った空気中で著しく発煙し、刺激臭がある。種々の金属を溶解し（A）を生成する。

【用　途】（B）。

【鑑別法】水溶液は青色リトマス紙を赤色に変色させる。硝酸銀溶液を加えると（C）の沈殿を生ずる。沈殿を分取し、この一部に希硝酸を加えても溶けない。また、他の一部に過量のアンモニア試液を加えるとき、溶ける。

☑　A　1．アンモニア　　2．水素　　　　　　3．塩素
　　　　4．酸素　　　　　5．硫化水素

☑　B　1．都市ガスの原料、ブテンの製造
　　　　2．農業用殺虫剤、りんごの摘果剤
　　　　3．試薬、染色・色素工業、エッチング剤
　　　　4．温度計、気圧計、歯科用アマルガム
　　　　5．冶金、めっき、写真用、果樹殺虫剤（農業用）

☑　C　1．白色　　　　　2．褐色　　　　　　3．黒色
　　　　4．緑色　　　　　5．青色

【50】次の文は、ある物質の鑑別法に関する記述である。該当するものはどれか。

　　この物質を、ロウを塗ったガラス板に針で任意の模様を描いたものに塗ると、ロウをかぶらない模様の部分は腐食される。

☑　1．アンモニア水　　　2．ピクリン酸　　　3．ナトリウム
　　4．過酸化水素水　　　5．弗化水素酸

【51】次の文は、ある物質の性状に関する記述である。該当するものはどれか。

　　黒灰色、金属様の光沢のある稜板状結晶。熱すると紫色の蒸気を発生するが、常温でも多少不快な臭気をもつ蒸気をはなって揮散する。

☑　1．アニリン　　　　　2．ニトロベンゼン　　　3．無水クロム酸
　　4．酢酸タリウム　　　5．沃素

【52】黄燐及び水素化砒素（アルシン）の性状に関する次の記述の正誤について、正しいものの組合せはどれか。

A．ともに、不燃性である。
B．ともに、無色透明の液体である。
C．ともに、ニンニク臭を有する。

	A	B	C
☑　1．	正	正	正
2．	正	誤	誤
3．	誤	正	正
4．	誤	誤	正
5．	誤	誤	誤

▶▶正解＆解説 ……………………………………………………………………………………

【1】3

〔解説〕ア．取締法第1条（取締法の目的）。

> この法律は、毒物及び劇物について、（A：保健衛生上）の見地から必要な（B：取締）を行うことを目的とする。

イ．取締法第2条（定義）第1項。

> この法律で「毒物」とは、別表第1に掲げる物であって、医薬品及び（C：医薬部外品）以外のものをいう。

【2】4

〔解説〕取締法第2条（定義）第1項～第3項、別表第1～第3。

1＆5．水銀、セレン…毒物。

2＆3．フェノール、ロテノン…劇物。

4．モノフルオール酢酸アミド…特定毒物。

【3】3

〔解説〕取締法第3条（毒物劇物の禁止規定）第3項。

> 毒物又は劇物の販売業の（A：登録）を受けた者でなければ、毒物又は劇物を販売し、授与し、又は販売若しくは授与の目的で（B：貯蔵）し、運搬し、若しくは（C：陳列）してはならない。

【4】3

〔解説〕取締法第3条の2（特定毒物の禁止規定）第4項。

1．特定毒物を輸入できるのは、毒物劇物輸入業者及び特定毒物研究者である。取締法第3条の2（特定毒物の禁止規定）第2項。

2．特定毒物研究者とは、学術研究のため特定毒物を製造し、若しくは使用することができる者として都道府県知事の許可を受けた者をいう。従って、学術研究のために特定毒物を製造することができる。取締法第3条の2（特定毒物の禁止規定）第1項。

4．特定毒物研究者の許可について、有効期限に関する規定はない。研究の廃止を届け出たときに、許可の効力を失う。

5．職業にかかわらず、毒物に関し相当の知識を持ち、かつ、学術研究上特定毒物を製造し、又は使用することを必要とする者が、特定毒物研究者になることができる。取締法第6条の2（特定毒物研究者の許可）第2項。

【5】4

〔解説〕取締法第3条の2（特定毒物の禁止規定）第9項、施行令第2条（四アルキル鉛を含有する製剤）第1号。四アルキル鉛を含有する製剤は、赤色、青色、黄色又は緑色に着色されていること。

【6】3

〔解説〕取締法第3条の3（シンナー乱用の禁止）、施行令第32条の2（興奮、幻覚又は麻酔の作用を有する物）。酢酸エチルを含有するシンナーや接着剤等のほか、トルエン、トルエン又はメタノールを含有するシンナー等が定められている。

【7】3

〔解説〕取締法第3条の4（爆発性がある毒物劇物の所持禁止）。

> （引火性）、（発火性）又は爆発性のある毒物又は劇物であって政令で定めるものは、業務その他正当な理由による場合を除いては、所持してはならない。

【8】3

〔解説〕クロロ酢酸ナトリウムは、農業用品目に定められていない。

　　　　1～2＆4～5．いずれも農業用品目に定められている。取締法第4条の3（販売品目の制限）第1項、施行規則第4条の2（農業用品目販売業者の取り扱う毒物及び劇物）、別表第1。

【9】4

〔解説〕アニリンは、特定品目に定められていない。

　　　　1～3＆5．いずれも特定品目に定められている。取締法第4条の3（販売品目の制限）第2項、施行規則第4条の3（特定品目販売業者の取り扱う毒物及び劇物）第1項、別表第2。

【10】1

〔解説〕取締法第12条（毒物又は劇物の表示）第1項。

【11】2

〔解説〕A．取締法第10条（届出）第1項第4号。

　　　　B．取締法第4条（営業の登録）第3項。

　　　　C．特定毒物とは毒物であって取締法 別表第3に掲げるものをいい、特定品目とは厚生労働省令（施行規則 別表第2）で定める毒物又は劇物のことをいう。販売業の登録の種類に「特定毒物販売業」は定められていない。取締法第4条の2（販売業の登録の種類）第1～3号。

【12】3

〔解説〕A．記述の内容は製造所の設備の基準であり、販売業の店舗の設備には適用されない。施行規則第4条の4（製造所等の設備）第1項第1号ロ、第2項。

　　　　B．施行規則第4条の4（製造所等の設備）第1項第2号イ、第2項。

　　　　C．施行規則第4条の4（製造所等の設備）第1項第4号、第2項。

【13】3

〔解説〕取締法第7条（毒物劇物取扱責任者）第1項。

　　　　1．毒物又は劇物を直接取り扱う店舗には、専任の毒物劇物取扱責任者を置かなければならないが、直接取り扱わない場合は置く必要がない。取締法第7条（毒物劇物取扱責任者）第1項。

2．「15日以内」⇒「30日以内」。取締法第7条（毒物劇物取扱責任者）第3項。

4．農業用品目毒物劇物取扱者試験に合格した者は、農業用品目のみを取り扱う輸入業の営業所、農業用品目販売業の店舗においてのみ、毒物劇物取扱責任者となることができる。従って、製造所の毒物劇物取扱責任者になることはできない。取締法第8条（毒物劇物取扱責任者の資格）第4項。

5．毒物劇物取扱責任者になることができるのは、①薬剤師、②厚生労働省令で定める学校で応用化学に関する学課を修了した者、③都道府県知事が行う毒物劇物取扱者試験に合格した者である。取締法第8条（毒物劇物取扱責任者の資格）第1項第1～3号。

【14】2
〔解説〕取締法第8条（毒物劇物取扱責任者の資格）第2項第1～4号。

一　（A：18）歳未満の者
二　（略）
三　麻薬、大麻、（B：あへん）又は覚せい剤の中毒者
四　（略）又は執行を受けることがなくなった日から起算して（C：3）年を経過していない者

【15】3
〔解説〕営業時間を変更したときの届出は不要。

1．取締法第9条（登録の変更）第1項。

2．取締法第10条（届出）第1項第3号、施行規則第10条の2（営業者の届出事項）第1号。

4＆5．取締法第10条（届出）第1項。順に第4号、第2号。

【16】4
〔解説〕取締法第12条（毒物又は劇物の表示）第2項第4号、施行規則第11条の6（取扱及び使用上特に必要な表示事項）第2号ハ。

1＆2．法令で定められている表示事項に該当しない。

3＆5．いずれも、DDVPを含有する衣料用の防虫剤の容器及び被包に表示しなければならない事項である。施行規則第11条の6（取扱及び使用上特に必要な表示事項）第3号ロ、ハ。

【17】5
〔解説〕取締法第13条（農業用の劇物）、施行令第39条（着色すべき農業用劇物）第2号、施行規則第12条（農業用劇物の着色方法）。

【18】4
〔解説〕取締法第15条（毒物又は劇物の交付の制限等）第2項、施行令第32条の3（発火性又は爆発性のある劇物）。ピクリン酸、塩素酸塩類及びこれを含有する製剤（塩素酸塩類35％以上を含有するものに限る）、ナトリウム、亜塩素酸ナトリウム及びこれを含有する製剤（亜塩素酸ナトリウム30％以上含有するものに限る）が規定されている。

【19】2

〔解説〕取締法第14条（毒物又は劇物の譲渡手続）第1項第1～3号。

> 一　毒物又は劇物の名称及び（Ａ：数量）
> 二　販売又は授与の（Ｂ：年月日）
> 三　譲受人の氏名、（Ｃ：職業）及び住所（法人にあっては、その名称及び主たる事務
> 　　所の所在地）

【20】4

〔解説〕取締法第14条（毒物又は劇物の譲渡手続）第4項。

【21】1

〔解説〕取締法第15条の2（廃棄）、施行令第40条（廃棄の方法）第1～3号。

【22】3

〔解説〕Ａ．施行令第40条の5（運搬方法）第2項第4号。

　　　　Ｂ．「「劇」と表示した標識」⇒「「毒」と表示した標識」。施行令第40条の5（運
　　　　　　搬方法）第2項第2号、施行規則第13条の5（毒物又は劇物を運搬する車両
　　　　　　に掲げる標識）。

　　　　Ｃ．施行令第40条の5（運搬方法）第2項第3号。

【23】4

〔解説〕運搬する毒物又は劇物の製造所の名称及び所在地は、書面への記載事項に含ま
　　　　れていない。

　　　　1～3＆5．施行令第40条の6（荷送人の通知義務）第1項。

【24】5

〔解説〕取締法第17条（事故の際の措置）第2項。

> 毒物劇物営業者及び特定毒物研究者は、その取扱いに係る毒物又は劇物が盗難にあ
> い、又は紛失したときは、直ちに、その旨を（警察署）に届け出なければならない。

【25】1

〔解説〕取締法第22条（業務上取扱者の届出等）第1項、施行令第41条、第42条（業務
　　　　上取扱者の届出）各号。

　　　　1＆4．無機シアン化合物たる毒物及びこれを含有する製剤を用いて金属熱処
　　　　　　理や電気めっきを行う場合に、業務上取扱者の届出が必要となる。

　　　　2．届出の必要がない。

　　　　3．砒素化合物たる毒物及びこれを含有する製剤を用いてしろありの防除を行
　　　　　　う場合は、業務上取扱者の届出が必要となる。

　　　　5．内容積が1,000L以上の容器を大型自動車に積載してニトロベンゼンの運送
　　　　　　行う場合は、業務上取扱者の届出が必要となる。

【26】5

〔解説〕固体が液体になる変化を「融解」、固体が気体になる変化を「昇華」、液体が固体になる変化を「凝固」という。

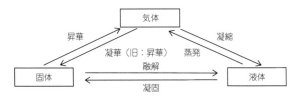

【27】4

〔解説〕同素体とは、同じ元素からなる単体で、性質の異なる物質をいう。一酸化炭素COと二酸化炭素CO_2はそれぞれ異なる化合物である。

　1．ダイヤモンドと黒鉛は炭素Cの同素体である。

【28】1

〔解説〕2．ファラデー（の電気分解）の法則…電気分解において、陰極または陽極で変化する物質の質量は、流した電気量に比例する。

　3．質量保存の法則…化学変化の前後で物質の質量の総和は変化しない。

　4．ヘンリーの法則…一定温度で一定量の溶媒に溶ける気体の質量（物質量）は、その気体の圧力に比例する。

　5．ボイル・シャルルの法則…一定物質量の気体の体積は、圧力に反比例し、絶対温度に比例する。

【29】2

〔解説〕1．原子の中心にある原子核は「正の電荷」をもつ。

　3．中性子の数と「陽子」の数の和を質量数という。

　4．「原子番号（陽子の数）」は等しく、「質量数」の異なる原子を互いに同位体という。

　5．「中性子」の質量は、陽子の質量とほぼ同じである。電子の質量は陽子の約1/1840である。

【30】3

〔解説〕アルカリ土類金属は、2価の「陽イオン」になりやすい。

　2．典型元素のうち、周期表の左側にあるアルカリ金属は1価の、アルカリ土類金属は2価の陽イオンになりやすい。

　5．同族元素とは同じ族に並ぶ元素のことをいい、性質が類似している。

【31】2

〔解説〕炎色反応は次のとおり。Na（ナトリウム）…黄色、Li（リチウム）…赤色、Ba（バリウム）…黄緑色、Cu（銅）…青緑色、B（ホウ素）…緑色。

【32】3

〔解説〕金属のイオン化傾向は、水溶液中での金属の電子の失いやすさ、すなわち酸化されやすさを表す。従ってイオン化傾向が大きい金属ほど、酸化されやすく還元作用が強い。

1．原子が電子を受け取ることを「還元」という。

2．相手の物質を酸化させ、自身は還元される物質を「酸化剤」という。

4．水素を失うことを「酸化」という。

5．過酸化水素は、酸化剤と還元剤の両方の性質をもつ。

【33】1

〔解説〕「塩基性溶液」は、指示薬のフェノールフタレインを透明から赤色に変色させる。

2＆4．温度が一定（25℃）の場合、中性はpH7となる。7より小さくなるほど酸性は強くなり、7より大きくなるほど塩基性が強くなる。

3．強酸の水溶液は、水で10倍に希釈する（薄める）とpHが1増加し、100倍に希釈するとpHが2増加する。

【34】1

〔解説〕2．－COOH…カルボキシ基。カルボニル基は「＞C＝O」である。

3．－NO2…ニトロ基。

4．－OH…ヒドロキシ基。アルデヒド基（ホルミル基）は「－CHO」である。

5．－SO3H…スルホ基。

【35】4

〔解説〕質量パーセント濃度10％の食塩水150g中に含まれる食塩（溶質）は、150×0.1＝15g。加えるべき食塩水の量を x gとすると、次の等式が成り立つ。

$$質量パーセント濃度（\%）= \frac{溶質の質量（g）}{溶液の質量（g）} \times 100$$

$$20\% = \frac{15g + 0.35x\,g}{150g + x\,g} \times 100$$

$$20 \times (150g + x\,g) = (15g + 0.35x\,g) \times 100$$

$$3000 + 20x = 1500 + 35x$$

$$15x = 1500$$

$$x = 100（g）$$

【36】3

〔解説〕LD50は「半数致死量」のことで、Lはlethal（致死の）、Dはdose（1回の用量）の略。

LD50は、同一母集団に属する動物に投与したり接触させたりして50％を死に至らしめる薬物の量であり、この値が（A：小さい）ほど、その物質の致死毒性は強いといえる。また、劇物の経口毒性の原則的な判定基準は、「LD50が（B：50）mg/kgを越え（C：300）mg/kg以下のもの」とされている。

※以下、物質名のみ表示している場合は、その物質の化学式及び選択肢の内容に該当する物質名を表す。また、物質名の後や文章中に記載されている［　］は、物質を見分ける際に特徴となるキーワードを表す。

【37】 2

〔解説〕水酸化ナトリウム $NaOH$［水溶液はアルカリ性］［せっけん製造］

　　　　B～C＆E．「白色の固体」であり、「含有量が5％以下の製剤は劇物から除外」される。固体であるため、「風解性はない」。

【38】 3

〔解説〕塩素酸ナトリウム $NaClO_3$［強酸と反応して二酸化塩素 ClO_2 を生成］［血液毒性］

　　　　A＆D～E．「無色無臭」の固体である。「除草剤」に用いられ、強い「酸化作用」を有する。

【39】 4

〔解説〕ホルムアルデヒド水溶液（ホルマリン）$HCHO$ aq は、ホルムアルデヒドの「含有量が1％以下の製剤は劇物から除外」されるため、0.5％を含有する製剤は劇物に該当しない。

【40】 1

〔解説〕トリクロル（トリクロロ）酢酸 CCl_3COOH［潮解性］［微弱の刺激性臭］

　　　　C～E．水溶液は「弱酸性」を示し、皮膚や粘膜に対して「腐食性をもつ」、「無色の斜方六面形の結晶」である。

【41】 2

〔解説〕クロルピクリン $CCl_3(NO_2)$ は、酸やアルカリに安定（反応が起きない）であり、「分解されない」。

【42】 4

〔解説〕硝酸 HNO_3［人体に対し腐食性］［皮膚が黄色に変色］

　　　　1．アニリン $C_6H_5NH_2$ は、［メトヘモグロビン］をつくり［チアノーゼ］を起こせる。

　　　　2．シアン化水素 HCN は、［極めて猛毒］で、呼吸中枢を刺激する。

　　　　3．メチルエチルケトン $C_2H_5COCH_3$ は、［高濃度で麻酔状態］となる。

　　　　5．スルホナール $C_7H_{16}O_4S_2$ は、［ポルフィリン尿（赤い尿）］として現れる。

【43】 1

〔解説〕ホスゲン $COCl_2$…アルカリ法［水酸化ナトリウム水溶液（10％程度）］［ガスを吹き込む］

　　　　2．［過剰の可燃性溶剤又は重油等］［火室へ噴霧］［高温で焼却］から燃焼法であり、クロロホルム $CHCl_3$、四塩化炭素 CCl_4 などが考えられる。

　　　　3．［ナトリウム塩］［活性汚泥］から活性汚泥法であり、修酸 $(COOH)_2 \cdot 2H_2O$ が考えられる。

4．［水酸化ナトリウム水溶液を加えてアルカリ性（pH11以上）］［酸化分解］から酸化法であり、シアン化カリウムKCN、シアン化ナトリウムNaCNが考えられる。

5．［還元剤（例えばチオ硫酸ナトリウム等）の水溶液］から還元法であり、塩素酸カリウムKClO3などの酸化剤が考えられる。

【44】1

〔解説〕クロロホルムCHCl3［中性洗剤等の分散剤］

2．［土砂に吸着させる］［安全な場所に導く］［必要があれば更に中和］から、水酸化カリウム水溶液KOH aqや水酸化ナトリウム水溶液NaOH aqが考えられる。

3．［還元剤（硫酸第一鉄等）］［消石灰、ソーダ灰等の水溶液で処理］から、クロム酸ナトリウムNa2CrO4・10H2Oなどの六価クロムや、亜塩素酸ナトリウムNaClO2などの酸化剤が考えられる。

4．［土砂または多量の水で覆う］［液水を満たした空容器に回収］から、黄燐P4が考えられる。

5．［むしろ、シート］［消石灰を散布して吸収］から、液化塩素Cl2や臭素Br2が考えられる。

【45】5

〔解説〕四エチル鉛Pb(C2H5)4［床面はコンクリート］［分厚な枕木の上に保管］

1．［少量のアルコールを加えて分解を防止］から、クロロホルムCHCl3が考えられる。

2．［水中に沈めてピンに入れる］［砂を入れた缶中に固定］から、黄燐P4が考えられる。

3．［通常石油中に保管］［冷所で雨水などの漏れが絶対にない場所］から、ナトリウムNaが考えられる。

4．［硫黄、ヨード、ガソリン、アルコール等と離して保管］［鉄、銅、鉛等の金属容器を使用しない］から、ピクリン酸C6H2(OH)(NO2)3が考えられる。

【46】A…2 B…5 C…1 D…4 E…3

〔解説〕A．Br2（臭素）

B．K2Cr2O7（重クロム酸カリウム（ニクロム酸カリウム））

C．PH3（燐化水素（ホスフィン））

D．CH3COOCH2CH3（CH3COOC2H5）（酢酸エチル）

E．CuSO4・5H2O（硫酸第二銅）

【47】A…5 B…5

〔解説〕ヒドラジンH4N2は（A：無色）の油状液体。（B：ロケット燃料）として用いられる。

【48】A…2　B…2

〔解説〕ベタナフトール$C_{10}H_7OH$は（A：無色又は白色）の結晶性粉末。かすかなフェノール様臭気を有する。水溶液にアンモニア水を加えると（B：紫色）の蛍石彩を放つ。

【49】A…2　B…3　C…1

〔解説〕塩酸HCl aqは、無色透明の液体。25％以上のものは湿った空気中で著しく発煙し、刺激臭がある。種々の金属を溶解し（A：水素H_2）を生成する。（B：試薬、染色・色素工業、エッチング剤）として用いられる。

水溶液は青色リトマス紙を赤色に変色させる。硝酸銀溶液を加えると（C：白色）の沈殿（塩化銀AgCl）を生ずる。沈殿を分取し、この一部に希硝酸を加えても溶けない。また、他の一部に過量のアンモニア試液を加えるとき、溶ける。

【50】5

〔解説〕弗化水素酸HF aq［ロウを塗ったガラス板］［ロウをかぶらない模様の部分は腐食］

1．アンモニア水NH_3 aqは、［濃塩酸でうるおしたガラス棒］を近づけると、［白い霧］が生じる。

2．ピクリン酸$C_6H_2(OH)(NO_2)_3$のアルコール溶液は、［白色の羊毛や絹糸を鮮黄色］に染める。

3．ナトリウムNaは、［白金線につけて溶融炎で熱すると黄色の炎］を放つ。

4．過酸化水素水H_2O_2 aqは、［過マンガン酸カリウムを還元］し、［クロム酸塩を過クロム酸塩］に変える。

【51】5

〔解説〕沃素I_2［黒灰色］［金属様の光沢のある稜板状結晶］［熱すると紫色の蒸気］

1．アニリン$C_6H_5NH_2$は、［無色透明な油状の液体］。［空気に触れて赤褐色］を呈する。

2．ニトロベンゼン$C_6H_5NO_2$は、［無色または淡黄色の油状の液体］。［苦扁桃様の香気］をもつ。

3．無水クロム酸CrO_3は、［暗赤色の針状の結晶］。［潮解性］があり［極めて強い酸化剤］である。

4．酢酸タリウムCH_3COOTlは、［無色の結晶］。［湿った空気中で潮解］する。

【52】4

〔解説〕A．黄燐P_4は［放置すると50℃で発火］し、水素化砒素（アルシン）AsH_3は［引火性］を有する。

B．黄燐は［白色または淡黄色のろう様半透明の結晶性固体］であり、水素化砒素は［無色の気体］である。

C．黄燐、水素化砒素ともに［ニンニク臭］を有する。

167

一般受験者数・合格率《参考》	受験者数（人）	合格者数（人）	合格率（%）
	323	178	55.1

〔毒物及び劇物に関する法規〕

※ 設問中の法令とは、毒物及び劇物取締法（法）、毒物及び劇物取締法施行令（政令）、毒物及び劇物指定令（政令）、毒物及び劇物取締法施行規則（省令）を指す。

【1】次の文は、毒物及び劇物取締法の条文の一部である。（　）の中に入る字句として、正しいものの組合せはどれか。

この法律は、毒物及び劇物について、（ア）の見地から必要な（イ）を行うことを目的とする。

　　　　　　　ア　　　　　　イ
☑ 1．公衆衛生上　　　取締
　 2．公衆衛生上　　　規制
　 3．保健衛生上　　　監視
　 4．保健衛生上　　　取締
　 5．保健衛生上　　　規制

【2】次の文は、毒物及び劇物取締法の条文の一部である。（　）の中に入る字句として、正しいものはどれか。

この法律で「劇物」とは、別表第2に掲げる物であって、（　）以外のものをいう。

☑ 1．毒物
　 2．化粧品
　 3．危険物
　 4．食品及び食品添加物
　 5．医薬品及び医薬部外品

【3】次の文は、毒物及び劇物取締法の条文の一部である。（　）の中に入る字句として、正しいものの組合せはどれか。

毒物又は劇物の販売業の（A）を受けた者でなければ、毒物又は劇物を販売し、授与し、又は販売若しくは授与の目的で（B）し、運搬し、若しくは（C）してはならない。

	A	B	C
☑ 1.	承認	貯蔵	陳列
2.	承認	所持	広告
3.	登録	貯蔵	広告
4.	登録	所持	広告
5.	登録	貯蔵	陳列

【4】次のうち、特定毒物を取扱う者に関する記述として、正しいものはどれか。

☑ 1. 特定毒物研究者のみが、特定毒物を製造することができる。

2. 毒物劇物営業者は、特定毒物を所持してはならない。

3. 特定毒物研究者は、6年ごとに許可の更新を受けなければならない。

4. 特定毒物使用者は、特定毒物を品目ごとに政令で定める用途以外の用途に供してはならない。

5. 医師、薬剤師又は都道府県知事が行う毒物劇物取扱者試験に合格した者でなければ、特定毒物使用者になることができない。

【5】次の特定毒物を含有する製剤のうち、法令で着色の基準が<u>定められていない</u>ものはどれか。

☑ 1. オクタメチルピロホスホルアミド

2. 四アルキル鉛

3. ジメチルエチルメルカプトエチルチオホスフェイト

4. モノフルオール酢酸塩類

5. モノフルオール酢酸アミド

【6】次のうち、興奮、幻覚又は麻酔の作用を有する毒物又は劇物（これらを含有するものを含む。）であって、みだりに摂取し、若しくは吸入し、又はこれらの目的で所持してはならないものとして、政令で定められているものはどれか。

☑ 1. キシレン

2. ナトリウム

3. トルエン

4. アンモニア

5. クロロホルム

【7】次の文は、毒物及び劇物取締法の条文の一部である。（　）の中に入る字句として、正しいものの組合せはどれか。

　　引火性、（ア）又は爆発性のある毒物又は劇物であって政令で定めるものは、業務その他正当な理由による場合を除いては、（イ）してはならない。

	ア	イ
☑ 1.	刺激性	所持
2.	発火性	所持
3.	発火性	譲渡
4.	可燃性	所持
5.	可燃性	譲渡

【8】次のうち、毒物劇物農業用品目に該当しないものはどれか。

☑ 1. アンモニア　　　2. ニコチン　　　　3. クロルエチル
　 4. 沃化メチル　　　5. ロテノン

【9】次のうち、毒物劇物特定品目に該当しないものはどれか。

☑ 1. 塩素　　　　　　　2. クロロホルム　　　　3. 酢酸エチル
　 4. ニトロベンゼン　　5. メタノール

【10】毒物劇物営業者に関する次の記述の正誤について、正しいものの組合せはどれか。

A. 毒物又は劇物の製造業者が、その製造した毒物又は劇物を、他の毒物劇物営業者に販売するときは、毒物又は劇物の販売業の登録を受けなければならない。

B. 毒物又は劇物の輸入業の登録は、6年ごとに、更新を受けなければ、その効力を失う。

C. 毒物又は劇物の販売業の登録は、「一般販売業」「農業用品目販売業」「特定毒物販売業」の3種類がある。

	A	B	C
☑ 1.	正	正	正
2.	正	正	誤
3.	誤	正	誤
4.	誤	誤	正
5.	誤	誤	誤

【11】 次のうち、毒物又は劇物の販売業の店舗の設備基準として、法令で定められていないものはどれか。

☑ 1. 毒物又は劇物を販売する場所の天井及び床は、コンクリートであること。
  2. 毒物又は劇物の貯蔵設備は、毒物又は劇物とその他の物とを区分して貯蔵できるものであること。
  3. 毒物又は劇物を貯蔵する場所が性質上かぎをかけることができないものであるときは、その周囲に、堅固なさくが設けてあること。
  4. 毒物又は劇物を陳列する場所にかぎをかける設備があること。
  5. 毒物又は劇物の運搬用具は、毒物又は劇物が飛散し、漏れ、又はしみ出るおそれがないものであること。

【12】 次のうち、毒物劇物取扱責任者に関する記述として、正しいものはどれか。

☑ 1. すべての毒物劇物業務上取扱者は、毒物劇物取扱責任者を設置しなければならない。
  2. 毒物劇物取扱責任者になるためには、1年以上の実務経験が必要である。
  3. 毒物劇物営業者は、毒物劇物取扱責任者を変更したときは、30日以内に、その毒物劇物取扱責任者の氏名を届け出なければならない。
  4. 農業用品目毒物劇物取扱者試験に合格した者は、農業用品目の毒物又は劇物のみを製造する製造所の毒物劇物取扱責任者になることができる。
  5. 毒物劇物取扱者試験に合格しても、20歳未満の者は毒物劇物取扱責任者になることはできない。

【13】 次の文は、毒物及び劇物取締法の条文の一部である。（　）の中に入る字句として、正しいものの組合せはどれか。

　次の各号に掲げる者でなければ、前条の毒物劇物取扱責任者となることができない。
一　（A）
二　厚生労働省令で定める学校で、（B）に関する学課を修了した者
三　（C）が行う毒物劇物取扱者試験に合格した者

	A	B	C
☑ 1.	薬剤師	有機化学	都道府県知事
2.	薬剤師	応用化学	都道府県知事
3.	薬剤師	有機化学	厚生労働大臣
4.	危険物取扱者	応用化学	都道府県知事
5.	危険物取扱者	有機化学	厚生労働大臣

【14】次のうち、毒物劇物販売業者が、30日以内にその旨を届け出なければならない場合として、正しいものの組合せはどれか。

A．毒物又は劇物を貯蔵する設備の重要な部分を変更したとき。

B．毒物又は劇物の購入元を変更したとき。

C．法人の代表者を変更したとき。

D．店舗における営業を廃止したとき。

☑ 1．A、C 　　　　2．A、D 　　　　3．B、C

　　4．B、D 　　　　5．C、D

【15】次の文は、毒物及び劇物取締法の条文の一部である。（　）の中に入る字句として、正しいものはどれか。

　毒物劇物営業者及び特定毒物研究者は、毒物又は厚生労働省令で定める劇物については、その容器として、（　）を使用してはならない。

☑ 1．飲食物の容器として通常使用される物

　　2．再利用された物

　　3．破損しやすい又は腐食しやすい物

　　4．遮光性がない物

　　5．密封できない構造の物

【16】次のうち、毒物劇物製造業者が毒物の容器及び被包に表示しなければならない文字として、正しいものはどれか。

☑ 1．「医薬用外」の文字及び白地に赤色をもって「毒物」の文字

　　2．「医薬用外」の文字及び黒地に白色をもって「毒物」の文字

　　3．「医薬用外」の文字及び赤地に白色をもって「毒物」の文字

　　4．「医薬用外」の文字及び白地に赤色をもって「毒」の文字

　　5．「医薬用外」の文字及び赤地に白色をもって「毒」の文字

【17】次の文は、毒物及び劇物取締法の条文の一部である。（　）の中に入る字句として、正しいものの組合せはどれか。

　毒物劇物営業者は、その容器及び被包に、次に掲げる（※）事項を表示しなければ、毒物又は劇物を販売し、又は授与してはならない。

一　毒物又は劇物の名称

二　毒物又は劇物の（A）

三　厚生労働省令で定める毒物又は劇物については、それぞれ厚生労働省令で定めるその（B）の名称

四　毒物又は劇物の（C）及び使用上特に必要と認めて、厚生労働省令で定める事項

（※）問題表記の都合により、条文の「左に掲げる」を「次に掲げる」に改変

	A	B	C
☑ 1.	成分及びその含量	中和剤	取扱
2.	成分及びその含量	解毒剤	取扱
3.	成分及びその含量	中和剤	廃棄方法
4.	保管上の注意	解毒剤	取扱
5.	保管上の注意	中和剤	廃棄方法

【18】毒物劇物販売業者が、毒物劇物営業者以外の者に毒物又は劇物を販売するとき、譲受人から提出を受けなければならない書面に関する次の記述のうち、正しいものはいくつあるか。

A．書面の保存期間は、販売した日から5年間である。

B．毒物又は劇物の名称及び数量が記載されていなければならない。

C．譲受人が押印をしなければならない。

D．販売の年月日及び販売価格が記載されていなければならない。

☑ 1. 1つ　　　2. 2つ　　　3. 3つ
4. 4つ　　　5. なし

【19】次の文は、毒物及び劇物取締法の条文の一部である。（　）の中に入る字句として、正しいものの組合せはどれか。

毒物劇物営業者は、毒物又は劇物を次に掲げる者に交付してはならない。

一　（A）歳未満の者

二　心身の障害により毒物又は劇物による（B）上の危害の防止の措置を適正に行うことができない者として厚生労働省令で定めるもの

三　（C）、大麻、あへん又は覚せい剤の中毒者

	A	B	C
☑ 1.	18	公衆衛生	麻薬
2.	18	保健衛生	麻薬
3.	18	公衆衛生	アルコール
4.	16	保健衛生	アルコール
5.	16	公衆衛生	麻薬

173

【20】法令で定められている毒物又は劇物の廃棄の方法に関する次の記述について、（　）の中に入る字句として、正しいものの組合せはどれか。

毒物又は劇物を廃棄する場合には、中和、（ア）、酸化、還元、（イ）その他の方法により、毒物及び劇物並びに法第11条第2項に規定する政令で定める物のいずれにも該当しない物とすること。

	ア	イ
☑ 1.	密封	稀釈
2.	密封	濃縮
3.	蒸留	稀釈
4.	加水分解	稀釈
5.	加水分解	濃縮

【21】登録が失効した場合等の措置に関する次の記述について、（　）の中に入る字句として、正しいものの組合せはどれか。

毒物劇物営業者、特定毒物研究者又は特定毒物使用者は、その営業の登録若しくは特定毒物研究者の許可が効力を失い、又は特定毒物使用者でなくなったときは、（A）以内に、それぞれ現に所有する（B）の品名及び（C）を届け出なければならない。

	A	B	C
☑ 1.	15日	特定毒物	数量
2.	15日	全ての毒物	廃棄方法
3.	50日	特定毒物	数量
4.	50日	全ての毒物	数量
5.	50日	特定毒物	廃棄方法

【22】硫酸20％を含有する製剤で液体状のものを、車両を使用して1回につき6,000kg運搬する場合の運搬方法等に関する次の記述のうち、正しいものはどれか。［改］

☑ 1. 0.3m平方の板に地を黒色、文字を白色として「劇」と表示した標識を運搬車両の前後の見やすい箇所に掲げなければならない。

2. 車両には、保護手袋と保護長ぐつを1人分備えればよい。

3. 1人の運転者による運転時間が、2日（始業時刻から起算して48時間をいう。）を平均し1日当たり10時間以内であれば、交替して運転する者を同乗させなくてよい。

4．毒物劇物業務上取扱者として、事前に都道府県知事の許可を得なければならない。

5．車両には、事故の際に講じなければならない応急の措置の内容を記載した書面を備えなければならない。

【23】法令で定められている毒物又は劇物の事故の際の措置に関する次の記述の正誤について、正しいものの組合せはどれか。

A．毒物劇物販売業者が取り扱っている毒物が流出し、不特定の者に保健衛生上の危害が生じるおそれがあったため、直ちに、その旨を保健所に届け出た。

B．毒物劇物業務上取扱者である運送業者が、運送中に劇物を紛失したが、毒物劇物営業者ではないので届出はしなかった。

C．毒物劇物製造業者からその製造した劇物が流出し、近隣の多数の住民に保健衛生上の危害が生じるおそれがあったため、危害防止のために必要な応急の措置を講じた。

	A	B	C
1．	正	正	正
2．	正	誤	誤
3．	正	誤	正
4．	誤	正	誤
5．	誤	誤	正

【24】法令で定められている行政上の措置に関する次の記述の正誤について、正しいものの組合せはどれか。

A．都道府県知事は、保健衛生上必要があると認めるときは、毒物劇物監視員に、毒物劇物販売業者の店舗に対し立入検査をさせることができる。

B．都道府県知事は、保健衛生上必要があると認めるときは、特定毒物研究者から必要な報告を徴することができる。

C．都道府県知事は、犯罪捜査上必要があると認めるときは、毒物劇物監視員に、毒物劇物輸入業者が所有する毒物及び劇物を収去させることができる。

	A	B	C
1．	正	正	正
2．	正	正	誤
3．	正	誤	誤
4．	誤	正	正
5．	誤	誤	正

【25】 次のうち、業務上取扱者として届け出なければならない者として、法令で定められているものはどれか。

☑ 1．シアン化ナトリウムを使用する電気めっき業者
2．ホルムアルデヒドを使用する塗装業者
3．モノフルオール酢酸の塩類を含有する製剤を使用する野ねずみ駆除業者
4．弗化水素酸を含有する製剤を使用するガラス加工業者
5．50％水酸化ナトリウムを使用する検査機関

〔基礎化学〕

※ 設問中の物質の性状は、特に規定しない限り常温常圧におけるものとする。なお、mL は「ミリリットル」、mol/L は「モル濃度」、W/V％は「質量対容量百分率」を表すこととする。

【26】 物質の状態変化に関する次の記述のうち、誤っているものはどれか。

☑ 1．固体が液体になることを融合という。
2．固体が気体になることを昇華という。
3．液体が固体になることを凝固という。
4．液体が気体になることを蒸発という。
5．気体が液体になることを凝縮という。

【27】 次のうち、化合物であるものはどれか。

☑ 1．ダイヤモンド　　　2．二酸化炭素　　　3．オゾン
4．海水　　　　　　　5．酸素

【28】 次の文は、ある法則に関する記述である。該当するものはどれか。

一定量の理想気体の体積は、圧力に反比例し、絶対温度に比例する。

☑ 1．アボガドロの法則　　2．ファラデーの法則　　　3．ヘスの法則
4．ヘンリーの法則　　　5．ボイル・シャルルの法則

【29】 次のうち、イオン化エネルギーの最も大きい元素はどれか。

☑ 1．H　　　2．He　　　3．Li
4．C　　　5．Ar

【30】 次のうち、二重結合を含む炭化水素として正しいものはどれか。

☑ 1．メタン　　　　　2．エタン　　　　　3．エチレン
4．アセチレン　　　5．シクロペンタン

令和4年度　長野

176

【31】酸と塩基に関する次の記述のうち、正しいものはどれか。

☑ 1. 他の物質にO^{2-}を与えるものを酸という。
2. 他の物質にH^+を与えるものを塩基という。
3. 塩化水素は、2価の酸である。
4. 水酸化カルシウムは2価の塩基である。
5. アンモニア水は、青色リトマス紙を赤変させる。

【32】次のうち、極性がある分子（極性分子）として正しいものの組合せはどれか。

A. CH_3COOH
B. NH_3
C. CO_2
D. CH_4
E. H_2

☑ 1. A、B　　2. A、D　　3. B、C
4. C、E　　5. D、E

【33】次のうち、0.2mol/Lの硫酸500mLを過不足なく中和するのに必要な0.4mol/L水酸化ナトリウム水溶液の量として正しいものはどれか。

☑ 1. 25mL　　2. 50mL　　3. 250mL
4. 500mL　　5. 1000mL

【34】次のうち、ヒドロキシ基（－OH）をもつ有機化合物として、正しいものはどれか。

☑ 1. ホルムアルデヒド　　2. アニリン　　3. アセトン
4. ニトロベンゼン　　5. フェノール

【35】コロイド溶液に関する次の記述について、（ ）の中に入る字句として、正しいものはどれか。

コロイド粒子は半透膜を通過しないため、半透膜を用いると、それを通るイオンや分子などの溶質をコロイド溶液から分離できる。このことを（ ）という。

☑ 1. ブラウン運動　　2. 凝析　　3. 透析
4. 電気泳動　　5. チンダル現象

【36】毒性に関する次の記述について、（　）の中に入る字句として、正しいものの組合せはどれか。

　　同一母集団に属する動物に薬物を投与したり接触させたりして50％を死に至らしめる薬物の濃度のことを（A）という。また、薬物が誤飲、誤食等により消化器から吸収され、生体の機能または組織に障害を与える性質を（B）といい、神経系に直接または間接に作用を及ぼすものを（C）という。

	A	B	C
☑ 1.	LC_{50}	経口毒性	神経毒
2.	LC_{50}	吸入毒性	腐食毒
3.	LD_{50}	経口毒性	神経毒
4.	LD_{50}	吸入毒性	神経毒
5.	LD_{50}	経口毒性	腐食毒

〔実地（性質・貯蔵・取扱い方法等）〕

※　設問中の物質の性状は、特に規定しない限り常温常圧におけるものとする。

【37】アジ化ナトリウムに関する次の記述のうち、正しいものの組合せはどれか。
　A．芳香性刺激臭を有する。
　B．無色の固体である。
　C．アルコールに難溶である。
　D．化学式はNaN_2である。
　E．吸入すると麻酔性がある。

☑　1．A、B　　　2．A、D　　　3．B、C
　　4．C、E　　　5．D、E

【38】ジメチルジチオホスホリルフェニル酢酸エチル（PAP、フェントエート）に関する次の記述のうち、正しいものの組合せはどれか。
　A．無臭である。
　B．青緑色の液体である。
　C．アルコールに不溶である。
　D．殺虫剤に用いられる。
　E．解毒剤としてPAM製剤（プラリドキシムヨウ化物）が用いられる。

☑　1．A、C　　　2．A、E　　　3．B、C
　　4．B、D　　　5．D、E

【39】シアン化カリウムに関する次の記述のうち、誤っているものはどれか。

☑ 1．青色の固体である。
2．水溶液は強アルカリ性を示す。
3．酸と反応して有毒なシアン化水素を発生する。
4．水溶液を煮沸すると、ぎ酸カリウムとアンモニアを生成する。
5．解毒剤としてヒドロキソコバラミンが用いられる。

【40】硝酸に関する次の記述のうち、正しいものの組合せはどれか。

A．腐食性を有する。
B．無臭である。
C．空気に接すると刺激性の紫色の霧を発する。
D．冶金に用いられる。
E．化学式はH_2SO_4である。

☑ 1．A、B　　　2．A、D　　　3．B、E
4．C、D　　　5．C、E

【41】水酸化カリウムに関する次の記述のうち、誤っているものはどれか。

☑ 1．白色の固体である。
2．高濃度の水溶液は腐食性を有する。
3．潮解性を有する。
4．炎色反応で黄色を示す。
5．水溶液はアルカリ性を示す。

【42】次の文は、ある物質の毒性に関する記述である。該当するものはどれか。

　　致死量に近い量を摂取すると、酩酊状態になり、視神経が侵され、眼がかすみ、失明することがある。中毒の原因は、神経細胞内でぎ酸が生成されることによる。

☑ 1．蓚酸
2．メタノール
3．フェノール
4．アクリルアミド
5．ジメチル－２,２－ジクロルビニルホスフェイト（DDVP、ジクロルボス）

【43】　次のうち、「毒物及び劇物の廃棄の方法に関する基準」で定めるメチルメルカプタンの廃棄の方法として、正しいものはどれか。

☑　1．そのまま再利用するため蒸留する。
　　2．セメントを用いて固化し、埋立処分する。
　　3．ナトリウム塩とした後、活性汚泥で処理する。
　　4．水に溶かし、消石灰の水溶液を加えて中和し、沈殿ろ過して埋立処分する。
　　5．水酸化ナトリウム水溶液中へ徐々に吹き込んで処理した後、酸化剤（次亜塩素酸ナトリウム、さらし粉等）の水溶液を加えて酸化分解する。これに硫酸を加えて中和した後、多量の水を用いて希釈し、処理する。

【44】　次のうち、「毒物及び劇物の運搬事故時における応急措置に関する基準」で定めるぎ酸の漏えい時の措置として、正しいものはどれか。

☑　1．多量の場合は、土砂等でその流れを止め、多量の活性炭又は消石灰を散布して覆い、至急関係先に連絡し専門家の指示により処理する。
　　2．少量の場合は、濡れむしろ等で覆い、遠くから多量の水をかけて洗い流す。
　　3．漏えいした液は土砂等でその流れを止め、安全な場所に導き、密閉可能な空容器にできるだけ回収し、そのあとを水酸化カルシウム等の水溶液で中和した後、多量の水を用いて洗い流す。
　　4．表面を速やかに土砂または多量の水で覆い、水を満たした空容器に回収する。汚染された土砂、物体は同様の措置を採る。
　　5．漏えいしたボンベ等を多量の水酸化ナトリウム水溶液（20W/V％以上）に容器ごと投入してガスを吸収させ、更に酸化剤（次亜塩素酸ナトリウム、さらし粉等）の水溶液で酸化処理を行い、多量の水を用いて洗い流す。

【45】　次のうち、ピクリン酸の貯蔵方法として、正しいものはどれか。

☑　1．含有成分が揮発しやすいため、密栓して保管する。
　　2．水中に沈めてビンに入れ、さらに砂を入れた缶中に固定して、冷暗所に保管する。
　　3．酸素によって分解し、殺虫効力を失うため、空気を遮断して保管する。
　　4．火気に対し安全で隔離された場所に、硫黄、ヨード、ガソリン、アルコール等と離して保管する。鉄、銅、鉛等の金属容器を使用しない。
　　5．空気中にそのまま保管できないため、通常石油中に保管する。水分の混入、火気を避ける。

【46】次の表に示した性状等にあてはまる物質を、それぞれ1～5から選びなさい。

		色	状態	用途	その他
☑	A.	黄緑色	気体	酸化剤	窒息性臭気を有する
☑	B.	無色	液体	有機合成原料	水、酸、塩基と反応する
☑	C.	銀白色	液体	気圧計	金属光沢を有する
☑	D.	無色～白色	固体	除草剤	潮解性を有する
☑	E.	黄色～赤黄色	固体	顔料	酸、アルカリに可溶である

1. Hg   2. Cl_2 3. $NaClO_3$

4. $PbCrO_4$ 5. $C_4H_7BrO_2$

【47】塩化亜鉛の性状及び用途に関する次の記述について、A、Bにあてはまる字句をそれぞれ選びなさい。

【性　状】（A）。水、アルコールに可溶。

【用　途】（B）。

☑ A　1. 水色の気体　　2. 黒色の固体　　3. 無色～白色の固体
　　　　4. 黒色の液体　　5. 無色の液体

☑ B　1. 木材防腐剤　　2. 界面活性剤　　3. 除草剤
　　　　4. 殺虫剤　　　　5. 顔料

【48】フェノールの性状及び鑑別法に関する次の記述について、A、Bにあてはまる字句をそれぞれ選びなさい。

【性　状】無色～白色の固体で、特異臭を有する。空気に触れると、（A）に変色する。

【鑑別法】水溶液に過クロール鉄液（塩化鉄（Ⅲ）水溶液）を加えると、（B）を呈する。

☑ A　1. 白色　　2. 黒色　　3. 赤色
　　　　4. 青色　　5. 緑色

☑ B　1. 青緑色　　2. 紫色　　3. 黄色
　　　　4. 白色　　5. 朱色

【49】硫酸の性状、用途及び鑑別法に関する次の記述について、A～Cにあてはまる字句をそれぞれ選びなさい。

【性　状】無色透明、油様の液体。濃硫酸は強い（A）を有する。

【用　途】（B）。

【鑑別法】希釈水溶液に塩化バリウムを加えると、（C）の沈殿を生じる。この沈殿は塩酸や硝酸に不溶である。

☑　A　1．爆発性　　　2．吸湿性　　　3．風解性
　　　　4．塩基性　　　5．引火性

☑　B　1．木材・繊維・皮革等の防腐、防カビ、防虫剤
　　　　2．消毒剤、防腐剤、工業用として漂白剤
　　　　3．温度計、気圧計、歯科用アマルガム
　　　　4．肥料、各種化学薬品の製造、バッテリー液、乾燥剤
　　　　5．工業用としてフィルムの硬化、人造樹脂、色素合成

☑　C　1．白色　　　　2．褐色　　　　3．黒色
　　　　4．緑色　　　　5．青色

【50】次の文は、ある物質の鑑別法に関する記述である。該当するものはどれか。

　　希硝酸に溶かすと無色の液となり、これに硫化水素を通すと、黒色の沈殿が生じる。

☑　1．ホルムアルデヒド水溶液（ホルマリン）
　　2．アンモニア水
　　3．過酸化水素水
　　4．ニコチン
　　5．一酸化鉛

【51】次のうち、消毒剤に用いられるものはどれか。

☑　1．黄燐（りん）　　　2．アクリル酸　　　3．亜硝酸メチル
　　4．クレゾール　　　5．六弗（ふっ）化タングステン

【52】次のうち、シアナミド及びモノクロル酢酸が有する性状として、共通するものはどれか。

☑　1．風解性　　　2．揮発性　　　3．爆発性
　　4．塩基性　　　5．潮解性

令和4年度　長野

【1】4

〔解説〕取締法第1条（取締法の目的）。

> この法律は、毒物及び劇物について、（ア：保健衛生上）の見地から必要な（イ：取締）を行うことを目的とする。

【2】5

〔解説〕取締法第2条（定義）第2項。

> この法律で「劇物」とは、別表第2に掲げる物であって、（医薬品及び医薬部外品）以外のものをいう。

【3】5

〔解説〕取締法第3条（毒物劇物の禁止規定）第3項。

> 毒物又は劇物の販売業の（A：登録）を受けた者でなければ、毒物又は劇物を販売し、授与し、又は販売若しくは授与の目的で（B：貯蔵）し、運搬し、若しくは（C：陳列）してはならない。

【4】4

〔解説〕取締法第3条の2（特定毒物の禁止規定）第5項。

　　　1．特定毒物を製造できる者は、毒物劇物の製造業者及び特定毒物研究者である。取締法第3条の2（特定毒物の禁止規定）第1項。

　　　2．特定毒物を所持できる者は、毒物劇物営業者のほか、特定毒物研究者及び特定毒物使用者である。取締法第3条の2（特定毒物の禁止規定）第10項。

　　　3．特定毒物研究者の許可について、有効期限に関する規定はない。研究の廃止を届け出たときに、許可の効力を失う。

　　　5．特定毒物使用者とは、特定毒物を使用することができる者として、品目ごとに政令で指定する者であり、毒物劇物取扱者試験の合格の可否は問わない。取締法第3条の2（特定毒物の禁止規定）第3項。

【5】1

〔解説〕2．赤色、青色、黄色、緑色。施行令第2条（四アルキル鉛を含有する製剤）第1号。

　　　3．紅色。施行令第17条（ジメチルエチルメルカプトエチルチオホスフェイトを含有する製剤）第1号。

　　　4．深紅色。施行令第12条（モノフルオール酢酸の塩類を含有する製剤）第2号。

　　　5．青色。施行令第23条（モノフルオール酢酸アミドを含有する製剤）第1号。

【6】3

〔解説〕取締法第3条の3（シンナー乱用の禁止）、施行令第32条の2（興奮、幻覚又は麻酔の作用を有する物）。トルエンのほか、酢酸エチル又はトルエン又はメタノールを含有するシンナー等が定められている。

令和4年度　長野

【7】2

〔解説〕取締法第3条の4（爆発性がある毒物劇物の所持禁止）。

> 引火性、（ア：発火性）又は爆発性のある毒物又は劇物であって政令で定めるものは、業務その他正当な理由による場合を除いては、（イ：所持）してはならない。

【8】3

〔解説〕1～2＆4～5．いずれも毒物劇物農業用品目に定められている。施行規則第4条の2（農業用品目販売業者の取り扱う毒物及び劇物）、別表第1。

【9】4

〔解説〕1～3＆5．いずれも毒物劇物特定品目に定められている。施行規則第4条の3（特定品目販売業者の取り扱う毒物及び劇物）、別表第2。

【10】5

〔解説〕A．製造業の登録を受けた者は、販売業の登録を受けなくても、製造した毒物劇物を他の毒物劇物営業者に販売することができる。取締法第3条（毒物劇物の禁止規定）第3項。

B．「6年ごとに」⇒「5年ごとに」。取締法第4条（営業の登録）第3項。

C．「特定毒物販売業」⇒「特定品目販売業」。特定毒物とは毒物であって取締法 別表第3に掲げるものをいい、特定品目とは厚生労働省令（施行規則 別表第2）で定める毒物又は劇物のことをいう。販売業の登録の種類に「特定毒物販売業」は定められていない。取締法第4条の2（販売業の登録の種類）第1～3号。

【11】1

〔解説〕販売業の店舗の天井及び床は、基準が定められていない。

2＆3．施行規則第4条の4（製造所等の設備）第1項第2号イ、ホ、第2項。

4．施行規則第4条の4（製造所等の設備）第1項第3号、第2項。

5．施行規則第4条の4（製造所等の設備）第1項第4号、第2項。

【12】3

〔解説〕取締法第7条（毒物劇物取扱責任者）第3項。

1．毒物又は劇物を直接取り扱う店舗には専任の毒物劇物取扱責任者を置かなければならないが、直接取り扱わない店舗等には置く必要がない。取締法第7条（毒物劇物取扱責任者）第1項。

2．毒物劇物取扱責任者の資格要件に、実務経験の有無は含まれていない。取締法第8条（毒物劇物取扱責任者の資格）第1項第1～3号。

4．農業用品目毒物劇物取扱者試験に合格した者は、農業用品目のみを取り扱う輸入業の営業所、農業用品目販売業の店舗においてのみ、毒物劇物取扱責任者となることができる。従って、製造所の毒物劇物取扱責任者になることはできない。取締法第8条（毒物劇物取扱責任者の資格）第4項。

184

5．18歳以上であれば毒物劇物取扱責任者になることができる。取締法第8条
　（毒物劇物取扱責任者の資格）第2項第1号。

【13】2

〔解説〕取締法第8条（毒物劇物取扱責任者の資格）第1項第1〜3号。

> 一　（A：薬剤師）
> 二　厚生労働省令で定める学校で、（B：応用化学）に関する学課を修了した者
> 三　（C：都道府県知事）が行う毒物劇物取扱者試験に合格した者

【14】2

〔解説〕A＆D．取締法第10条（届出）第1項第2号、第4号。
　　　　B＆C．いずれも届出は不要。

【15】1

〔解説〕取締法第11条（毒物又は劇物の取扱い）第4項。

> 　毒物劇物営業者及び特定毒物研究者は、毒物又は厚生労働省令で定める劇物については、その容器として、（飲食物の容器として通常使用される物）を使用してはならない。

【16】3

〔解説〕取締法第12条（毒物又は劇物の表示）第1項。

【17】2

〔解説〕取締法第12条（毒物又は劇物の表示）第2項第1〜4号。

> 一　毒物又は劇物の名称
> 二　毒物又は劇物の（A：成分及びその含量）
> 三　厚生労働省令で定める毒物又は劇物については、それぞれ厚生労働省令で定める
> 　その（B：解毒剤）の名称
> 四　毒物又は劇物の（C：取扱）及び使用上特に必要と認めて、厚生労働省令で定め
> 　る事項

【18】3

〔解説〕A．正しい。取締法第14条（毒物又は劇物の譲渡手続）第4項。
　　　　B．正しい。取締法第14条（毒物又は劇物の譲渡手続）第1項第1号。
　　　　C．正しい。取締法第14条（毒物又は劇物の譲渡手続）第2項、施行規則第12
　　　　　条の2（毒物又は劇物の譲渡手続に係る書面）。
　　　　D．誤り。販売の年月日及び販売価格は、書面に記載すべき事項として規定さ
　　　　　れていない。

【19】2

〔解説〕取締法第15条（毒物又は劇物の交付の制限等）第1項第1〜3号。

> 一　（A：18）歳未満の者
> 二　心身の障害により毒物又は劇物による（B：保健衛生）上の危害の防止の措置を
> 　適正に行うことができない者として厚生労働省令で定めるもの
> 三　（C：麻薬）、大麻、あへん又は覚せい剤の中毒者

【20】 4

〔解説〕施行令第40条（廃棄の方法）第1～4号。

> 毒物又は劇物を廃棄する場合には、中和、（ア：加水分解）、酸化、還元、（イ：希釈）その他の方法により、毒物及び劇物並びに法第11条第2項に規定する政令で定める物のいずれにも該当しない物とすること。

【21】 1

〔解説〕取締法第21条（登録が失効した場合等の措置）第1項。

> （略）又は特定毒物使用者でなくなったときは、（A：15日）以内に、それぞれ現に所有する（B：特定毒物）の品名及び（C：数量）を届け出なければならない。

【22】 5

〔解説〕施行令第40条の5（運搬方法）第2項第4号。

1.「「劇」と表示した標識」⇒「「毒」と表示した標識」。施行令第40条の5（運搬方法）第2項第2号、施行規則第13条の5（毒物又は劇物を運搬する車両に掲げる標識）。

2.「1人分」⇒「2人分以上」。施行令第40条の5（運搬方法）第2項第3号。

3. 運転者1名による運転時間が2日（始業時刻から起算して48時間）を平均し1日当たり9時間を超える場合、交替して運転する者を同乗させなければならない。施行令第40条の5（運搬方法）第2項第1号、施行規則第13条の4（交替して運転する者の同乗）第2号。

> 施行規則第13条の4第2号は、法改正により令和6年4月1日から下線部の記述へ変更される（法改正前は「運転者1名による運転時間が1日当たり9時間を超える場合」）ため、注意が必要。

4. 毒物劇物業務上取扱者として、取り扱うこととなった日から30日以内に、都道府県知事に届け出なければならない。取締法第22条（業務上取扱者の届出等）第1項、施行令第41条（業務上取扱者の届出）第3号、第42条第2号、別表第2。

【23】 3

〔解説〕A＆C．取締法第17条（事故の際の措置）第1項。

B．取締法第22条（業務上取扱者の届出等）第4項の規定により、業務上取扱者には第17条（事故の際の措置）第1項、第2項の規定が準用されるため、劇物を紛失した場合は直ちに警察署に届け出なければならない。

【24】 2

〔解説〕A＆B．取締法第18条（立入検査等）第1項、第2項。

C．立入検査は、「保健衛生上」必要があるときに行うものである。従って、犯罪捜査のために立入検査を行うことはできない。取締法第18条（立入検査等）第1項、第4項。

【25】 1

〔解説〕取締法第22条（業務上取扱者の届出等）第1項、施行令第41条、第42条（業務上取扱者の届出）各号。

　　　 2〜5. いずれも届出の必要がない。

【26】 1

〔解説〕固体が液体になることを「融解」という。

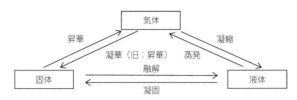

【27】 2

〔解説〕二酸化炭素CO_2…化合物。化合物とは2種類以上の元素からなる純物質をいう。

　　　 1＆3＆5. ダイヤモンドC、オゾンO_3、酸素O_2…単体。単体とは1種類の元素からなる純物質をいう。

　　　 4. 海水…混合物。混合物とは2種類以上の物質が混ざり合ったものをいう。

【28】 5

〔解説〕1. アボガドロの法則…同温・同圧で同体積の気体の中には、気体の種類によらず、同じ数の分子が含まれる。

　　　 2. ファラデー（の電気分解）の法則…電気分解において、陰極または陽極で変化する物質の質量は、流した電気量に比例する。

　　　 3. ヘスの法則…反応熱の大きさは、反応のはじめの状態と終わりの状態だけで決まり、反応の経路には関係しない。

　　　 4. ヘンリーの法則…一定温度で一定量の溶媒に溶ける気体の質量（物質量）は、その気体の圧力に比例する。

【29】 2

〔解説〕原子から電子を1個取り去るのに必要なエネルギーをイオン化エネルギーといい、イオン化エネルギーが大きい原子ほど陽イオンになりにくい。Heヘリウムなどの貴ガスは特にイオン化エネルギーが大きい。

【30】 3

〔解説〕エチレンC_2H_4…二重結合を一つ含むアルケン。　$CH_2＝CH_2$

　　　 1＆2. メタンCH_4、エタンC_2H_6…全て単結合のアルカン。

　　　 4. アセチレンC_2H_2…三重結合を一つ含むアルキン。　$H－C≡C－H$

　　　 5. シクロペンタンC_5H_{10}…全て単結合の環状構造をもつシクロアルカン。

【31】 4

〔解説〕電離して水酸化物イオンOH^-となることのできるOHの数を、塩基の価数という。水酸化カルシウム$Ca(OH)_2$は2価の塩基である。

　　1＆2．他の物質に「水素イオンH⁺」を与えるものを酸といい、他の物質から「H⁺を受け取るもの」を塩基という（ブレンステッド・ローリーの酸・塩基の定義）。

　　3．塩化水素HClは、「1価」の酸である。

　　5．アンモニア水NH₃ aqは、「赤色リトマス紙を青変」させる。

【32】1

〔解説〕A＆B．いずれも極性分子である。CH₃COOH（酢酸）は分子内にメチル基「－CH₃」とカルボキシル基「－COOH」があり、大きく分極しているため分子全体で極性をもつ。NH₃（アンモニア）は三角錐形である。

　　C～E．直線形のCO₂（二酸化炭素）とH₂（水素）、正四面体形のCH₄（メタン）は、いずれも無極性分子である。

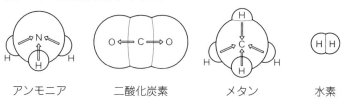

アンモニア　　　　二酸化炭素　　　　メタン　　　　水素

【33】4

〔解説〕中和反応式：$H_2SO_4 + 2NaOH \longrightarrow Na_2SO_4 + 2H_2O$

　　硫酸は2価の酸、水酸化ナトリウム水溶液は1価の塩基であり、求める量を x mL とすると、次の等式が成り立つ。

　　$2 \times 0.2\,mol/L \times (500mL / 1000mL) = 1 \times 0.4\,mol/L \times (x\,mL / 1000mL)$

　　両辺に1000をかける。　$0.4\,mol/L \times 500mL = 0.4\,mol/L \times x\,mL$

$$0.4\,x = 200$$
$$x = 500\,(mL)$$

【34】5

〔解説〕フェノールC_6H_5OH…ヒドロキシ基「－OH」

　　1．ホルムアルデヒド（ホルマリン）HCHO…アルデヒド基「－CHO」

　　2．アニリン$C_6H_5NH_2$…アミノ基「－NH₂」

　　3．アセトンCH_3COCH_3は最も簡単な構造のケトンである。ケトンとは、カルボニル基「＞C＝O」に二つの炭化水素基が結合した化合物をいう。

　　4．ニトロベンゼン$C_6H_5NO_2$…ニトロ基「－NO₂」

【35】3

〔解説〕コロイド粒子は半透膜を通過しないため、半透膜を用いると、それを通るイオンや分子などの溶質をコロイド溶液から分離できる。このことを（透析）という。

　　1．ブラウン運動…水分子が熱運動によってコロイド粒子に不規則に衝突することによる、コロイド粒子の不規則な運動。

2．凝析…疎水コロイドに少量の電解質を加えると、コロイド粒子が集まって大きな粒子となり沈殿する現象。

4．電気泳動……コロイド溶液に電極を差し込んで直流電圧を加えると、正に帯電している正コロイドは負極に向かって移動し、負に帯電している負コロイドは正極に向かって移動する現象。

5．チンダル現象…コロイド溶液に側面から強い光を当てると、光が散乱され、光の通路が輝いて見える現象。

令和4年度　長野

【36】1

〔解説〕同一母集団に属する動物に薬物を投与したり接触させたりして50％を死に至らしめる薬物の濃度のことを（A：LC50）という。また、薬物が誤飲、誤食等により消化器から吸収され、生体の機能または組織に障害を与える性質を（B：経口毒性）といい、神経系に直接または間接に作用を及ぼすものを（C：神経毒）という。

【37】3

〔解説〕A＆D〜E．アジ化ナトリウム「NaN_3」は、「無臭」の結晶であり、吸入すると「動悸、息切れ、めまい」を起こす。

【38】5

〔解説〕A〜C．PAP（フェントエート）$C_{12}H_{17}O_4PS_2$は、「芳香性刺激臭」を有する「赤褐色、油状の液体」で、アルコールに「溶ける」。

　　　　D＆E．有機燐系殺虫剤として用いられるため、解毒剤にはPAMが用いられる。

【39】1

〔解説〕シアン化カリウム（青酸カリ）KCNは「無色または白色の固体」である。

【40】2

〔解説〕B＆C．硝酸「HNO_3」は「刺激臭」がある無色の液体で、空気（湿気）に接すると、刺激性の「白煙」を発する。

　　　　E．化学式H_2SO_4は硫酸である。

【41】4

〔解説〕水酸化カリウムKOHの炎色反応は、カリウムKより「赤紫色」を示す。

※以下、物質名のみ表示している場合は、その物質の化学式及び選択肢の内容に該当する物質名を表す。また、物質名の後や文章中に記載されている［　］は、物質を見分ける際に特徴となるキーワードを表す。

【42】2

〔解説〕メタノールCH_3OH［視神経が侵され失明］［神経細胞内でぎ酸が生成］

　　　1．蓚酸$(COOH)_2・2H_2O$は、［血液中のカルシウム分を奪取］し、［腎臓が侵される］。

　　　3．フェノールC_6H_5OHは、［薬傷を起こして白色］となり、［尿は特有の暗赤色］を呈する。

4．アクリルアミド$CH_2=CHCONH_2$は、［全身の振戦$_{（しんせん）}$］を起こす。

5．DDVP（ジクロルボス）$C_4H_7Cl_2O_4P$は、［コリンエステラーゼを阻害］し、［副交感神経刺激症状］がでる。

【43】5

〔解説〕メチルメルカプタンCH_3SH…酸化法［水酸化ナトリウム水溶液中］［徐々に吹き込んで処理］［酸化分解］

1．［そのまま再利用するため蒸留］から、回収法であり、水銀Hg、砒素Asが考えられる。

2．［セメントを用いて固化］から、固化隔離法であり、炭酸バリウム$BaCO_3$などが考えられる。

3．［ナトリウム塩］［活性汚泥］から、活性汚泥法であり、蓚酸$_{（しゅう）}(COOH)_2\cdot2H_2O$が考えられる。

4．［消石灰（水酸化カルシウム）の水溶液］［沈殿ろ過して埋立処分］から、沈殿法であり、塩化第一錫$_{（すず）}SnCl_2\cdot2H_2O$、硝酸亜鉛$_{（しょう）}Zn(NO_3)_2\cdot6H_2O$などが考えられる。

【44】3

〔解説〕ぎ酸$HCOOH$［密閉可能な空容器にできるだけ回収］［水酸化カルシウム等の水溶液で中和］

1．［多量の活性炭又は消石灰を散布］［専門家の指示により処理］から、クロルピクリン$CCl_3(NO_2)$が考えられる。

2．［濡れむしろ等で覆う］［遠くから多量の水をかけて洗い流す］から、液化アンモニアNH_3が考えられる。

4．［土砂または多量の水で覆う］［水を満たした容器に回収］から、黄燐$_{（りん）}P_4$が考えられる。

5．［水酸化ナトリウム水溶液（20W/V％以上）］［容器ごと投入してガスを吸収］［酸化剤の水溶液で酸化処理］から、シアン化水素HCNが考えられる。

【45】4

〔解説〕ピクリン酸$C_6H_2(OH)(NO_2)_3$［硫黄、ヨード、ガソリン、アルコール等と離して保管］［金属容器を使用しない］

1．［揮発しやすい］［密栓して保管］から、アンモニア水NH_3 aqが考えられる。

2．［水中に沈めてビンに入れる］［砂を入れた缶中に固定］から、黄燐P_4が考えられる。

3．［酸素によって分解し殺虫効力を失う］［空気を遮断して保管］から、ロテノン$C_{23}H_{22}O_6$が考えられる。

5．［石油中に保管］［水分の混入、火気を避ける］から、カリウムKが考えられる。

【46】 A…2　B…5　C…1　D…3　E…4

〔解説〕 A．Cl2（塩素）
　　　　 B．C4H7BrO2（ブロモ酢酸エチル）
　　　　 C．Hg（水銀）
　　　　 D．NaClO3（塩素酸ナトリウム）
　　　　 E．PbCrO4（クロム酸鉛）

【47】 A…3　B…1

〔解説〕 塩化亜鉛ZnCl2は（A：無色〜白色の固体）。水、アルコールに可溶。（B：木材防腐剤）に用いられる。

【48】 A…3　B…2

〔解説〕 フェノールC6H5OHは無色〜白色の固体で、特異臭を有する。空気に触れると、（A：赤色）に変色する。水溶液に過クロール鉄液（塩化鉄（Ⅲ）水溶液）を加えると、（B：紫色）を呈する。

【49】 A…2　B…4　C…1

〔解説〕 硫酸H2SO4は、無色透明、油様の液体。濃硫酸は強い（A：吸湿性）を有する。（B：肥料、各種化学薬品の製造、バッテリー液、乾燥剤）に用いられる。希釈水溶液に塩化バリウムを加えると、（C：白色）の沈殿を生じる。この沈殿は塩酸や硝酸に不溶である。

【50】 5

〔解説〕 一酸化鉛PbO〔希硝酸に溶かすと無色の液〕〔硫化水素を通じると黒色の沈殿〕
　　　1．ホルムアルデヒド水溶液（ホルマリン）HCHO aqは、〔フェーリング溶液とともに熱すると赤色の沈殿〕が生じる。
　　　2．アンモニア水NH3 aqは、〔濃塩酸でうるおしたガラス棒〕を近づけると〔白い霧〕が生じる。
　　　3．過酸化水素水H2O2 aqは、〔過マンガン酸カリウム〕を還元し、〔クロム酸塩を過クロム酸塩に変える〕。
　　　4．ニコチンC10H14N2は、〔ホルマリン1滴〕を加えた後、〔濃硝酸1滴〕を加えると、〔バラ色〕を呈する。

【51】 4

〔解説〕 クレゾールC6H4(OH)CH3〔消毒剤〕
　　　1．黄燐P4は、〔殺鼠剤〕、〔マッチの原料〕などに用いられる。
　　　2．アクリル酸CH2＝CHCOOHは、〔不織布バインダー〕〔高吸水性樹脂〕などに用いられる。
　　　3．亜硝酸メチルCH3NO2は、〔ロケット燃料〕に用いられる。
　　　5．六弗化タングステンWF6は、〔半導体配線の原料〕に用いられる。

【52】 5

〔解説〕 シアナミドCN2H2とモノクロル酢酸CH2ClCOOHは、いずれも「潮解性」をもつ。

一般受験者数・合格率《参考》	受験者数（人）	合格者数（人）	合格率（%）
	122	40	32.8

〔毒物及び劇物に関する法規〕

※ 法規に関する設問中、毒物及び劇物取締法を「法」、毒物及び劇物取締法施行令を「政令」、毒物及び劇物取締法施行規則を「省令」とそれぞれ略称する（ただし、設問中に法令等の条文を引用する場合を除く）。

【1】次の文章は、法の条文の抜粋である。（　）内にあてはまる語句を選びなさい。

第2条第2項　この法律で「劇物」とは、別表第2に掲げる物であって、（A）及び（B）以外のものをいう。

第3条第3項　毒物又は劇物の販売業の登録を受けた者でなければ、毒物又は劇物を販売し、授与し、又は販売若しくは授与の目的で貯蔵し、運搬し、若しくは（C）してはならない。（以下略）

第3条の3　興奮、（D）又は麻酔の作用を有する毒物又は劇物（これらを含有する物を含む。）であって政令で定めるものは、みだりに摂取し、若しくは吸入し、又はこれらの目的で（E）してはならない。

☑ A　1．医薬品　　　　2．指定薬物　　　3．危険物
　　　4．毒薬　　　　　5．農薬
☑ B　1．化粧品　　　　2．医療機器　　　3．劇薬
　　　4．医薬部外品　　5．食品
☑ C　1．広告　　2．陳列　　3．研究　　4．交付　　5．所持
☑ D　1．幻聴　　2．覚醒　　3．鎮静　　4．幻覚　　5．睡眠
☑ E　1．所持　　2．使用　　3．輸入　　4．販売　　5．製造

【2】次のうち、法第3条の4の規定により、引火性、発火性又は爆発性のある毒物又は劇物として、政令で定められているものの正しい組み合わせを選びなさい。

A．ニトログリセリン
B．ピクリン酸
C．次亜塩素酸
D．ナトリウム

☑ 1．A、B　　　2．A、C　　　3．A、D
　　4．B、D　　　5．C、D

【3】次の毒物又は劇物の営業の登録に関する記述の正誤について、正しい組み合わせを選びなさい。

A．毒物又は劇物の製造業の登録を受けようとする者は、その製造所の所在地の都道府県知事を経由して厚生労働大臣に申請書を提出しなければならない。

B．毒物又は劇物の輸入業の登録は、5年ごとに更新を受けなければ、その効力を失う。

C．毒物又は劇物の製造業者は、販売業の登録を受けなくても、その製造した毒物又は劇物を、他の毒物又は劇物の製造業者に販売することができる。

D．毒物又は劇物の製造業者は、毒物又は劇物の輸入業の登録を受けなくても販売又は授与の目的で毒物又は劇物を輸入することができる

```
         A      B      C      D
☑ 1．  正     正     誤     誤
  2．  誤     正     正     誤
  3．  誤     誤     正     正
  4．  誤     誤     誤     正
  5．  正     誤     誤     誤
```

【4】次の毒物又は劇物の販売に関する記述について、正しいものの組み合わせを選びなさい。

A．毒物劇物一般販売業の登録を受けた者は、すべての毒物又は劇物を販売することができる。

B．毒物劇物農業用品目販売業の登録を受けた者は、農業上必要な毒物又は劇物であって省令で定めるもののみ販売することができる。

C．毒物劇物特定品目販売業の登録を受けた者は、法第2条第3項で規定される特定毒物のみ販売することができる。

D．薬局の開設許可を受けた者は、毒物又は劇物の販売業の登録を受けた者とみなされる。

☑ 1．A、B　　　2．A、C　　　3．A、D
　　4．B、D　　　5．C、D

令和5年度　富山

【5】次の毒物劇物営業者が行う手続きに関する記述の正誤について、正しい組み合わせを選びなさい。

A．毒物劇物営業者が、営業者の名義を個人から法人に変更したときは、30日以内にその旨を届け出なければならない。

B．毒物劇物営業者は、毒物又は劇物を貯蔵する設備の重要な部分を変更しようとするときは、あらかじめ、登録の変更を受けなければならない。

C．毒物又は劇物の製造業者は、登録を受けた毒物又は劇物以外の毒物又は劇物を製造したときは、30日以内に登録の変更を受けなければならない。

D．法人である毒物劇物営業者が、法人の名称を変更したときは、30日以内にその旨を届け出なければならない。

	A	B	C	D
1.	誤	正	誤	正
2.	誤	正	正	正
3.	正	誤	正	誤
4.	誤	誤	誤	正
5.	正	正	正	誤

【6】次の毒物又は劇物の販売業の店舗の設備の基準について、正しいものの組み合わせを選びなさい。

A．毒物又は劇物とその他の物とを区分して貯蔵できる設備であること。

B．店舗の構造は、コンクリート、板張り又はこれに準ずるものとし、毒物又は劇物が飛散し、地下にしみ込み、又は流れ出るおそれがないものであること。

C．毒物又は劇物の運搬用具は、毒物又は劇物が飛散し、漏れ、又はしみ出るおそれがないものであること。

D．毒物又は劇物を陳列する場所にかぎをかける設備があること。ただし、盗難等に対する措置を講じているときは、この限りでない。

1．A、B　　　2．A、C　　　3．A、D
4．B、D　　　5．C、D

【7】次のうち、毒物劇物取扱責任者になることができる者の正誤について、正しい組み合わせを選びなさい。

A．毒物又は劇物を取り扱う製造所、営業所又は店舗において、毒物又は劇物を直接に取り扱う業務に2年以上従事した経験があれば、毒物劇物取扱責任者になることができる。

B．省令で定める学校で、応用化学に関する学課を修了した者は、毒物劇物取扱責任者になることができる。

C．医師は、毒物劇物取扱者試験に合格することなく、毒物劇物取扱責任者になることができる。

D．薬剤師は、毒物劇物取扱者試験に合格することなく、毒物劇物取扱責任者になることができる。

	A	B	C	D
☑ 1.	誤	誤	正	正
2.	正	誤	誤	正
3.	正	正	誤	誤
4.	誤	正	誤	正
5.	誤	正	正	正

【8】次の毒物劇物取扱責任者に関する記述について、正しいものの組み合わせを選びなさい。

A．一般毒物劇物取扱者試験の合格者は、特定品目販売業の店舗の毒物劇物取扱責任者となることができる。

B．農業用品目毒物劇物取扱者試験の合格者は、農業用品目のみを製造する毒物劇物製造所において毒物劇物取扱責任者となることができる。

C．毒物又は劇物の販売業者は、毒物又は劇物を直接に取り扱わない場合であっても、店舗ごとに専任の毒物劇物取扱責任者を置かなければならない。

D．毒物劇物営業者が、毒物又は劇物の製造業、輸入業又は販売業のうち、2以上を併せて営む場合において、その製造所、営業所又は店舗が互いに隣接しているとき、毒物劇物取扱責任者は、これらの施設を通じて1人で足りる。

☑ 1．A、B　　　2．A、C　　　3．A、D
　 4．B、D　　　5．C、D

【9】 次の法第15条の規定に基づく毒物劇物営業者の毒物又は劇物の交付の制限等に関する記述について、正しいものの組み合わせを選びなさい。

A. 父親の委任状を持参し受け取りに来た16歳の高校生に対し、学生証等でその住所及び氏名を確認すれば、毒物又は劇物を交付することができる。

B. 薬事に関する罪を犯し、罰金以上の刑に処せられ、その執行を終わり、又は執行を受けることがなくなった日から起算して3年を経過していない者に対し、毒物又は劇物を交付することができない。

C. 法第3条の4に規定されている引火性、発火性又は爆発性のある劇物を交付する場合は、運転免許証により、その交付を受ける者の氏名及び住所を確認した後であれば、交付することができる。

D. 法第3条の4に規定する引火性、発火性又は爆発性のある劇物を交付した場合、交付時に確認した事項を帳簿に記載し、その帳簿を最終の記載をした日から5年間、保存しなければならない。

☑ 1．A、B　　　2．A、C　　　3．A、D
　　4．B、D　　　5．C、D

【10】 次の毒物又は劇物の譲渡手続に関する記述について、正しいものの組み合わせを選びなさい。

A. 毒物又は劇物の譲渡手続に係る書面に記載しなければならない事項は、毒物又は劇物の名称及び数量、販売又は授与の年月日、譲受人の氏名及び住所（法人にあっては、その名称及び主たる事務所の所在地）である。

B. 毒物劇物営業者は、譲受人の承諾を得たときは、譲受に関する書面の提出に代えて、当該書面に記載すべき事項について電子情報処理組織を使用する方法で提供を受けることができる。

C. 毒物劇物営業者が、毒物又は劇物を毒物劇物営業者以外の者に販売し、又は授与する場合の譲渡手続に係る書面には、譲受人の押印は不要である。

D. 毒物劇物営業者は、毒物を販売するときは、販売する時までに、譲受人に対し、当該毒物の性状及び取扱いに関する情報を提供しなければならない。ただし、当該毒物劇物営業者により、当該譲受人に対し、既に当該毒物の性状及び取扱いに関する情報の提供が行われている場合その他省令で定める場合は、この限りでない。

☑ 1．A、B　　　2．A、C　　　3．A、D
　　4．B、D　　　5．C、D

【11】次の製剤のうち、毒物劇物営業者が有機燐化合物を販売するときに、その容器及び被包に表示しなければならない解毒剤として、正しいものの組み合わせを選びなさい。

A．硫酸アトロピンの製剤

B．チオ硫酸ナトリウムの製剤

C．２－ピリジルアルドキシムメチオダイド（別名：PAM）の製剤

D．ジメルカプロールの製剤

☑ 　1．A、B　　　2．A、C　　　3．A、D
　　　4．B、D　　　5．C、D

【12】次の記述は、法等の条文の抜粋である。（ ）内にあてはまる語句の正しい組み合わせを選びなさい。

法第11条第4項

　毒物劇物営業者及び特定毒物研究者は、毒物又は厚生労働省令で定める劇物については、その容器として、（A）を使用してはならない。

省令第11条の4

　法第11条第4項に規定する劇物は、（B）とする。

	A	B
☑ 　1．	密閉できない構造の物	すべての劇物
2．	衝撃に弱い構造の物	飛散しやすい劇物
3．	飲食物の容器として通常使用される物	すべての劇物
4．	密閉できない構造の物	刺激臭のある劇物
5．	飲食物の容器として通常使用される物	刺激臭のある劇物

【13】次の法第17条の規定に基づく毒物又は劇物の事故の際の措置に関する記述について、正しいものの組み合わせを選びなさい。

A．毒物劇物営業者は、取り扱っている劇物が流出し、多数の者に保健衛生上の危害が生ずるおそれがある場合、直ちに、その旨を保健所、警察署又は消防機関に届け出るとともに、保健衛生上の危害を防止するために必要な応急の措置を講じなければならない。

B．毒物劇物営業者が貯蔵していた毒物を紛失した場合、少量であっても、直ちに、その旨を警察署に届け出なければならない。

C．毒物劇物営業者が貯蔵していた毒物が盗難にあった場合、特定毒物が含まれていなければ、警察署への届出は不要である。

D．毒物劇物営業者が貯蔵していた劇物を紛失した場合、保健衛生上の危害が生ずるおそれがない量であれば、警察署への届出は不要である。

☑ 1．A、B　　　2．A、C　　　3．A、D
　　4．B、D　　　5．C、D

【14】次の特定毒物に関する記述の正誤について、正しい組み合わせを選びなさい。

A．特定毒物研究者は、特定毒物使用者に対し、その者が使用することができる特定毒物を譲り渡すことができる。

B．毒物若しくは劇物の輸入業者又は特定毒物研究者でなければ、特定毒物を輸入してはならない。

C．毒物又は劇物の製造業者でなければ、特定毒物を製造してはならない。

D．特定毒物使用者は、特定毒物を品目ごとに政令で定める用途以外の用途に供してはならない。

	A	B	C	D
☑ 1.	正	正	正	誤
2.	正	正	誤	正
3.	正	誤	正	正
4.	誤	正	正	正
5.	正	正	正	正

【15】次のうち、法第12条第1項の規定に基づく容器及び被包の表示として、正しいものを選びなさい。

☑ 1．劇物は「医薬用外」の文字及び赤地に白色で「劇物」の文字を表示
　　2．劇物は「医薬用外」の文字及び赤地に黒色で「劇物」の文字を表示
　　3．毒物は「医薬用外」の文字及び赤地に白色で「毒物」の文字を表示
　　4．毒物は「医薬用外」の文字及び赤地に黒色で「毒物」の文字を表示
　　5．特定毒物は「医薬用外」の文字及び赤地に白色で「特定毒物」の文字を表示

【16】次の毒物又は劇物の表示に関する記述の正誤について、正しい組み合わせを選びなさい。

　　A．法人である毒物又は劇物の輸入業者は、自ら輸入した劇物を販売するときは、その容器及び被包に法人の名称及び主たる事務所の所在地を表示しなければならない。

　　B．法人である毒物又は劇物の販売業者が、劇物の直接の容器又は直接の被包を開いて、劇物を販売するときは、その容器及び被包に法人の名称及び主たる事務所の所在地並びに毒物劇物取扱責任者の氏名を表示しなければならない。

　　C．毒物又は劇物の製造業者は、自ら製造した硫酸を含有する製剤たる劇物（住宅用の洗浄剤で液体状のもの）を販売するときは、その容器及び被包に、使用の直前に開封し、容器や包装紙等は直ちに処分すべき旨を表示しなければならない。

　　D．毒物又は劇物の製造業者は、自ら製造したジメチル－2，2－ジクロルビニルホスフェイト（別名：DDVP）を含有する製剤たる劇物（衣料用の防虫剤）を販売するときは、その容器及び被包に、小児の手の届かないところに保管しなければならない旨を表示しなければならない。

	A	B	C	D
☑ 1.	正	正	誤	正
2.	誤	正	正	誤
3.	誤	誤	正	正
4.	誤	正	誤	正
5.	正	正	正	誤

【17】次の記述のうち、法第13条の規定により、着色したものでなければ農業用として販売、授与してはならない劇物とその着色方法として、正しいものを選びなさい。

☑ 1．硫酸カリウムを含有する製剤たる劇物は、あせにくい青色で着色する。
  2．燐化亜鉛を含有する製剤たる劇物は、あせにくい黒色で着色する。
  3．硝酸タリウムを含有する製剤たる劇物は、あせにくい黒色で着色する。
  4．過酸化ナトリウムを含有する製剤たる劇物は、あせにくい青色で着色する。
  5．酢酸亜鉛を含有する製剤たる劇物は、あせにくい黒色で着色する。

【18】次の文章は、政令の抜粋である。（　）内にあてはまる語句の正しいものの組み合わせを選びなさい。

　第40条　法第15条の2の規定により、毒物若しくは劇物又は法第11条第2項に規定する政令で定める物の廃棄の方法に関する技術上の基準を次のように定める。

　　一　中和、加水分解、酸化、還元、（A）その他の方法により、毒物及び劇物並びに法第11条第2項に規定する政令で定める物のいずれにも該当しない物とすること。

　　二　ガス体又は揮発性の毒物又は劇物は、保健衛生上危害を生ずるおそれがない場所で、少量ずつ放出し、又は（B）させること。

　　三　可燃性の毒物又は劇物は、保健衛生上危害を生ずるおそれがない場所で、少量ずつ（C）させること。

	A	B	C
☑ 1．	稀釈	揮発	燃焼
2．	稀釈	沈殿	拡散
3．	稀釈	揮発	拡散
4．	電気分解	沈殿	燃焼
5．	電気分解	揮発	燃焼

【19】 次の法に基づいて都道府県知事（その店舗の所在地が、保健所を設置する市又は特別区の区域にある場合においては、市長又は区長。）が行う監視指導及び処分に関する記述について、正しいものの組み合わせを選びなさい。

A. 犯罪捜査上必要があると認めるときは、毒物劇物監視員に毒物又は劇物の販売業者の店舗、その他業務上毒物又は劇物を取り扱う場所に立ち入り、試験のため必要な最小限度の分量に限り、毒物若しくは劇物を収去させることができる。

B. 毒物又は劇物の販売業者の有する設備が法第5条の規定に基づく登録基準に適合しなくなったと認めるときは、直ちにその者の登録を取り消さなければならない。

C. 毒物又は劇物の販売業の毒物劇物取扱責任者に、法に違反する行為があったときは、その販売業者に対して、毒物劇物取扱責任者の変更を命ずることができる。

D. 毒物又は劇物の販売業者に、法に違反する行為があったときは、期間を定めて、業務の全部若しくは一部の停止を命ずることができる。

☑ 1. A、B　　　2. A、C　　　3. A、D
　　4. B、D　　　5. C、D

【20】 次の記述は、政令第40条の6の規定に基づく、荷送人の通知義務に関するものである。（　）内にあてはまる語句を選びなさい。

　毒物又は劇物を車両を使用して、又は鉄道によって運搬する場合で、当該運搬を他に委託するときは、その荷送人は、運送人に対し、あらかじめ、当該毒物又は劇物の名称、成分及びその含量並びに数量並びに事故の際に講じなければならない応急の措置の内容を記載した書面を交付しなければならない。ただし、1回の運搬につき（　）以下の毒物又は劇物を運搬する場合は、この限りでない。

☑ 1. 500kg　　　2. 1,000kg　　　3. 2,000kg
　　4. 3,000kg　　　5. 5,000kg

【21】 次のうち、法第22条の規定に基づき、業務上取扱者の届出が必要な事業者の正誤について、正しい組み合わせを選びなさい。

A. 内容積が200Lの容器を大型自動車に積載して、硫酸の運送を行う事業者

B. 砒素化合物たる毒物を用いて、しろあり防除を行う事業者

C. 無機シアン化合物たる毒物を用いて、金属熱処理を行う事業者

D. シアン化ナトリウムを用いて、電気めっきを行う事業者

	A	B	C	D
1.	正	正	誤	誤
2.	正	誤	正	正
3.	正	誤	誤	正
4.	誤	正	正	誤
5.	誤	正	正	正

〔基礎化学〕

【22】 純物質として最も適当なものはどれか。

1. 空気　　　2. 石油　　　3. ドライアイス

4. 塩酸　　　5. 牛乳

【23】 次の物質のうち、黒鉛と同素体の関係にある物質はどれか。

1. 赤リン　　　2. 二酸化炭素　　　3. 鉛

4. オゾン　　　5. ダイヤモンド

【24】 ある純物質の固体をビーカーに入れ、次の実験Ⅰ、Ⅱを行った。この純物質として最も適当なものはどれか。

《実験Ⅰ》純物質の固体に水を入れてかき混ぜると、全て溶けた。

《実験Ⅱ》実験Ⅰで得られた水溶液の炎色反応を観察したところ、黄色を示した。また、この水溶液に硝酸銀水溶液を加えると、白色沈殿が生じた。

1. KCl　　　2. $NaNO_3$　　　3. $CaCO_3$

4. $BaSO_4$　　　5. NaCl

【25】温度T_0の固体の水（氷）を$1.013×10^5$ Paのもとで完全に気体になるまで加熱した。次の図はこのときの加熱時間と温度の関係を示している。図に関する記述として誤りを含んでいるものはどれか。

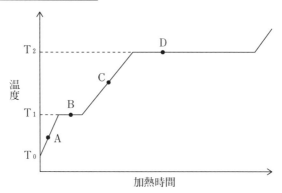

1. 点Aでは、固体しか存在しない。
2. 温度T_1は融点、温度T_2は沸点である。
3. 点Bでは、液体と固体が共存している。
4. 点Cでは、蒸発はおこらない。
5. 点Dでは、液体の体積は徐々に減少する。

【26】日常生活に関する物質の記述として正しいものはどれか。

1. 鉄は鉱石を高温で融解し、電気分解することで生産されている。
2. 油で揚げたスナック菓子の袋に窒素が充填されているのは、油が酸化されるのを防ぐためである。
3. 水道水に塩素が加えられているのは、pHを調整するためである。
4. ビタミンC（L－アスコルビン酸）は、食品の乾燥剤として使用されている。
5. 雨水には空気中の二酸化炭素が溶けているため、大気汚染の影響がなくてもpHは7より大きい。

【27】二つの原子が互いに同位体であることを示す記述として正しいものはどれか。

1. 陽子の数は等しいが、中性子の数が異なる。
2. 陽子の数は異なるが、中性子の数が等しい。
3. 陽子の数は異なるが、質量数が等しい。
4. 中性子の数は異なるが、質量数が等しい。
5. 中性子の数は等しいが、質量数が異なる。

【28】次の模式図の電子配置にならない原子もしくはイオンはどれか。

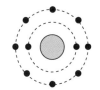

| 原子核 | 電子 ● |

- [ ] 1. Mg^{2+}　　　2. Ne　　　3. F^-
　　　4. Cl^-　　　5. Al^{3+}

【29】無極性分子はどれか。

- [ ] 1. CO_2　　　2. NH_3　　　3. CH_3Cl
　　　4. H_2S　　　5. HCl

【30】次の周期表では第2、第3周期の元素をア～カの記号で表してある。これらの元素の組合せでできる物質の分子式もしくは組成式として適当でないものはどれか。

周期＼族	1	2	3～12	13	14	15	16	17	18
2					ア		イ		
3	ウ	エ		オ				カ	

- [ ] 1. ウカ　　　2. エイ　　　3. オカ₃
　　　4. アイ₄　　　5. オ₂イ₃

【31】2つの原子XとYからなる分子XYの電子式を次に示した。XYとして最も適当なものはどれか。ただし、XとYは同じ原子であっても良い。

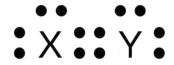

- [ ] 1. H_2　　　2. O_2　　　3. N_2
　　　4. Cl_2　　　5. HF

【32】銅と亜鉛に関する記述として誤りを含むものはどれか。

☑ 1．銅は電気伝導性が大きく、電線や電気器具の部品に用いられる。

2．銅と亜鉛の合金を青銅という。

3．亜鉛は両性元素であり、酸にも塩基にも溶ける。

4．硫酸銅水溶液に亜鉛をつけると表面に銅が析出する。

5．銅を湿った空気中に放置すると徐々に酸化され、緑青が生じる。

【33】結晶および化学結合に関する次の記述について、正誤の組合せとして最も適当なものはどれか。

A．塩化ナトリウムの結晶では、ナトリウムイオンNa^+と塩化物イオンCl^-が1：1の個数比で交互に配列している。

B．黒鉛（グラファイト）の結晶では、それぞれの炭素原子は4つの等価な共有結合を形成している。

C．ヨウ素の結晶では、ヨウ素分子が共有結合で規則正しく配列している。

D．アンモニウムイオン$NH_4{}^+$の4つのN－H結合のうち、1つは配位結合であり、他の3つの結合とは異なる性質を持つ。

	A	B	C	D
☑ 1.	正	正	正	正
2.	正	正	誤	誤
3.	正	誤	誤	誤
4.	誤	誤	正	正
5.	誤	誤	誤	正

【34】カリウムは原子量が39.1である。カリウムの同位体が^{39}K（相対質量39.0）と^{41}K（相対質量41.0）のみであるとすると、^{39}Kの存在比は何％になるか。

☑ 1．5.0　　2．7.0　　3．51

4．95　　5．99

【35】5％グルコース（$C_6H_{12}O_6$：分子量180）水溶液は水分補充のための点滴液に用いられている。この水溶液のモル濃度は何mol/Lか。ただし、この水溶液の密度は1.0 g /cm³とする。

☑ 1．0.028mol/L　　2．0.056mol/L　　3．0.28mol/L

4．0.56mol/L　　5．2.8mol/L

【36】0.1mol/Lの水溶液500mLをつくるために必要な溶質の質量が最も大きい物質はどれか。必要ならば下記の原子量を用いなさい。

H：1.0	C：12	N：14	O：16	Na：23
Mg：24	Cl：35.5	Ar：40	K：39	

☑ 1．$MgCl_2$ 2．NaOH   3．KCl
4．CH_3COOH 5．NaCl

【37】標準状態の体積が最も大きいものはどれか。必要ならば【36】の原子量を用いなさい。また、標準状態（0℃、1気圧）の気体の体積は22.4L/molとする。

☑ 1．8.0gの酸素   2．$3.0×10^{23}$個のアルゴン原子
3．0.30molの二酸化炭素   4．2.24Lの窒素
5．3.2gのメタン

【38】60℃における硝酸ナトリウムの飽和水溶液100gを20℃に冷却すると、何gの結晶が析出するか。ただし、60℃と20℃における硝酸ナトリウムの溶解度（水100gに溶ける溶質の質量（g））はそれぞれ124、88である。

☑ 1．2g   2．8g   3．16g
4．24g   5．36g

【39】0.10mol/Lの水酸化ナトリウム水溶液で、濃度不明の酢酸水溶液20mLを滴定した。この滴定に関する記述として誤りを含むものはどれか。

☑ 1．この滴定で指示薬としてフェノールフタレイン溶液を用いた場合、滴下時の赤色が消えなくなった点が終点となる。
2．酢酸は弱酸で水酸化ナトリウムは強塩基である。
3．滴定に用いた水酸化ナトリウム水溶液のpHは13である。
4．滴定に用いた水酸化ナトリウム水溶液は、5.0mol/Lの水酸化ナトリウム水溶液を正確に10mLとり、これを500mLに希釈して調製した。
5．中和に要する水酸化ナトリウム水溶液の体積が10mLであったとき、もとの酢酸水溶液の濃度は0.20mol/Lである。

【40】下線を引いた原子の酸化数が最も大きいものはどれか。

☑ 1．$\underline{O}_2$ 2．$H_2\underline{S}$ 3．$\underline{Cr}_2O_7{}^{2-}$
4．$H\underline{N}O_3$ 5．$H_3\underline{P}O_4$

【41】次の反応Ⅰ、Ⅱにおいて、下線の分子やイオン（ア～エ）が酸としてはたらいているものの組み合わせとして正しいものはどれか。

Ⅰ　CH_3COOH ＋ （ア：$\underline{H_2O}$）　$\rightleftharpoons$　CH_3COO^- ＋ （イ：$\underline{H_3O^+}$）

Ⅱ　NH_3 ＋ （ウ：$\underline{H_2O}$）　$\rightleftharpoons$　NH_4^+ ＋ （エ：$\underline{OH^-}$）

☑　1．ア、イ　　　　2．ア、ウ　　　　3．イ、ウ
　　4．イ、エ　　　　5．ア、エ

【42】0.10mol/Lの水酸化ナトリウム水溶液10mLを純水で希釈して100mLとした。この水溶液のpHはいくつか。

☑　1．1　　　　2．2　　　　3．7
　　4．10　　　5．12

【43】金属及びイオンの反応性に関する記述として誤りを含むものはどれか。

☑　1．白金は王水に溶ける。
　　2．塩酸に亜鉛板を浸すと水素が発生し、亜鉛が溶ける。
　　3．塩化マグネシウム水溶液に鉄を浸すとマグネシウムが析出する。
　　4．アルミニウムは濃硝酸には溶けない。
　　5．銅は塩酸には溶けないが、硝酸には気体を発生しながら溶ける。

【44】ある塩の水溶液を青色リトマス紙に1滴たらすと、リトマス紙は赤色に変色した。この塩はどれか。

☑　1．NaCl　　　　2．Na_2SO_4　　　　3．$NaHCO_3$
　　4．NH_4NO_3　　　5．KNO_3

【45】電池に関する記述として誤りを含むものはどれか。

☑　1．ダニエル電池は、塩酸に亜鉛板と銅板を浸して導線でつないだ電池の原型であり、電流を通すと起電力がすぐ下がってしまう。
　　2．酸化銀電池は、正極にAg_2Oを用いており、一定の電圧が長く持続するので、腕時計などに用いられている。
　　3．充電ができる電池を二次電池、放電すると充電ができない電池を一次電池という。
　　4．アルカリマンガン乾電池は、正極にMnO_2、負極にZnを用いた電池であり、日常的に広く用いられている。
　　5．鉛蓄電池は、電解液に希硫酸を用いた電池であり、自動車のバッテリーに使用されている。

【46】実験の安全に関する記述として適当でないものはどれか。

☑ 1. 薬品のにおいをかぐときは、手で気体をあおぎよせる。

2. 濃硫酸を希釈するときは、ビーカーにいれた濃硫酸に純水を注ぐ。

3. 濃塩酸は換気の良い場所で扱う。

4. 液体の入った試験管を加熱するときは、試験管の口を人のいない方に向ける。

5. 酸が手に付着した場合は、直ちに大量の水で洗う。

〔実地（性質・貯蔵・取扱い方法等）〕

【47】次の物質の毒性として、最も適当なものを選びなさい。

☑ A. 硫酸タリウム

☑ B. 沃素

☑ C. 臭素

☑ D. モノフルオール酢酸ナトリウム

☑ E. クロロホルム

1. 疝痛、嘔吐、振戦、痙攣、麻痺等の症状に伴い、次第に呼吸困難となり、虚脱症状となる。

2. 蒸気の暴露により咳、鼻出血、めまい、頭痛等を起こし、眼球結膜の着色、発声異常、気管支炎、気管支喘息様発作等が現れる。

3. 皮膚に触れると褐色に染め、その揮散する蒸気を吸入すると、めまいや頭痛を伴う一種の酩酊を起こす。

4. 原形質毒である。この作用は脳の節細胞を麻酔させ、赤血球を溶解する。吸収すると、はじめは嘔吐、瞳孔の縮小、運動性不安が現れ、脳及びその他の神経細胞を麻酔させる。

5. 激しい嘔吐、胃の疼痛、意識混濁、てんかん性痙攣、脈拍の緩徐がおこり、チアノーゼ、血圧下降をきたす。

【48】次の物質の主な用途として、最も適当なものを選びなさい。

☑ A. シアン酸ナトリウム

☑ B. 酢酸エチル

☑ C. ナラシン

☑ D. 1,3−ジカルバモイルチオ−2−（N, N−ジメチルアミノ）−プロパン塩酸塩（別名：カルタップ）

☑ E. ジチアノン

1. 飼料添加物　　　2. 殺虫剤　　　3. 香料、溶剤

4. 農業用殺菌剤　　5. 除草剤

【49】次の物質の貯蔵方法として、最も適当なものを選びなさい。
- ☑ A．アクリルニトリル
- ☑ B．ベタナフトール（別名：2－ナフトール）
- ☑ C．四エチル鉛
- ☑ D．塩化亜鉛
- ☑ E．ホルムアルデヒド水溶液（ホルマリン）

1．空気や光線に触れると赤変するので、遮光して保管する。
2．金属に対して腐食性があるので、容器は特別製のドラム缶を用いる。出入を遮断できる独立倉庫で、火気のないところに保管する。
3．硫酸や硝酸等の強酸と激しく反応するため、強酸と安全な距離を保って貯蔵する。
4．低温では混濁することがあるため、常温で貯蔵する。
5．潮解性があるため、容器を密閉して保管する。

【50】次の物質の漏えい時又は飛散時の措置として、最も適当なものを選びなさい。
- ☑ A．塩化バリウム
- ☑ B．四アルキル鉛
- ☑ C．黄燐（りん）
- ☑ D．カリウム
- ☑ E．砒素（ひ）

1．流動パラフィン浸漬品の場合、露出したものは、速やかに拾い集めて灯油又は流動パラフィンの入った容器に回収する。砂利、石等に付着している場合は砂利等ごと回収する。
2．付近の着火源となるものは速やかに取り除く。多量に漏えいした場合、漏えいした液は、活性白土、砂、おが屑（くず）等でその流れを止め、過マンガン酸カリウム水溶液（5％）又はさらし粉で十分に処理する。
3．飛散したものは空容器にできるだけ回収し、そのあとを硫酸ナトリウムの水溶液を用いて処理し、多量の水で洗い流す。
4．飛散したものは空容器にできるだけ回収し、そのあとを硫酸鉄（Ⅲ）等の水溶液を散布し、水酸化カルシウム、炭酸ナトリウム等の水溶液を用いて処理した後、多量の水で洗い流す。
5．漏えいしたものの表面を速やかに土砂又は多量の水で覆い、水を満たした容器に回収する。

【51】次の物質を含有する製剤で、毒物及び劇物取締法や関連する法令により劇物の指定から除外される含有濃度の上限として最も適当なものを選びなさい。

☑ A．蓚酸

☑ B．水酸化ナトリウム

　1．5％　　　　2．10％　　　　3．20％

　4．30％　　　　5．50％

【52】次の文章は、クロルピクリンについて記述したものである。それぞれの（　）内にあてはまる最も適当なものを選びなさい。

　純品は（A）であり、（B）がある。水溶液に金属カルシウムを加え、これにベタナフチルアミン及び硫酸を加えると、（C）の沈殿を生成する。

☑ A　1．無色の油状体　　　2．赤褐色の油状体　　　3．黒色の油状体
　　　 4．白色の粉末　　　　5．黒色の粉末

☑ B　1．芳香性　　　　　2．潮解性　　　　　3．引火性
　　　 4．風解性　　　　　5．催涙性

☑ C　1．白色　　　　　　2．青色　　　　　　3．緑色
　　　 4．赤色　　　　　　5．黒色

【53】次の物質の性状について、最も適当なものを選びなさい。

☑ A．ジエチル－3，5，6－トリクロロ－2－ピリジルチオホスフェイト（別名：クロルピリホス）

☑ B．硫酸

☑ C．エチレンクロルヒドリン

☑ D．ジメチル－2，2－ジクロルビニルホスフェイト（別名：DDVP）

☑ E．アクロレイン

　1．刺激性で、微臭のある比較的揮発性の無色油状の液体である。水に難溶、一般の有機溶媒に可溶、石油系溶剤に可溶である。

　2．白色の結晶である。アセトン、ベンゼンに溶けるが、水に溶けにくい。

　3．臭気のある無色液体である。蒸気は空気より重い。水に任意の割合で混和する。

　4．無色透明、油様の液体である。粗製のものは、かすかに褐色を帯びていることがある。高濃度のものは猛烈に水を吸収する。

　5．刺激臭のある無色又は帯黄色の液体である。引火性がある。熱又は炎にさらすと、分解して毒性の高い煙を発生する。

【54】次の物質の性状について、最も適当なものを選びなさい。

☑ A．酢酸エチル

☑ B．硫酸タリウム

☑ C．ジエチル－Ｓ－（２－オキソ－６－クロルベンゾオキサゾロメチル）－ジ
チオホスフェイト（別名：ホサロン）

☑ D．過酸化水素水

☑ E．ヒドラジン

1．ネギ様の臭気のある白色結晶である。シクロヘキサン及び石油エーテルに溶
けにくい。水に溶けない。

2．無色透明の液体である。微量の不純物が混入したり、少し加熱されると、爆
鳴を発して急激に分解する。

3．無色の油状の液体である。空気中で発煙する。

4．無色透明の液体で、果実様の芳香があり、引火性がある。

5．無色の結晶で、常温の水に溶けにくいが、熱湯には溶ける。

【55】次の物質の識別方法として、最も適当なものを選びなさい。

☑ A．アニリン

☑ B．ニコチン

☑ C．メタノール

☑ D．トリクロル酢酸

☑ E．無水硫酸銅

1．白色の粉末であるこの物質に水を加えると、青くなる。

2．この物質の水溶液にさらし粉を加えると、紫色を呈する。

3．この物質のエーテル溶液に、ヨードのエーテル溶液を加えると、褐色の液状
沈殿を生じ、これを放置すると赤色針状結晶となる。

4．この物質に水酸化ナトリウム溶液を加えて熱すると、クロロホルム臭がする。

5．この物質にあらかじめ強熱した酸化銅を加えると、ホルムアルデヒドができ、
酸化銅は還元されて金属銅色を呈する。

【56】次の物質の廃棄方法として、最も適当なものを選びなさい。

☑　A．塩化水素

☑　B．シアン化カリウム

☑　C．クレゾール

☑　D．重クロム酸カリウム

☑　E．塩化第一銅

1．水酸化ナトリウム水溶液を加えてアルカリ性（pH11以上）とし、次亜塩素酸ナトリウム水溶液を加えて酸化分解した後、硫酸を加えて中和し、多量の水で希釈して処理する。

2．希硫酸に溶かし、還元剤（硫酸第一鉄等）の水溶液を過剰に用いて還元した後、水酸化カルシウム、炭酸ナトリウム等の水溶液で処理し、水酸化物として沈殿濾過する。溶出試験を行い、溶出量が判定基準以下であることを確認して埋立処分する。

3．徐々に水酸化カルシウム（消石灰）の懸濁液等の撹拌溶液に加え中和させた後、多量の水で希釈して処理する。

4．おが屑等に吸収させて焼却炉で焼却する。

5．セメントを用いて固化し、埋立処分する。

▶▶正解＆解説 ··

【1】A…1　B…4　C…2　D…4　E…1

〔解説〕取締法第2条（定義）第2項。

> 　この法律で「劇物」とは，別表第2に掲げる物であって，（A：医薬品）及び（B：医薬部外品）以外のものをいう。

取締法第3条（毒物劇物の禁止規定）第3項。

> 　毒物又は劇物の販売業の登録を受けた者でなければ，毒物又は劇物を販売し，授与し，又は販売若しくは授与の目的で貯蔵し，運搬し，若しくは（C：陳列）してはならない。

取締法第3条の3（シンナー乱用の禁止）。

> 　興奮，（D：幻覚）又は麻酔の作用を有する毒物又は劇物（これらを含有する物を含む。）であって政令で定めるものは，みだりに摂取し，若しくは吸入し，又はこれらの目的で（E：所持）してはならない。

【2】4

〔解説〕取締法第3条の4（爆発性がある毒物劇物の所持禁止），施行令第32条の3（発火性又は爆発性のある劇物）。ピクリン酸，ナトリウムのほか，亜塩素酸ナトリウム及びこれを含有する製剤（亜塩素酸ナトリウム30％以上含有するものに限る），塩素酸塩類及びこれを含有する製剤（塩素酸塩類35％以上を含有するものに限る）が定められている。

【3】2

〔解説〕A．毒物又は劇物の製造業の登録は，製造所ごとにその製造所の所在地の「都道府県知事」に申請書を提出しなければならない。取締法第4条（営業の登録）第2項。

　　　　B．取締法第4条（営業の登録）第3項。

　　　　C．取締法第3条（毒物劇物の禁止規定）第3項。

　　　　D．毒物又は劇物の輸入業の登録を受けた者でなければ，毒物又は劇物を販売又は授与の目的で輸入してはならない。従って，製造業の登録では輸入できない。取締法第3条（毒物劇物の禁止規定）第2項。

【4】1

〔解説〕A．取締法第4条の2（販売業の登録の種類）第1号，取締法第4条の3（販売品目の制限）第1項，第2項。販売業は登録の種類により販売できる品目が定められているが，一般販売業の登録を受けた者は販売品目の制限が定められていないため，全ての毒物劇物を販売できる。

　　　　B．取締法第4条の3（販売品目の制限）第1項。

令和5年度　富山

C．特定毒物とは毒物であって取締法 別表第3に掲げるものをいう。特定品目
販売業の登録を受けた者は、特定品目として厚生労働省令（施行規則 別表第
2）で定めるもの以外の毒物又は劇物を販売してはならない。取締法第2条
（定義）第3項、取締法第4条の3（販売品目の制限）第2項。

D．毒物又は劇物の販売業の登録を受けた者でなければ、薬局の開設者であっ
ても毒物又は劇物を販売することはできない。取締法第3条（毒物劇物の禁
止規定）第3項。

【5】4
〔解説〕A．営業者の名義を個人から法人に変更したときは、30日以内に個人名義で営
業廃止の届出をしてから、法人名義で新たに登録を受ける必要がある。取締
法第10条（届出）第1項第4号、取締法第4条（営業の登録）第2項。

B．「あらかじめ」⇒「30日以内に」。取締法第10条（届出）第1項第2号。

C．「30日以内に」⇒「あらかじめ」。取締法第9条（登録の変更）第1項。

D．取締法第10条（届出）第1項第1号。

【6】2
〔解説〕A．施行規則第4条の4（製造所等の設備）第1項第2号イ、第2項。

B．選択肢の記述は製造所の設備の基準であり、販売業の店舗の設備には適用
されない。施行規則第4条の4（製造所等の設備）第1項第1号イ、第2項。

C．施行規則第4条の4（製造所等の設備）第1項第4号、第2項。

D．盗難等に対する措置を講じているかどうかにかかわらず、毒物又は劇物を
陳列する場所には、かぎをかける設備があること。施行規則第4条の4（製
造所等の設備）第1項第3号、第2項。

【7】4
〔解説〕毒物劇物取扱責任者になることができるのは、①薬剤師、②厚生労働省令で定
める学校で応用化学に関する学課を修了した者、③都道府県知事が行う毒物劇
物取扱者試験に合格した者である。実務経験の有無や医師は含まれない。取締
法第8条（毒物劇物取扱責任者の資格）第1項第1～3号。

【8】3
〔解説〕A．取締法第8条（毒物劇物取扱責任者の資格）第4項。一般毒物劇物取扱者
試験に合格した者は、毒物劇物を取り扱う全ての製造所、営業所、店舗で、
毒物劇物取扱責任者になることができる。

B．農業用品目毒物劇物取扱者試験に合格した者は、農業用品目のみを取り扱
う輸入業の営業所、農業用品目販売業の店舗においてのみ、毒物劇物取扱責
任者となることができる。従って、製造所の毒物劇物取扱責任者になること
はできない。取締法第8条（毒物劇物取扱責任者の資格）第4項。

C．毒物又は劇物を直接取り扱う店舗には専任の毒物劇物取扱責任者を置かな
　　　ければならないが、直接取り扱わない店舗等には置く必要がない。取締法第
　　　7条（毒物劇物取扱責任者）第1項。
　　D．取締法第7条（毒物劇物取扱責任者）第2項。

【9】5
〔解説〕A．18歳未満の者には毒物又は劇物を交付できない。取締法第15条（毒物又は
　　　劇物の交付の制限等）第1項第1号。
　　B．選択肢の記述は「毒物劇物取扱責任者の資格」及び「特定毒物研究者の許
　　　可」に関する規定である。取締法第8条（毒物劇物取扱責任者の資格）第2
　　　項第4号、取締法第6条の2（特定毒物研究者の許可）第3項第3号。
　　C．取締法第15条（毒物又は劇物の交付の制限等）第2項、施行規則第12条の
　　　2の6（交付を受ける者の確認）。
　　D．取締法第15条（毒物又は劇物の交付の制限等）第3項、第4項。

【10】4
〔解説〕A．毒物又は劇物の譲渡手続に係る書面に記載しなければならない事項は、選
　　　択肢の記述のほか、譲受人の職業も記載する必要がある。取締法第14条（毒
　　　物又は劇物の譲渡手続）第1項第1～3号。
　　B．取締法第14条（毒物又は劇物の譲渡手続）第3項。
　　C．譲受書には必ず譲受人の押印が必要である。取締法第14条（毒物又は劇物
　　　の譲渡手続）第2項、施行規則第12条の2（毒物又は劇物の譲渡手続に係る
　　　書面）。
　　D．施行令第40条の9（毒物劇物営業者等による情報の提供）第1項。

【11】2
〔解説〕A＆C．取締法第12条（毒物又は劇物の表示）第2項第3号、施行規則第11条
　　　の5（解毒剤に関する表示）。
　　B＆D．いずれも砒素、砒素化合物、水銀の解毒剤である。

【12】3
〔解説〕取締法第11条（毒物又は劇物の取扱い）第4項。

> 　（略）、その容器として、（A：飲食物の容器として通常使用される物）を使用して
> はならない。

施行規則第11条の4（飲食物の容器を使用してはならない劇物）。

> 　法第11条第4項に規定する劇物は、（B：すべての劇物）とする。

【13】 1

〔解説〕A．取締法第17条（事故の際の措置）第1項。

B〜D．毒物又は劇物が盗難にあい、又は紛失したときは、その量や種類にかかわらず、直ちに警察署に届け出なければならない。取締法第17条（事故の際の措置）第2項。

【14】 2

〔解説〕A．取締法第3条の2（特定毒物の禁止規定）第8項。

B．取締法第3条の2（特定毒物の禁止規定）第2項。

C．毒物又は劇物の製造業者のほか、特定毒物研究者も特定毒物を製造することができる。取締法第3条の2（特定毒物の禁止規定）第1項。

D．取締法第3条の2（特定毒物の禁止規定）第5項。

【15】 3

〔解説〕毒物・劇物の容器及び被包には「医薬用外」の文字、及び毒物（特定毒物含む）については赤地に白色をもって「毒物」の文字、劇物については白地に赤色をもって「劇物」の文字を表示しなければならない。取締法第12条（毒物又は劇物の表示）第1項。

【16】 1

〔解説〕A．取締法第12条（毒物又は劇物の表示）第2項第4号、施行規則第11条の6（取扱及び使用上特に必要な表示事項）第1号。

B．施行規則第11条の6（取扱及び使用上特に必要な表示事項）第4号。

C．選択肢の事項を表示しなければならない毒物又は劇物は、DDVPを含有する衣料用の防虫剤である。施行規則第11条の6（取扱及び使用上特に必要な表示事項）第3号ロ。

D．施行規則第11条の6（取扱及び使用上特に必要な表示事項）第3号イ。

【17】 2

〔解説〕取締法第13条（農業用の劇物）、施行令第39条（着色すべき農業用劇物）第2号、施行規則第12条（農業用劇物の着色方法）。燐化亜鉛及び硫酸タリウムを含有する製剤たる劇物は、いずれもあせにくい黒色で着色しなければ農業用として販売することができない。

【18】 1

〔解説〕施行令第40条（廃棄の方法）第1〜3号。

一　中和、加水分解、酸化、還元、（A：稀釈）その他の方法により、毒物及び劇物並びに法第11条第2項に規定する政令で定める物のいずれにも該当しない物とすること。

二　ガス体又は揮発性の毒物又は劇物は、保健衛生上危害を生ずるおそれがない場所で、少量ずつ放出し、又は（B：揮発）させること。

三　可燃性の毒物又は劇物は、保健衛生上危害を生ずるおそれがない場所で、少量ずつ（C：燃焼）させること。

【19】5

〔解説〕A.「犯罪捜査上」⇒「保健衛生上」。従って、犯罪捜査のための立入検査を行うことはできない。取締法第18条（立入検査等）第1項、第4項。

B. 都道府県知事は、毒物劇物営業者の有する設備が第5条の厚生労働省令で定める基準に適合しなくなったと認めるときは、「相当の期間を定めて、その設備を当該基準に適合させるために必要な措置をとるべき旨を命ずることができる」。取締法第19条（登録の取消等）第1項。

C&D. 取締法第19条（登録の取消等）第3項、第4項。

【20】2

〔解説〕施行令第40条の6（荷送人の通知義務）第1項。

> （略）ただし、1回の運搬につき（1,000kg）以下の毒物又は劇物を運搬する場合は、この限りでない。

【21】5

〔解説〕取締法第22条（業務上取扱者の届出等）第1項、施行令第41条、第42条（業務上取扱者の届出）各号。

A. 内容積「1,000L以上」の容器を大型自動車に積載して硫酸を運送する場合は、業務上取扱者の届出が必要となる。施行規則第13条の13（施行令第41条第3号に規定する内容積）。

B～D. いずれも業務上取扱者の届出が必要である。

【22】3

〔解説〕ただ1種類の物質からなるものを純物質という。純物質には、1種類の元素からなる単体と、2種類以上の元素からなる化合物がある。ドライアイス（二酸化炭素CO_2の固体）は化合物であるため、純物質に該当する。

1～2＆4～5. 空気、石油、塩酸（HCl aq）、牛乳は混合物（2種類以上の物質が混ざり合ったもの）である。

【23】5

〔解説〕同素体は、同じ元素の単体で性質の異なる物質をいう。黒鉛とダイヤモンドはともに炭素Cからなる単体で、同素体である。

【24】5

〔解説〕《実験Ⅰ》から「水溶性である」、《実験Ⅱ》の炎色反応から「ナトリウムNaを含む物質である」、「塩化銀（Ⅰ）AgClの白色沈殿を生じる」ということがわかる。これらの条件にあてはまる物質は、NaCl（塩化ナトリウム）である。

$NaCl + AgNO_3 \longrightarrow NaNO_3 + AgCl$（白色沈殿）

	KCl 塩化カリウム	NaNO₃ 硝酸ナトリウム	CaCO₃ 炭酸カルシウム	BaSO₄ 硫酸バリウム	NaCl 塩化ナトリウム
水への溶け方	溶けやすい	熱水によく溶ける	ほとんど溶けない	難溶	溶けやすい
炎色反応	赤紫色(K)	黄色(Na)	橙赤色(Ca)	黄緑色(Ba)	黄色(Na)
沈殿	AgClの白色沈殿	沈殿しない	沈殿しない	沈殿しない	AgClの白色沈殿

【25】4

〔解説〕蒸発は沸点以下であればどの温度でも生じるため、点Cでも蒸発は生じている。

蒸発…液体の表面から気化が起こること。

沸騰…液体の内部から気化が起こること。

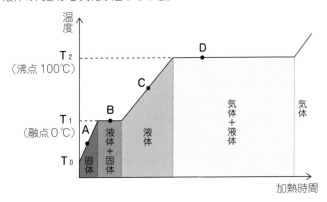

【26】2

〔解説〕1．鉄Feは、鉱石Fe₂O₃と炭素Cからなるコークスを高温で融解し、「コークスのCが鉱石のOと結び付いて還元すること」で生産されている。

3．水道水に塩素Clが加えられているのは、「塩素のもつ強い殺菌力で消毒をする」ためである。

4．ビタミンC（L－アスコルビン酸）は、水に溶けやすく、酸性で強い還元作用があるため、「酸化防止剤」として使用されている。

5．雨水には空気中の二酸化炭素が溶けている（酸性を示している）ため、大気汚染の影響がなくてもpHは「7より小さい」。

【27】1

〔解説〕同位体とは、陽子の数（原子番号）は等しいが中性子の数が異なるものをいい、例として、水素¹Hや重水素²Hなどがある。

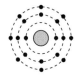

【28】4

〔解説〕設問の模式図はK殻２個、L殻８個より、ネオンNe（原子番号
10）の電子配置だとわかる。塩素Cl（原子番号17）の１価の
陰イオンであるCl⁻（塩素イオン）の電子数は18である。電子
配置はK殻２個、L殻８個、M殻８個となる。

1．マグネシウムMg（原子番号12）の２価の陽イオンであるMg^{2+}（マグネ
シウムイオン）の電子数は10であり、ネオンと同じ電子配置となる。

3．フッ素F（原子番号９）の１価の陰イオンであるF⁻（フッ素イオン）の電
子数は10であり、ネオンと同じ電子配置となる。

5．アルミニウムAl（原子番号13）の３価の陽イオンであるAl^{3+}（アルミニウ
ムイオン）の電子数は10であり、ネオンと同じ電子配置となる。

【29】1

〔解説〕CO_2（二酸化炭素）は、直線形の無極性分子である。

2～5．三角錐形のNH_3（アンモニア）、四面体形のCH_3Cl（クロロメタン）、
折れ線形のH_2S（硫化水素）、直線形のHCl（塩化水素）は、いずれも極性分
子である。

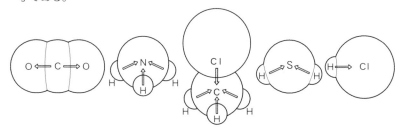

二酸化炭素　　　アンモニア　　クロロメタン　　硫化水素　　　塩化水素

【30】4

〔解説〕設問の周期表に各元素をあてはめると、以下のとおりとなる。

	1族	2族	〜	13族	14族	15族	16族	17族	18族
第２周期	Li	Be		B	ア：C	N	イ：O	F	Ne
第３周期	ウ：Na	エ：Mg		オ：Al	Si	P	S	カ：Cl	Ar
	アルカリ 金属	アルカリ 土類金属						ハロゲン	貴ガス

従って、組成式として適当でないものは、「アイ₄ ＝ CO₄」である。

1．ウカ ＝ NaCl（塩化ナトリウム）

2．エイ ＝ MgO（酸化マグネシウム）

3．オカ₃ ＝ AlCl₃（塩化アルミニウム）

5．オ₂イ₃ ＝ Al₂O₃（酸化アルミニウム）

【31】2

〔解説〕電子式とは、元素記号の周りに点で最外殻電子を表したものをいう。設問の場合、原子XとYの最外殻電子はいずれも6個である。それぞれ不対電子を2個、非共有電子対を2組ずつもち、不対電子は2組の共有電子対をつくり、二重結合となる。従って、該当するものはO₂（酸素）となる。

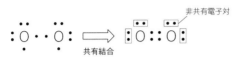

1. H₂（水素）の最外殻電子は1個。共有電子対は1組、非共有電子対はない。

$$H \cdot \cdot H \implies H : H$$
共有結合

3. N₂（窒素）の最外殻電子は5個。共有電子対は3組、非共有電子対は2組の三重結合である。

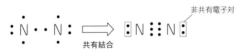

4. Cl₂（窒素）の最外殻電子は7個。共有電子対は1組、非共有電子対は6組である。

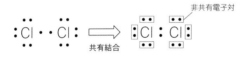

5. HF（フッ化水素）の最外殻電子は7個。共有電子対は1組、非共有電子対は3組である。

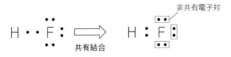

【32】2

〔解説〕青銅（ブロンズ）は銅CuとスズSnの合金をいい、銅と亜鉛Znの合金は黄銅（真ちゅう）である。

3. 両性元素は亜鉛のほか、アルミニウムAl、スズ、鉛Pbがある。

4. 硫酸銅CuSO₄水溶液のような銅イオンCu²⁺を含む水溶液に亜鉛をつけると、銅よりもイオン化傾向が大きく酸化されやすい亜鉛が電子を失い、亜鉛イオンZn²⁺となって水溶液中の銅イオンと結びつき、銅となって析出される。

5. 緑青とは、銅が酸素O₂、水H₂O、二酸化炭素CO₂とそれぞれ反応して酸化されて生じる錆のことをいう。

【33】 3

〔解説〕 A．塩化ナトリウム NaCl はイオン結合によって生じたイオン結晶であり、ナトリウムイオン Na^+ と塩化物イオン Cl^- が単位格子内に 4 個ずつあるため、正しい。

B．黒鉛（グラファイト）の結晶は「3 つの価電子を共有結合に使い」、残り 1 つの価電子は結晶中を自由に移動するため、電気伝導性がある。選択肢は、同じ炭素 C からなるダイヤモンドについての記述である。

C．ヨウ素の結晶は、共有結合で結び付いたヨウ素 I_2 分子が「分子間力（ファンデルワールス力）」によって集まってできたものをいう。

D．配位結合は、結合のできる過程が異なるだけで、結合そのものは通常の共有結合と全く同じものであり、区別はできない。従って「異なる性質を持つ」とはいえない。

【34】 4

〔解説〕 ^{39}K の存在比を x 、^{41}K の存在比を y とすると、$x + y = 1 \cdots$①
相対質量に存在比をかけた数が原子量となるため、
$(39.0 \times x) + (41.0 \times y) = 39.1 \cdots$②
①の式を $y = 1 - x$ と変形し、②の y に代入すると次の等式が成り立つ。

$$(39.0 \times x) + \{41.0 \times (1 - x)\} = 39.1$$
$$39.0x + 41.0 - 41.0x = 39.1$$
$$-2.0x = -1.9$$
$$x = 0.95$$

従って、パーセント換算すると ^{39}K の存在比は 95％となる。

【35】 3

〔解説〕 5％グルコース $C_6H_{12}O_6$ 水溶液 1 L（1000g）に含まれるグルコースは、密度 1.0g/cm³ であることから、1000g × 0.05 × 1.0 ＝ 50g となる。グルコースの分子量 180 より 180g ＝ 1 mol であるため、50g では 50／180 ≒ 0.27mol となる。溶液の質量は 1000g － 50g ＝ 950g（0.95L）となり、次の等式が成り立つ。

$$モル濃度（mol/L） = \frac{溶質の物質量（mol）}{溶液の体積（L）}$$

$$= \frac{0.27mol}{0.95L} = 0.284\cdots（mol/L）$$

従って、最も適当な値は 0.28mol/L となる。

【36】 1

〔解説〕 500mL ＝ 0.5L とする。設問より $MgCl_2$（塩化マグネシウム）の 1 mol あたりの分子量は 24 ＋（35.5 × 2）＝ 95 であり、0.1mol では 9.5g。従って、溶質の質量は 9.5g × 0.5L ＝ 4.75（g）となる。

2．NaOH（水酸化ナトリウム）の1molあたりの分子量は23＋16＋1.0＝40であり、0.1molでは4.0g。溶質の質量は、4.0g×0.5L＝2（g）。

3．KCl（塩化カリウム）の1molあたりの分子量は39＋35.5＝74.5であり、0.1molでは7.45g。溶質の質量は、7.45g×0.5L＝3.725（g）。

4．CH_3COOH（酢酸）の1molあたりの分子量は12＋（1×3）＋12＋16＋16＋1＝60であり、0.1molでは6.0g。溶質の質量は、6.0g×0.5L＝3（g）。

5．NaCl（塩化ナトリウム）の1molあたりの分子量は23＋35.5＝58.5であり、0.1molでは5.85g。溶質の質量は、5.85g×0.5L＝2.925（g）。

【37】2

〔解説〕アボガドロ定数$6.0×10^{23}$より、アルゴンAr原子$3.0×10^{23}$個は0.5molである。設問より気体の体積は1mol＝22.4Lであるため、0.5mol×22.4L＝11.2Lとなる。

1．酸素O_2の1molあたりの分子量は16×2＝32であり、8.0gでは0.25mol。従って、体積は0.25mol×22.4L＝5.6Lとなる。

3．二酸化炭素CO_2の体積は、0.30mol×22.4L＝6.72Lとなる。

5．メタンCH_4の1molあたりの分子量は12＋（1×4）＝16であり、3.2gでは0.2mol。従って、体積は0.2mol×22.4L＝4.48Lとなる。

【38】3

〔解説〕飽和水溶液とは、100gの水に溶ける物質の限界の質量（溶解度）まで物質が溶けている水溶液をいう。設問より、100gの水が60℃のときの硝酸ナトリウム飽和水溶液の質量は、100＋124＝224gとなる。また、この水溶液を60℃から20℃まで冷却すると、硝酸ナトリウムの結晶が124－88＝36g析出する。飽和水溶液が100gのときに析出する結晶をxgとすると、次の比例式で求められる。

224g：36g ＝ 100g：x g

224x ＝ 3600

x ＝ 16.07…（g）

従って、最も適する値は16gである。

【39】5

〔解説〕中和反応式：NaOH ＋ CH_3COOH ⟶ CH_3COONa ＋ H_2O

水酸化ナトリウム水溶液は1価の塩基、酢酸は1価の酸であり、酢酸水溶液の濃度をx mol/Lとすると、次の等式が成り立つ。

1×0.10mol/L×（10mL／1000mL）＝1×x mol/L×（20mL／1000mL）

両辺に1000をかける。　0.10mol/L×10mL ＝ x mol/L×20mL

20x ＝ 1.0

x ＝ 0.05（mol/L）

従って、選択肢の「酢酸水溶液の濃度は0.20mol/L」という記述は誤りである。

1．フェノールフタレイン（PP）は変色域が塩基性側（pH8.0～9.8）にあり、pH8.3以下では透明を、pH10.0以上では赤色を示す。設問の滴定で生じる水溶液は塩基性を示すため、選択肢の記述は正しい。

3．水酸化ナトリウム水溶液は1価の塩基であり、電離度を1とすると、水酸化ナトリウム水溶液中の水酸化物イオン濃度［OH^-］は次のとおり。

1×0.10mol/L $\times 1 = 1.0 \times 10^{-1}$mol/L

水のイオン積［H^+］［OH^-］$= 1.0 \times 10^{-14}$（mol/L）^{2} より、

［H^+］$\times 1.0 \times 10^{-1}$mol/L $= 1.0 \times 10^{-14}$（mol/L）^{2}

$$［H^+］= \frac{1.0 \times 10^{-14}（mol/L）^2}{1.0 \times 10^{-1}mol/L}$$

$$= 1.0 \times 10^{-13}mol/L$$

乗数の数がpHの値をあらわすため、pH13となり、選択肢の記述は正しい。

4．5.0mol/Lの水酸化ナトリウム水溶液10mLの物質量は、1×5.0mol/L $\times$（10mL／1000mL）$= 0.05$（mol）となる。一方、滴定に用いた0.10mol/Lの水酸化ナトリウム水溶液500mLの物質量も、1×0.10mol/L $\times$（500mL／1000mL）$= 0.05$（mol）となる。希釈をしても物質量は変わらないため、選択肢の記述は正しい。

【40】3

〔解説〕酸化数のルールを用いると、$Cr_2O_7{}^{2-}$（二クロム酸イオン）におけるクロムCr原子の酸化数は、次の式で求められる。

｛［Cr酸化数］$\times 2$｝$+$｛$(-2) \times 7$｝$= -2$ ⇒［Cr酸化数］$=$「$+6$」

> 酸化数のルール
> ①単体中、化合物中の原子の酸化数の総和は「0」
> ②化合物中の水素H原子またはアルカリ金属（カリウムKなど）の酸化数は「$+1$」、酸素O原子の酸化数は「-2」
> ③イオンの酸化数の総和は、そのイオンの電荷

1．O_2（酸素）は単体であるため、酸素O原子の酸化数は、0である。

2．H_2S（硫化水素）の硫黄S原子の酸化数は、次の式で求められる。

｛$(+1) \times 2$｝$+$［S酸化数］$= 0$ ⇒［S酸化数］$= -2$

4．HNO_3（硝酸）の窒素N原子の酸化数は、次の式で求められる。

$(+1) +$［N酸化数］$+$｛$(-2) \times 3$｝$= 0$ ⇒［N酸化数］$= +5$

5．H_3PO_4（リン酸）のリンP原子の酸化数は、次の式で求められる。

｛$(+1) \times 3$｝$+$［P酸化数］$+$｛$(-2) \times 4$｝$= 0$ ⇒［P酸化数］$= +5$

【41】3

〔解説〕ブレンステッド・ローリーの酸・塩基の定義「酸とは水素イオン H^+ を与える分子やイオンであり、塩基は水素イオン H^+ を受け取る分子やイオンである」の考え方を用いる。

ア．右方向の反応において、H_2O（水）が CH_3COOH（酢酸）から H^+ を受け取っているため、H_2O は塩基としてはたらく。

イ．左方向の反応において、H_3O^+（オキソニウムイオン）が CH_3COO^-（酢酸イオン）に H^+ を与えているため、H_3O^+ は酸としてはたらく。

ウ．右方向の反応において、H_2O が NH_3（アンモニア）に H^+ を与えているため、H_2O は酸としてはたらく。

エ．左方向の反応において、OH^-（水酸化物イオン）が NH_4^+（アンモニウムイオン）から H^+ を受け取っているため、OH^- は塩基としてはたらく。

【42】5

〔解説〕【39】の3．と同様に、0.10mol/Lの水酸化ナトリウム水溶液はpH13である。塩基性水溶液においては、10倍ずつ希釈するとpHは1つ減少して7に近づくことから、pH13の水溶液10mLを水で10倍に希釈して100mLにすると、pH12となる。

【43】3

〔解説〕金属の単体が水溶液中で電子を失い、陽イオンになろうとする性質のことをイオン化傾向という。イオン化傾向の大きな金属ほど、酸化されやすく反応性が大きい。塩化マグネシウム水溶液 $MgCl_2・6H_2O$ に鉄 Fe を浸しても、マグネシウム Mg のほうがイオン化傾向が大きいため、単体として析出せずにマグネシウムイオン Mg^{2+} として水溶液中に溶けだす。

1．イオン化傾向の小さい白金 Pt や金 Au は、王水に溶ける。

2．亜鉛 Zn は水素 H_2 よりもイオン化傾向が大きいため、亜鉛から失われた電子が塩酸 HCl の水素イオン H^+ と結びつき水素となって、亜鉛が溶ける。

4．アルミニウム Al は濃硝酸に溶かそうとしても、表面に緻密な酸化物の被膜をつくって内部を保護する不動態になるため、溶けない。

5．水素よりもイオン化傾向が小さい銅 Cu は、塩酸の H^+ とは反応しないため溶けないが、酸化力の強い硝酸 HNO_3 とは反応し、水素以外の気体を発生しながら溶ける。

【44】4

〔解説〕青色リトマス紙が赤色に変色していることから、求める塩は酸性であることがわかる。NH_4NO_3（硝酸アンモニウム）は、強酸＋弱塩基からなる塩。

$$HNO_3 + NH_3 \longrightarrow NH_4NO_3$$

水溶液中で加水分解すると水素イオン H^+ を生じるため、水溶液は「酸性」を示す。

224

$$NH_4NO_3 \longrightarrow NH_4^+ + NO_3^-$$
$$NH_4^+ \longrightarrow NH_3 + H^+$$

1〜2＆5．NaCl（塩化ナトリウム）、Na₂SO₄（硫酸ナトリウム）、KNO₃（硝酸カリウム）は、いずれも強酸＋強塩基からなる塩。水溶液中で加水分解せずH⁺やOH⁻を生じないため、水溶液は「中性」を示す。従って、青色リトマス紙は変色しない。

$$HCl + NaOH \longrightarrow NaCl + H_2O$$
$$H_2SO_4 + 2NaOH \longrightarrow Na_2SO_4 + 2H_2O$$
$$HNO_3 + KOH \longrightarrow KNO_3 + H_2O$$

3．NaHCO₃（炭酸水素ナトリウム）は電離すると、ナトリウムイオンNa⁺と重炭酸イオンHCO₃⁻を生じる。　$NaHCO_3 \longrightarrow Na^+ + HCO_3^-$
さらに重炭酸イオンが水と反応して、炭酸H₂CO₃と水酸化物イオンOH⁻を生じるため、水溶液は「塩基性」を示す。従って、青色リトマス紙は変色しない。　$HCO_3^- + H_2O \rightleftharpoons H_2CO_3 + OH^-$

【45】1

〔解説〕ダニエル電池は、硫酸亜鉛水溶液ZnSO₄ aqに亜鉛Zn板を浸したものと、硫酸銅（Ⅱ）CuSO₄ aqに銅Cu板を浸したものを、素焼きの円筒で仕切り、両金属板を導線で結んで電流を流したものをいう。

2．酸化銀電池は一次電池の一つ。正極にAg₂O（酸化銀（Ⅰ））を用いている。

4．アルカリマンガン乾電池は一次電池の一つ。正極にMnO₂（酸化マンガン（Ⅳ））、負極にZn（亜鉛）を用いている。

5．鉛蓄電池は代表的な二次電池。

【46】2

〔解説〕濃硫酸H₂SO₄に水を加えると、吸湿性があるため急激な発熱を起こして水が突沸（突然沸騰を起こすこと）して危険である。従って、濃硫酸を希釈するときは、純水に濃硫酸を少しずつ注ぐ。このとき、必ずかき混ぜながら注ぐこと。

※以下、物質名の後や文章中に記載されている［　］は、物質を見分ける際に特徴となるキーワードを表す。

【47】A…1　B…3　C…2　D…5　E…4

〔解説〕A．硫酸タリウムTl₂SO₄［次第に呼吸困難］［虚脱症状］

B．沃素I₂［皮膚に触れると褐色に染める］［めまいや頭痛］

C．臭素Br₂［眼球結膜の着色］［気管支喘息様発作］

D．モノフルオール酢酸ナトリウムCH₂FCOONa［胃の疼痛］［てんかん性痙攣］［チアノーゼ］［血圧下降］

E．クロロホルムCHCl₃［原形質毒］［脳の節細胞を麻酔］［赤血球を溶解］

【48】A…5　B…3　C…1　D…2　E…4
〔解説〕A．シアン酸ナトリウム NaOCN〔除草剤〕
　　　　B．酢酸エチル $CH_3COOC_2H_5$〔香料〕〔溶剤〕
　　　　C．ナラシン $C_{43}H_{72}O_{11}$〔飼料添加物〕
　　　　D．カルタップ $C_7H_{15}N_3O_2S_2$・ClH〔殺虫剤〕
　　　　E．ジチアノン $C_{14}H_4O_2N_2S_2$〔農業用殺菌剤〕

【49】A…3　B…1　C…2　D…5　E…4
〔解説〕A．アクリルニトリル $CH_2＝CHCN$〔強酸と安全な距離を保って貯蔵〕
　　　　B．ベタナフトール $C_{10}H_7OH$〔空気や光線に触れると赤変〕
　　　　C．四エチル鉛 $Pb(C_2H_5)_4$〔特別製のドラム缶〕〔出入を遮断できる独立倉庫〕
　　　　D．塩化亜鉛 $ZnCl_2$〔潮解性〕〔容器を密閉して保管〕
　　　　E．ホルムアルデヒド水溶液（ホルマリン）HCHO aq〔低温では混濁〕〔常温
　　　　　で貯蔵〕

【50】A…3　B…2　C…5　D…1　E…4
〔解説〕A．塩化バリウム $BaCl_2$・$2H_2O$〔硫酸ナトリウムの水溶液を用いて処理〕
　　　　B．四アルキル鉛 PbR_4〔過マンガン酸カリウム水溶液（5％）〕〔さらし粉で
　　　　　十分に処理〕
　　　　C．黄燐 P_4〔表面を速やかに土砂又は多量の水で覆う〕〔水を満たした容器に
　　　　　回収〕
　　　　D．カリウム K〔流動パラフィンの入った容器に回収〕
　　　　E．砒素 As〔硫酸鉄（Ⅲ）等の水溶液を散布〕

【51】A…2　B…1
〔解説〕A．蓚酸 $(COOH)_2$・$2H_2O$ の含有量が「10％」以下の製剤は、劇物から除外
　　　　　される。
　　　　B．水酸化ナトリウム NaOH の含有量が「5％」以下の製剤は、劇物から除外
　　　　　される。

【52】A…1　B…5　C…4
〔解説〕クロルピクリン $CCl_3(NO_2)$ の純品は（A：無色の油状体）であり、（B：催涙
　　　　性）がある。水溶液に金属カルシウムを加え、これにベタナフチルアミン及び
　　　　硫酸を加えると、（C：赤色）の沈殿を生成する。

【53】A…2　B…4　C…3　D…1　E…5
〔解説〕A．クロルピリホス$C_9H_{11}Cl_3NO_3PS$［白色の結晶］［アセトン、ベンゼンに溶ける］［水に溶けにくい］

B．硫酸H_2SO_4［無色透明］［油様の液体］［粗製のものはかすかに褐色］［高濃度のものは猛烈に水を吸収］

C．エチレンクロルヒドリンC_2H_5ClO［臭気のある無色液体］［蒸気は空気より重い］

D．DDVP　$C_4H_7Cl_2O_4P$［刺激性で微臭］［無色油状の液体］

E．アクロレイン$CH_2＝CHCHO$［刺激臭］［無色又は帯黄色の液体］［引火性］［分解して毒性の高い煙］

【54】A…4　B…5　C…1　D…2　E…3
〔解説〕A．酢酸エチル$CH_3COOC_2H_5$［無色透明の液体］［果実様の芳香］［引火性］

B．硫酸タリウムTl_2SO_4［無色の結晶］［常温の水に溶けにくいが、熱湯には溶ける］

C．ホサロン$C_{12}H_{15}ClNO_4PS_2$［ネギ様の臭気のある白色結晶］［シクロヘキサン及び石油エーテルに溶けにくい］

D．過酸化水素水H_2O_2 aq［無色透明の液体］［爆鳴（ばくめい）を発して急激に分解］

E．ヒドラジンH_4N_2［無色の油状の液体］［空気中で発煙］

【55】A…2　B…3　C…5　D…4　E…1
〔解説〕A．アニリン$C_6H_5NH_2$［水溶液にさらし粉］［紫色］

B．ニコチン$C_{10}H_{14}N_2$［ヨードのエーテル溶液］［褐色の液状沈殿］［赤色針状結晶］

C．メタノールCH_3OH［強熱した酸化銅］［ホルムアルデヒド］［酸化銅は還元されて金属銅色］

D．トリクロル酢酸CCl_3COOH［水酸化ナトリウム溶液］［クロロホルム臭］

E．無水硫酸銅$CuSO_4$［水を加えると、青くなる］

【56】A…3　B…1　C…4　D…2　E…5
〔解説〕A．塩化水素HCl…中和法［水酸化カルシウム（消石灰）の懸濁液］［中和］［多量の水で希釈］

B．シアン化カリウムKCN…酸化法［水酸化ナトリウム水溶液を加えてアルカリ性（pH11以上）］［次亜塩素酸ナトリウム水溶液を加えて酸化分解］

C．クレゾール$C_6H_4(OH)CH_3$…燃焼法［おが屑（くず）等に吸収］［焼却炉で焼却］

D．重クロム酸カリウム$K_2Cr_2O_7$…還元沈殿法［還元剤（硫酸第一鉄等）の水溶液を過剰に用いて還元］［水酸化物として沈殿濾過］［埋立処分］

E．塩化第一銅$ClCu$…固化隔離法［セメントを用いて固化］［埋立処分］

一般受験者数・合格率《参考》	受験者数（人）	合格者数（人）	合格率（%）
	130	63	48.5

〔毒物及び劇物に関する法規〕

【1】次の文章は、毒物及び劇物取締法の条文の抜粋である。（　）内にあてはまる語句を選びなさい。

（目的）

第1条　この法律は、毒物及び劇物について、保健衛生上の見地から必要な（A）を行うことを目的とする。

（定義）

第2条第2項　この法律で「劇物」とは、別表第1に掲げる物であって、（B）及び（C）以外のものをいう。

☑　A　1．取締　　　　　2．措置　　　　　3．規制
　　　　4．指導　　　　　5．管理

☑　B　1．医薬品　　　　2．指定薬物　　　3．化粧品
　　　　4．医薬部外品　　5．食品

☑　C　1．医薬品　　　　2．指定薬物　　　3．化粧品
　　　　4．医薬部外品　　5．食品

【2】次の文章は、毒物及び劇物取締法の条文の抜粋である。（　）内にあてはまる語句の正しい組み合わせを選びなさい。

（禁止規定）

第3条の3　興奮、幻覚又は（A）の作用を有する毒物又は劇物（これらを含有する物を含む。）であって政令で定めるものは、みだりに（B）し、若しくは吸入し、又はこれらの目的で（C）してはならない。

	A	B	C
☑ 1.	催眠	摂取	所持
2.	催眠	使用	所持
3.	催眠	使用	授与
4.	麻酔	摂取	所持
5.	麻酔	使用	授与

【3】次の毒物及び劇物取締法に関する記述の正誤について、正しい組み合わせを選びなさい。

A．毒物又は劇物を自家消費する目的で製造する場合であっても、毒物又は劇物の製造業の登録が必要である。

B．薬局の開設許可を受けた者は、毒物又は劇物の販売業の登録を受けた者とみなされる。

C．毒物又は劇物の製造業者は、販売業の登録を受けなくても、その製造した毒物又は劇物を、他の毒物又は劇物の製造業者に販売することができる。

D．毒物又は劇物の一般販売業の登録を受けた者は、毒物及び劇物取締法施行規則で農業用品目に定められている劇物を販売することはできない。

	A	B	C	D
1.	正	正	誤	正
2.	誤	誤	正	誤
3.	誤	誤	正	正
4.	誤	正	誤	正
5.	正	正	正	誤

【4】次の毒物及び劇物取締法第10条の規定により毒物劇物営業者が行う届出について、正しいものの組み合わせを選びなさい。

A．法人である毒物劇物営業者が、法人の代表者を変更したときは、30日以内にその旨を届け出なければならない。

B．毒物劇物営業者が、当該営業所における営業を廃止したときは、30日以内にその旨を届け出なければならない。

C．毒物又は劇物の製造業者は、登録を受けた毒物又は劇物以外の毒物又は劇物を製造したときは、30日以内にその旨を届け出なければならない。

D．法人である毒物劇物営業者が、法人の名称を変更したときは、30日以内にその旨を届け出なければならない。

1．A、B　　2．B、C　　3．C、D
4．A、D　　5．B、D

令和4年度　富山

【5】 次の毒物又は劇物の製造業の登録基準に関する記述の正誤について、正しい組み合わせを選びなさい。

A. 貯水池その他容器を用いないで毒物又は劇物を貯蔵する設備は、毒物又は劇物が飛散し、地下にしみ込み、又は流れ出るおそれがないものであること。

B. 毒物又は劇物の製造作業を行う場所は、毒物又は劇物を含有する粉じん、蒸気又は廃水の処理に要する設備又は器具を備えていること。

C. 毒物又は劇物の運搬用具は、毒物又は劇物が飛散し、漏れ、又はしみ出るおそれがないものであること。

D. 毒物又は劇物を陳列する場所にかぎをかける設備があること。ただし、盗難等に対する措置を講じているときは、この限りでない。

	A	B	C	D
☑ 1.	正	正	誤	正
2.	誤	正	正	誤
3.	誤	誤	正	正
4.	誤	正	誤	正
5.	正	正	正	誤

【6】 次の毒物及び劇物取締法第21条第1項の規定による登録が失効した場合等の措置に関する記述について、（ ）内にあてはまる語句の正しい組み合わせを選びなさい。

毒物劇物営業者、特定毒物研究者又は特定毒物使用者は、その営業の登録若しくは特定毒物研究者の許可が効力を失い、又は特定毒物使用者でなくなったときは、（A）以内に、（B）特定毒物の（C）を届け出なければならない。

	A	B	C
☑ 1.	15日	現に所有する	品名
2.	15日	現に所有する	品名及び数量
3.	15日	廃棄した	品名及び数量
4.	30日	現に所有する	品名及び数量
5.	30日	廃棄した	品名

令和4年度 富山

【7】次のうち、引火性、発火性又は爆発性のある毒物又は劇物であって、業務その他正当な理由による場合を除いては、所持してはならないものとして、毒物及び劇物取締法施行令で定められているものの正しい組み合わせを選びなさい。

A．亜塩素酸ナトリウム30％を含有する製剤

B．トリニトロトルエン

C．ピクリン酸

D．亜硝酸カリウム

☑ 1．A、B　　　2．A、C　　　3．A、D
　　4．B、D　　　5．C、D

【8】次の毒物及び劇物取締法に関する記述の正誤について、正しい組み合わせを選びなさい。

A．毒物又は劇物の現物を取り扱うことなく、伝票処理のみの方法によって販売又は授与しようとする場合、毒物劇物取扱責任者を置けば、毒物劇物販売業の登録を受ける必要はない。

B．毒物又は劇物の製造業、輸入業又は販売業の登録は、製造所、営業所又は店舗ごとに、その製造所、営業所又は店舗の所在地の都道府県知事（販売業にあってはその店舗の所在地が、保健所を設置する市又は特別区の区域にある場合においては、市長又は区長。）が行う。

C．毒物又は劇物の製造業の登録は、5年ごとに、更新を受けなければ、その効力を失う。

D．毒物劇物特定品目販売業者は、特定毒物を販売することができる。

	A	B	C	D
☑ 1．	正	正	誤	正
2．	誤	正	正	誤
3．	誤	誤	正	正
4．	誤	正	誤	正
5．	正	正	正	誤

【9】次のうち、特定毒物に指定されていないものを選びなさい。

☑ 1．燐化アルミニウムとその分解促進剤とを含有する製剤

　　2．四アルキル鉛

　　3．モノフルオール酢酸

　　4．テトラエチルピロホスフェイト

　　5．酢酸タリウム

【10】次の毒物劇物取扱責任者に関する記述の正誤について、正しい組み合わせを選びなさい。

A．一般毒物劇物取扱者試験の合格者は、特定品目販売業の店舗の毒物劇物取扱責任者となることはできない。

B．毒物劇物営業者は、自ら毒物劇物取扱責任者となることができる。

C．毒物劇物営業者が、毒物劇物製造業及び毒物劇物販売業を併せ営む場合において、その製造所及び店舗が互いに隣接している場合であっても、毒物劇物取扱責任者は、それぞれ専任の者を置かなければならない。

D．毒物劇物営業者が、毒物劇物取扱責任者を変更したときは、30日以内に、その毒物劇物取扱責任者の氏名を届け出なければならない。

	A	B	C	D
1.	正	正	誤	正
2.	誤	正	正	誤
3.	誤	誤	正	正
4.	誤	正	誤	正
5.	正	正	正	誤

（チェック）1.

【11】次の毒物及び劇物取締法第8条の規定に関する記述について、正しいものの組み合わせを選びなさい。

A．18歳未満の者は、毒物劇物取扱者試験に合格しても、毒物劇物取扱責任者になることができない。

B．厚生労働省令で定める学校で、応用化学に関する学課を修了した者は、毒物劇物取扱責任者になることができる。

C．毒物又は劇物を取り扱う製造所、営業所又は店舗において、毒物又は劇物を直接に取り扱う業務に2年以上従事した経験があれば、毒物劇物取扱責任者になることができる。

D．医師は、毒物劇物取扱者試験に合格することなく、毒物劇物取扱責任者になることができる。

（チェック）1．A、B　　2．B、C　　3．C、D
4．A、D　　5．B、D

令和4年度　富山

【12】次の特定毒物に関する記述のうち、正しいものの組み合わせを選びなさい。

A．特定毒物研究者は、取り扱う特定毒物の品目ごとに許可を受けなければならない。

B．毒物若しくは劇物の輸入業者又は特定毒物研究者でなければ、特定毒物を輸入してはならない。

C．毒物劇物営業者、特定毒物研究者又は特定毒物使用者でなければ、特定毒物を譲り渡し、又は譲り受けてはならない。

D．学術研究のために、特定毒物を製造し、又は使用する場合に限り、その主たる研究所の所在地の都道府県知事又は指定都市の長の許可を受けなくても特定毒物を製造できる。

☑ 1．A、B 　　2．A、C 　　3．B、C
　　4．B、D 　　5．C、D

【13】次の記述は、毒物及び劇物取締法等の条文の抜粋である。（ ）内にあてはまる語句の正しい組み合わせを選びなさい。

法第11条第4項

　毒物劇物営業者及び特定毒物研究者は、毒物又は厚生労働省令で定める劇物については、その容器として、（A）を使用してはならない。

省令第11条の4

　法第11条第4項に規定する劇物は、（B）とする。

	A	B
☑ 1．	密閉できない構造の物	すべての劇物
2．	衝撃に弱い構造の物	常温・常圧下で液体の劇物
3．	飲食物の容器として通常使用される物	すべての劇物
4．	密閉できない構造の物	興奮、幻覚作用のある劇物
5．	飲食物の容器として通常使用される物	常温・常圧下で液体の劇物

【14】次の文章は、毒物及び劇物取締法施行令の条文の抜粋である。（　）内にあてはまる語句の正しい組み合わせを選びなさい。

（毒物又は劇物を含有する物）

第38条　法第11条第2項に規定する政令で定める物は、次のとおりとする。

　一　無機シアン化合物たる（A）を含有する液体状の物（シアン含有量が1ℓにつき1mg以下のものを除く。）

　二　（B）、硝酸若しくは硫酸又は水酸化カリウム若しくは水酸化ナトリウムを含有する液体状の物（水で10倍に希釈した場合の水素イオン濃度が水素指数（C）までのものを除く。）

　2　前項の数値は、厚生労働省令で定める方法により定量した場合における数値とする。

	A	B	C
1.	毒物	アンモニア	1.0から10.0
2.	劇物	塩化水素	2.0から12.0
3.	毒物	塩化水素	1.0から10.0
4.	毒物	塩化水素	2.0から12.0
5.	劇物	アンモニア	1.0から10.0

令和4年度　富山

【15】次のうち、毒物及び劇物取締法第12条第1項の規定に基づく毒物の容器及び被包の表示として正しいものを選びなさい。

　1.「医療用外」の文字に、赤地に白色で「毒物」の文字を表示
　2.「医療用外」の文字に、白地に赤色で「毒物」の文字を表示
　3.「医薬用外」の文字に、赤地に白色で「毒物」の文字を表示
　4.「医薬用外」の文字に、白地に赤色で「毒物」の文字を表示
　5.「医薬部外」の文字に、赤地に白色で「毒物」の文字を表示

【16】次のうち、毒物及び劇物取締法の規定により、毒物劇物営業者が硫酸タリウムを含有する製剤たる劇物を農業用劇物として販売する場合の着色方法として正しいものを選びなさい。

　1. あせにくい青色で着色する方法
　2. あせにくい黄色で着色する方法
　3. あせにくい黒色で着色する方法
　4. あせにくい緑色で着色する方法
　5. あせにくい赤色で着色する方法

【17】次のうち、毒物及び劇物取締法第14条の規定により、毒物劇物営業者が、毒物又は劇物を毒物劇物営業者以外の者に販売し、又は授与するに当たって譲受人から提出を受ける書類に記載されなければならないとされている事項として、正しいものの組み合わせを選びなさい。

A．譲受人の年齢

B．譲受人の職業

C．毒物又は劇物の使用目的

D．販売又は授与の年月日

　　1．A、B　　　2．B、C　　　3．C、D

　　4．A、D　　　5．B、D

【18】次の毒物及び劇物取締法施行令第40条の規定に基づく廃棄の方法に関する記述の正誤について、正しい組み合わせを選びなさい。

A．地下50cmで、かつ、地下水を汚染するおそれがない地中に確実に埋めた。

B．ガス体の毒物を保健衛生上の危害を生ずるおそれがない場所で、大量に放出した。

C．可燃性の毒物を保健衛生上の危害を生ずるおそれがない場所で、少量ずつ燃焼させた。

D．液体の毒物を稀釈し、毒物及び劇物並びに法第11条第2項に規定する政令で定める物のいずれにも該当しない物とした。

	A	B	C	D
1．	誤	誤	正	正
2．	正	誤	誤	正
3．	正	正	誤	誤
4．	正	正	正	誤
5．	誤	正	正	正

【19】 次の毒物及び劇物取締法第15条の規定に基づく毒物又は劇物の交付の制限に関する記述の正誤について、正しいものの組み合わせを選びなさい。

A．毒物劇物営業者は、16歳の者に、毒物又は劇物を交付してもよい。

B．毒物劇物営業者は、大麻の中毒者に、毒物又は劇物を交付してはならない。

C．毒物劇物営業者が、法第3条の4に規定する引火性、発火性又は爆発性のある劇物を交付する場合は、その交付を受ける者の氏名及び住所を確認した後でなければ、交付してはならない。

D．毒物劇物営業者が、法第3条の4に規定する引火性、発火性又は爆発性のある劇物を交付した場合、帳簿を備え、最終の記載をした日から3年間、保存しなければならない。

☑ 1．A、B　　　2．B、C　　　3．C、D
　　4．A、D　　　5．B、D

【20】 次の文章は、毒物及び劇物取締法の条文の抜粋である。（　）内にあてはまる語句の正しい組み合わせを選びなさい。

（事故の際の措置）

第17条　毒物劇物営業者及び特定毒物研究者は、その取扱いに係る毒物若しくは劇物又は第11条第2項の政令で定める物が飛散し、漏れ、流れ出し、染み出し、又は地下に染み込んだ場合において、不特定又は多数の者について保健衛生上の危害が生ずるおそれがあるときは、直ちに、その旨を（A）に届け出るとともに、保健衛生上の危害を防止するために必要な応急の措置を講じなければならない。

2　毒物劇物営業者及び特定毒物研究者は、その取扱いに係る毒物又は劇物が盗難にあい、又は紛失したときは、直ちに、その旨を（B）に届け出なければならない。

	A	B
☑ 1．	保健所、警察署又は消防機関	警察署
2．	警察署又は消防機関	警察署又は保健所
3．	保健所、警察署又は消防機関	警察署又は保健所
4．	警察署又は消防機関	警察署
5．	保健所、警察署又は消防機関	保健所

【21】次の毒物及び劇物取締法に基づいて都道府県知事（その店舗の所在地が、保健所を設置する市又は特別区の区域にある場合においては、市長又は区長。）が行う監視指導及び処分に関する記述について、正しいものの組み合わせを選びなさい。

A．毒物劇物販売業者の有する設備が毒物及び劇物取締法第5条の規定に基づく登録基準に適合しなくなったと認めるときは、その者の登録を取り消さなければならない。

B．犯罪捜査上必要があると認めるときは、毒物劇物監視員に毒物劇物販売業者の店舗、その他業務上毒物又は劇物を取り扱う場所に立ち入り、帳簿その他の物件を検査させ、関係者に質問させることができる。

C．毒物劇物販売業の毒物劇物取扱責任者に、毒物及び劇物取締法に違反する行為があったときは、その販売業者に対して、毒物劇物取扱責任者の変更を命ずることができる。

D．毒物劇物販売業の登録を受けている者に、毒物及び劇物取締法に違反する行為があったときは、期間を定めて、業務の全部若しくは一部の停止を命ずることができる。

☑　1．A、B　　　2．B、C　　　3．C、D
　　4．A、D　　　5．B、D

【22】 毒物及び劇物取締法や関連する法令の規定により、劇物であるアクリルニトリルを、車両1台を使用して1回につき5,000kg以上運搬する場合の運搬方法に関する記述の正誤について、正しい組み合わせを選びなさい。［改］

A．1人の運転者による連続運転時間（1回がおおむね連続10分以上で、かつ、合計が30分以上の運転の中断をすることなく連続して運転する時間をいう。）が、9時間を超える場合には、交替して運転する者を同乗させなければならない。

B．車両には、防毒マスク、ゴム手袋その他事故の際に応急の措置を講ずるために必要な保護具で厚生労働省令で定めるものを2人分以上備えなければならない。

C．車両には、運搬する劇物の名称、成分及びその含量並びに事故の際に講じなければならない応急の措置の内容を記載した書面を備えなければならない。

D．車両の前後の見やすい箇所に、0.3m平方の板に地を黒色、文字を白色として「劇」と表示した標識を掲げなければならない。

	A	B	C	D
1.	正	正	誤	誤
2.	正	誤	正	正
3.	正	誤	誤	正
4.	誤	正	正	誤
5.	誤	正	正	正

【23】 次のうち、毒物及び劇物取締法第22条の規定に基づき、業務上取扱者の届出が必要な事業者に関する記述の正誤について、正しい組み合わせを選びなさい。

A．毒物又は劇物の運送を行う事業者であって、その業務上、内容積が200Lの容器を大型自動車に積載して硫酸を運送する者

B．しろあり防除を行う事業者であって、その業務上、亜砒酸を取り扱う者

C．金属熱処理を行う事業者であって、その業務上、シアン化ナトリウムを取り扱う者

D．電気めっきを行う事業者であって、その業務上、シアン酸カリウムを取り扱う者

	A	B	C	D
☑ 1.	正	正	誤	誤
2.	誤	正	正	誤
3.	誤	誤	正	正
4.	誤	誤	誤	正
5.	正	誤	誤	誤

〔基礎化学〕

【24】原油を分離・精製する工場を製油所といい、原油は石油ガス、ナフサ（粗製ガソリン）、灯油、軽油等に分離される。このときに利用される分離操作に関する記述として最も適当なものはどれか。

☑ 1. 混合物を加熱し、固体から直接気体になった成分を冷却して分離する操作
2. 混合物を加熱し、成分の沸点の違いを利用して、各成分に分離する操作
3. 溶媒への溶けやすさの差を利用して、混合物から特定の物質を溶媒に溶かし出して分離する操作
4. 温度によって物質の溶解度が異なることを利用して、混合物の溶液から純粋な物質を析出させて分離する操作
5. 吸着剤等に対する成分の吸着力の差を利用して、混合物から特定の物質を分離する操作

【25】次のA〜Eの物質の名称とその元素記号の組み合わせとして、正しいものはいくつあるか。

A. リン……………Li
B. ホウ素…………B
C. 金………………Au
D. 鉛………………Pb
E. ベリリウム……Br

☑ 1. 1つ　　2. 2つ　　3. 3つ
4. 4つ　　5. 5つ

【26】希塩酸に大理石を溶解させた溶液は、橙赤色の炎色反応を示した。この操作で確認された元素はどれか。

☑ 1. Mg　　2. Na　　3. Sr
4. Ba　　5. Ca

【27】次のA～Cの物質の状態変化に関する記述とその名称の正しい組み合わせはどれか。

A．固体が液体になる変化
B．気体が液体になる変化
C．液体が気体になる変化

	A	B	C
☑ 1.	融解	凝固	昇華
2.	凝固	凝縮	蒸発
3.	融解	凝縮	昇華
4.	昇華	凝固	蒸発
5.	融解	凝縮	蒸発

【28】次の記述A～Eのうち、化学変化であるものはいくつあるか。

A．水が凍る。
B．砂糖が水に溶ける。
C．紙が燃える。
D．鉄くぎがさびる。
E．湯気で鏡がくもる。

☑ 1．1つ　　　2．2つ　　　3．3つ
　　4．4つ　　　5．5つ

【29】セシウム^{137}Csの半減期は30年である。1000個のセシウム^{137}Csのうち、90年後にセシウム^{137}Csとして残っているのは何個か。

☑ 1．1000個　　2．750個　　2．500個
　　4．250個　　5．125個

【30】次のA～Eは原子の電子配置の模式図である。A～Eの電子配置をもつ原子の性質に関する記述として誤りを含むものはどれか。

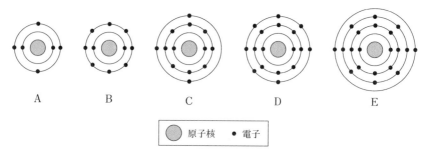

A　　　　B　　　　C　　　　D　　　　E

○ 原子核　● 電子

令和4年度　富山

☑ 1．Aの電子配置をもつ原子は、他の原子と結合をつくる際、単結合だけでなく、二重結合や三重結合もつくることができる。

2．Bの電子配置をもつ原子は非常に安定であり、他の原子と反応しにくい。

3．Cの電子配置をもつ原子はDの電子配置をもつ原子と比べてイオン化エネルギーが小さい。

4．Dの電子配置をもつ原子の価電子の数は1である。

5．Eの電子配置をもつ原子は2価の陽イオンになりやすい。

【31】次の物質のうち、イオン結晶<u>でないもの</u>はどれか。

☑ 1．二酸化ケイ素
2．硝酸ナトリウム
3．塩化銀
4．硫酸銅
5．炭酸カルシウム

【32】三重結合をもつ分子はどれか。

☑ 1．酸素　　　2．ヨウ素　　　3．水
4．窒素　　　5．エチレン

【33】次のA～Cの身近に使われている金属に関する記述と金属の名称の正しい組み合わせはどれか。

A．電気を良く通し、導線に使われている。

B．最も生産量が多く、橋やビル等の構造材料に使われている。

C．軽く、飲料の缶やサッシ（窓枠）に使われている。

	A	B	C
☑ 1．	鉄	アルミニウム	銅
2．	アルミニウム	銅	鉄
3．	銅	鉄	アルミニウム
4．	鉄	銅	アルミニウム
5．	アルミニウム	鉄	銅

【34】結晶の電気伝導性に関する次の文中のA〜Cに当てはまる語句の組み合わせとして最も適当なものはどれか。

　結晶の電気伝導性には、結晶内を自由に動くことのできる電子が重要な役割を果たす。例えば（A）結晶は自由電子をもち電気をよく通すが、ヨウ素の結晶のような（B）結晶は、一般に自由電子をもたず電気を通さない。また（C）結晶は電気を通さないものが多いが、黒鉛は炭素原子がつくる網目状の平面構造の中を自由に動く電子があるために電気をよく通す。

	A	B	C
1．	金属	共有結合の	分子
2．	金属	分子	共有結合の
3．	共有結合の	金属	分子
4．	分子	共有結合の	金属
5．	分子	金属	共有結合の

【35】質量パーセント濃度が15％の塩化ナトリウム水溶液を250gつくるには、何gの塩化ナトリウムが必要か。

1．15.0g　　　2．22.5g　　　3．30.5g
4．37.5g　　　5．40.0g

【36】2.0gの水酸化ナトリウムNaOHを水に溶かして200mLにした溶液のモル濃度は何mol/Lか。必要ならば次の原子量を用いなさい。

H＝1.0　　C＝12　　N＝14　　O＝16　　Na＝23　　Al＝27

1．0.05mol/L　　　2．0.15mol/L　　　3．0.25mol/L
4．0.35mol/L　　　5．0.45mol/L

【37】次の化学式で表される物質の分子量、式量の値が最も大きいのはどれか。必要ならば【36】の原子量を用いなさい。

1．N_2　　　2．NH_4^+　　　3．H_2O_2
4．CN^-　　　5．C_2H_4

242

【38】次の記述で示された酸素のうち、含まれる酸素原子の物質量が最も大きいものはどれか。必要ならば【36】の原子量を用いなさい。また、標準状態（0℃、1気圧）の気体の体積は22.4L/molとする。

☑ 1．0℃、1気圧の状態で体積が22.4Lの酸素
　　2．水18gに含まれる酸素
　　3．過酸化水素1molに含まれる酸素
　　4．黒鉛12gの完全燃焼で発生する二酸化炭素に含まれる酸素
　　5．オゾン1molに含まれる酸素

【39】次の記述のうち下線部の数値が最も大きいものを選びなさい。必要ならば【36】の原子量を用いなさい。また、標準状態（0℃、1気圧）の気体の体積は22.4L/molとする。

☑ 1．標準状態のアンモニア22.4Lに含まれる<u>水素原子の数</u>
　　2．メタノール1molに含まれる<u>炭素原子の数</u>
　　3．ヘリウム1molに含まれる<u>電子の数</u>
　　4．1mol/Lの塩化カルシウム水溶液1L中に含まれる<u>塩化物イオンの数</u>
　　5．二酸化炭素44gに含まれる<u>酸素原子の数</u>

【40】アルミニウムに塩酸を加えたときの、化学反応式は次のようになる。アルミニウム5.4gを完全に反応させたとき生成する水素の体積は標準状態で何Lか。必要ならば【36】の原子量を用いなさい。また、標準状態（0℃、1気圧）の気体の体積は22.4L/molとする。

$$2Al + 6HCl \longrightarrow 2AlCl_3 + 3H_2$$

☑ 1．2.24L　　　2．4.48L　　　3．6.72L
　　4．8.96L　　　5．11.2L

【41】次の反応A～Eのうち、下線の分子やイオンが塩基としてはたらいているものはどれか。正しいものを選びなさい。

A．<u>CO_3^{2-}</u> + H_2O ⇌ HCO_3^- + OH^-

B．CH_3COO^- + <u>H_2O</u> ⇌ CH_3COOH + OH^-

C．<u>HSO_4^-</u> + H_2O ⇌ SO_4^{2-} + H_3O^+

D．<u>HCl</u> + NH_3 ⟶ NH_4Cl

E．<u>H_2SO_4</u> + $2KOH$ ⟶ K_2SO_4 + $2H_2O$

☑ 1．A　　　2．B　　　3．C
　　4．D　　　5．E

【42】電離度0.02でモル濃度0.05mol/Lのアンモニア水のpHはいくつになるか。正しいものを選びなさい。

☐ 1．pH 3 　　　　2．pH 5 　　　　3．pH 7
　　4．pH 9 　　　　5．pH11

【43】次のA～Eの塩のうち、正塩はどれか。すべてを正しく選択しているものとして最も適当なものを選びなさい。

A．CH₃COONa

B．MgCl(OH)

C．NaCl

D．Na₂SO₄

E．NaHCO₃

☐ 1．A、B 　　　　2．C、D 　　　　3．E
　　4．A、C、D 　　5．B、C、E

【44】右の図は0.1mol/Lの酸の水溶液に0.1mol/Lの塩基の水溶液を加えたときの滴定曲線である。酸・塩基の種類と中和点を判断するための指示薬の組み合わせとして正しいものはどれか。

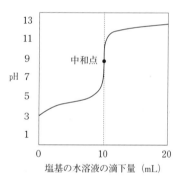

中和点

塩基の水溶液の滴下量（mL）

	酸	塩基	指示薬
☐ 1．	塩酸	NH₃水	メチルオレンジ
2．	塩酸	NH₃水	フェノールフタレイン
3．	塩酸	NaOH水溶液	メチルオレンジ
4．	酢酸	NaOH水溶液	フェノールフタレイン
5．	酢酸	NaOH水溶液	メチルオレンジ

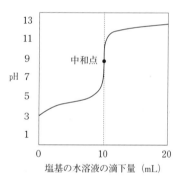

【45】次のA～Cに当てはまる数値の組み合わせとして正しいものはどれか。

　　化学カイロ等で利用されている鉄の酸化反応は次のような化学反応式で表される。　$4Fe + 3O_2 \longrightarrow 2Fe_2O_3$

　　この化学反応式において、鉄原子の酸化数は0から（A）へ変化し、一方、酸素原子の酸化数は（B）から（C）へ変化している。

	A	B	C
☑ 1.	+2	0	+2
2.	+2	0	−2
3.	+2	−2	0
4.	+3	−2	+2
5.	+3	0	−2

【46】次の記述のうち、下線の物質が酸化を防止する目的で用いられているものはどれか。最も適当なものを選びなさい。

☑ 1. せんべいの袋に、生石灰CaOを入れた小袋を入れる。
　 2. プールの水を、塩素Cl_2で処理する。
　 3. 鉄板の表面を、亜鉛Znでめっきする。
　 4. ケーキの生地に、重曹（炭酸水素ナトリウム）$NaHCO_3$を入れる。
　 5. 消毒用アルコールにグリセリン$C_3H_5(OH)_3$を混ぜる。

【47】次の金属とイオンの組み合わせで反応が起こらないものはどれか。

☑ 1. ZnとAg^+　　　2. Fe^{2+}とCu　　　3. Cu^{2+}とZn
　 4. Ag^+とCu　　　5. Pb^{2+}とZn

【48】金属には常温の水とは反応せず、熱水や高温の水蒸気と反応して水素を発生するものがある。そのため、これらの金属を扱っている場所で火災が発生した場合には、消火方法に注意が必要である。アルミニウムAl、マグネシウムMg、銅Cuのうちで、高温の水蒸気と反応する金属はどれか。すべてを正しく選択しているものとして最も適当なものを選びなさい。

☑ 1. Al　　　2. Mg　　　3. Cu
　 4. Al、Mg　　　5. Mg、Cu

〔実地（性質・貯蔵・取扱い方法等）〕

【49】次の物質の毒性として、最も適当なものを選びなさい。

☑ A．シアン化水素

☑ B．チメロサール

☑ C．硝酸

☑ D．ニコチン

☑ E．キシレン

1．急性中毒では、よだれ、吐気、悪心、嘔吐があり、次いで脈拍緩徐不整となり、発汗、瞳孔縮小、意識喪失、呼吸困難、痙攣をきたす。慢性中毒では、咽頭、喉頭等のカタル、心臓障害、視力減弱、めまい、動脈硬化等をきたし、ときに精神異常を引き起こす。

2．吸入すると、眼、鼻、のどを刺激する。高濃度で興奮、麻酔作用あり。

3．蒸気は眼、呼吸器等の粘膜及び皮膚に強い刺激性をもつ。作用が強いものが皮膚に触れると気体を生成して、組織ははじめ白く、次第に深黄色となる。

4．吸入した場合、鼻、のど、気管支の粘膜に炎症を起こし、水銀中毒を起こす。

5．極めて猛毒で、希薄な蒸気でも吸入すると、呼吸中枢を刺激し、次いで麻痺させる。

【50】次の物質の主な用途として、最も適当なものを選びなさい。

☑ A．エチレンオキシド

☑ B．メタクリル酸

☑ C．燐化亜鉛

☑ D．S－メチル－N－［（メチルカルバモイル）－オキシ］－チオアセトイミデート（別名：メトミル（メソミル））

☑ E．1，1’－ジメチル－4，4’－ジピリジニウムジクロリド（別名：パラコート）

1．殺虫剤。キャベツ等のアブラムシ、アオムシ、ヨトウムシ、ハスモンヨトウ、稲のニカメイチュウ、ツマグロヨコバイ、ウンカの駆除

2．アルキルエーテル等の有機合成原料、燻蒸消毒、殺菌剤

3．熱硬化性塗料、接着剤

4．殺そ剤

5．除草剤

【51】次の物質の貯蔵方法として、最も適当なものを選びなさい。

- [ ] A．黄燐
- [ ] B．ピクリン酸
- [ ] C．メチルエチルケトン
- [ ] D．ナトリウム
- [ ] E．臭素

1．火気に対し安全で隔離された場所に、硫黄、沃素（ヨード）、ガソリン、アルコール等と離して保管する。鉄、銅、鉛等の金属容器を使用しない。

2．少量ならば共栓ガラス瓶、多量ならばカーボイ、陶製壺等に保管し、直射日光を避けて、通風をよくする。

3．空気に触れると発火しやすいので、水中に沈めて瓶に入れ、さらに砂を入れた缶中に固定して、冷暗所に保管する。

4．引火しやすく、また、その蒸気は空気と混合して爆発性の混合ガスとなるので火気は近づけないで保管する。

5．空気中にそのまま保存することはできないので、通常、石油中に保管する。

【52】次の物質の漏えい時又は飛散時の措置として、最も適当なものを選びなさい。

- [ ] A．ブロムメチル
- [ ] B．トルエン
- [ ] C．アンモニア水
- [ ] D．ジメチル－２，２－ジクロルビニルホスフェイト（別名：DDVP）
- [ ] E．塩化第二金

1．少量漏えいした場合、漏えいした液は、速やかに蒸発するので周辺に近づかないようにする。多量に漏えいした場合、漏えいした液は、土砂等でその流れを止め、液が広がらないようにして蒸発させる。

2．漏えいした液は土砂等でその流れを止め、安全な場所に導き、空容器にできるだけ回収し、そのあとを水酸化カルシウム等の水溶液を用いて処理した後、中性洗剤等の分散剤を使用して多量の水で洗い流す。

3．飛散したものは空容器にできるだけ回収し、炭酸ナトリウム、水酸化カルシウム等の水溶液を用いて処理し、そのあと食塩水を用いて処理し、多量の水で洗い流す。

4．付近の着火源となるものを速やかに取り除く。少量漏えいした場合、漏えいした液は、土砂等に吸着させて空容器に回収する。

5．少量漏えいした場合、漏えい箇所は濡れムシロ等で覆い遠くから多量の水をかけて洗い流す。多量に漏えいした場合、漏えいした液は土砂等でその流れを止め、安全な場所に導いて遠くから多量の水をかけて洗い流す。

【53】 次の物質を含有する製剤で、毒物及び劇物取締法や関連する法令により劇
物の指定から除外される含有濃度の上限として最も適当なものを選びなさい。

☑　A．ぎ酸
☑　B．過酸化水素

1．6％　　　　2．10％　　　　3．30％

4．50％　　　5．90％

【54】 次の文章は、一酸化鉛について記述したものである。それぞれの（　）内
にあてはまる最も適当なものを選びなさい。

　　一酸化鉛の化学式は（A）であり、希硝酸に溶かすと、（B）の液となり、こ
れに硫化水素を通じると、（C）の硫化鉛が生じて沈殿する。

☑　A　　1．$PbCO_3$　　　2．PbO　　　3．PbO_2
　　　　　4．$TlCl$　　　　5．Tl_2O
☑　B　　1．黄色　　　　2．青色　　　　3．無色
　　　　　4．赤褐色　　　5．黒色
☑　C　　1．黄色　　　　2．青色　　　　3．無色
　　　　　4．赤褐色　　　5．黒色

【55】 次の物質の性状について、最も適当なものを選びなさい。

☑　A．モノフルオール酢酸ナトリウム
☑　B．硫化カドミウム
☑　C．ナラシン
☑　D．ジメチル硫酸
☑　E．1,3－ジクロロプロペン

1．淡黄褐色透明の液体。アルミニウム、マグネシウム、亜鉛、カドミウム及び
それらの合金性容器との接触で金属の腐食がある。

2．白色の重い粉末で、吸湿性。冷水に易溶。有機溶剤に不溶。

3．黄橙色の粉末。水に不溶。熱硝酸、熱濃硫酸に可溶。

4．無色の油状の液体。水に不溶。水との接触で、徐々に加水分解する。

5．白色から淡黄色の粉末。特異な臭い。水に難溶。酢酸エチル、クロロホルム、
アセトン、ベンゼンに可溶。

【56】次の物質の性状について、最も適当なものを選びなさい。

☑　A．蓚酸_{しゅう}

☑　B．セレン

☑　C．ジボラン

☑　D．エチルジフェニルジチオホスフェイト（別名：エジフェンホス）

☑　E．2，2'－ジピリジリウム－1，1'－エチレンジブロミド（別名：ジクワット）

1．無色、稜柱状の結晶。加熱すると昇華。エーテルに難溶。

2．無色のビタミン臭のある気体。可燃性。水により速やかに加水分解する。

3．淡黄色の吸湿性結晶。水に可溶。

4．黄色から淡褐色の液体。特異臭。水に難溶。有機溶剤に易溶。アルカリ性で不安定、酸性で比較的安定、高温で不安定。

5．灰色の金属光沢を有するペレット又は黒色の粉末。水に不溶、硫酸に可溶。

【57】次の物質の識別方法として、最も適当なものを選びなさい。

☑　A．沃素_{よう}

☑　B．カリウム

☑　C．ブロム水素酸

☑　D．スルホナール

☑　E．ホルムアルデヒド

1．白金線に試料をつけて溶融炎で熱し、炎の色をみると青紫色となる。

2．硝酸銀溶液を加えると、淡黄色の沈殿を生成する。この沈殿は硝酸に不溶、アンモニア水には塩化銀に比べて難溶。

3．アンモニア水を加え、さらに硝酸銀溶液を加えると、徐々に金属銀を析出する。また、フェーリング溶液とともに熱すると、赤色の沈殿を生成する。

4．デンプンと反応すると藍色を呈し、これを熱すると退色し、冷えると再び藍色を現し、さらにチオ硫酸ナトリウムの溶液と反応すると脱色する。

5．木炭とともに加熱すると、メルカプタンの臭気を放つ。

【58】次の物質の廃棄方法として、最も適当なものを選びなさい。

☑ A．ニッケルカルボニル
☑ B．硅弗化ナトリウム
☑ C．過酸化尿素
☑ D．シアン化ナトリウム
☑ E．重クロム酸カリウム

1．水に溶かし、水酸化カルシウム等の水溶液を加えて処理した後、希硫酸を加えて中和し、沈殿濾過して埋立処分する。

2．多量の水で希釈して処理する。

3．希硫酸に溶かし、還元剤（硫酸第一鉄等）の水溶液を過剰に用いて還元した後、水酸化カルシウム、炭酸ナトリウム等の水溶液で処理し、水酸化物として沈殿濾過する。溶出試験を行い、溶出量が判定基準以下であることを確認して埋立処分する。

4．水酸化ナトリウム水溶液を加えてアルカリ性（pH11以上）とし、酸化剤（次亜塩素酸ナトリウム、さらし粉等）の水溶液を加えて酸化分解する。分解したのち硫酸を加え中和し、多量の水で希釈して処理する。

5．多量の次亜塩素酸ナトリウム水溶液を用いて酸化分解する。そののち過剰の塩素を亜硫酸ナトリウム水溶液等で分解させ、そのあと硫酸を加えて中和し、金属塩を沈殿濾過し埋立処分する。

【1】 A…1　B…1　C…4

〔解説〕取締法第1条（取締法の目的）。

> 　この法律は、毒物及び劇物について、保健衛生上の見地から必要な（A：取締）を行うことを目的とする。

取締法第2条（定義）第2項。

> この法律で「劇物」とは、別表第1に掲げる物であって、（B：医薬品）及び（C：医薬部外品）以外のものをいう。

【2】 4

〔解説〕取締法第3条の3（シンナー乱用の禁止）。

> 　興奮、幻覚又は（A：麻酔）の作用を有する毒物又は劇物（これらを含有する物を含む。）であって政令で定めるものは、みだりに（B：摂取）し、若しくは吸入し、又はこれらの目的で（C：所持）してはならない。

【3】 2

〔解説〕A．毒物又は劇物を、販売又は授与の目的で製造する場合は製造業の登録を必要とするが、自家消費の場合は製造業の登録は必要ない。取締法第3条（毒物劇物の禁止規定）第1項。

　　　　B．毒物又は劇物の販売業の登録を受けた者でなければ、薬局の開設者であっても毒物又は劇物を販売することはできない。取締法第3条（毒物劇物の禁止規定）第3項。

　　　　C．取締法第3条（毒物劇物の禁止規定）第3項。

　　　　D．販売業は登録の種類により販売できる品目が定められているが、一般販売業の登録を受けた者は販売品目の制限が定められていないため、全ての毒物劇物を販売できる。取締法第4条の2（販売業の登録の種類）第1号、取締法第4条の3（販売品目の制限）第1項、第2項。

【4】 5

〔解説〕A．法人にあっては、代表者が変更になった場合の届出は不要。その名称又は主たる事務所の変更をしたときは届出が必要となる。取締法第10条（届出）第1項第1号。

　　　　B．取締法第10条（届出）第1項第4号。

　　　　C．「30日以内」⇒「あらかじめ」。取締法第9条（登録の変更）第1項。

　　　　D．取締法第10条（届出）第1項第3号、施行規則第10条の2（営業者の届出事項）第1号。

令和4年度　富山

【5】5

〔解説〕A．施行規則第4条の4（製造所等の設備）第1項第2号ハ。

B．施行規則第4条の4（製造所等の設備）第1項第1号ロ。

C．施行規則第4条の4（製造所等の設備）第1項第4号。

D．盗難等に対する措置を講じているかどうかにかかわらず、毒物又は劇物を陳列する場所には、かぎをかける設備があること。施行規則第4条の4（製造所等の設備）第1項第3号。

【6】2

〔解説〕取締法第21条（登録が失効した場合等の措置）第1項。

> （略）又は特定毒物使用者でなくなったときは、（A：15日）以内に、（B：現に所有する）特定毒物の（C：品名及び数量）を届け出なければならない。

【7】2

〔解説〕取締法第3条の4（爆発性がある毒物劇物の所持禁止）、施行令第32条の3（発火性又は爆発性のある劇物）。亜塩素酸ナトリウム30％を含有する製剤、ピクリン酸のほか、ナトリウム、塩素酸塩類及びこれを含有する製剤（塩素酸塩類35％以上を含有するものに限る）が定められている。

【8】2

〔解説〕A．毒物又は劇物を直接取り扱うことなく販売又は授与する場合、毒物劇物取扱責任者は置かなくてもよいが、毒物劇物販売業の登録を受けなければ、販売又は授与することはできない。取締法第3条（毒物劇物の禁止規定）第3項、取締法第7条（毒物劇物取扱責任者）第1項。

B．取締法第4条（営業の登録）第1項。

C．取締法第4条（営業の登録）第3項。

D．特定毒物とは毒物であって取締法 別表第3に掲げるものをいう。特定品目販売業の登録を受けた者は、特定品目として厚生労働省令（施行規則 別表第2）で定めるもの以外の毒物又は劇物を販売してはならない。取締法第2条（定義）第3項、取締法第4条の3（販売品目の制限）第2項。

【9】5

〔解説〕酢酸タリウム…劇物。取締法 別表第2、指定令第2条（劇物）。

1～4．燐化アルミニウムとその分解促進剤とを含有する製剤、四アルキル鉛、モノフルオール酢酸、テトラエチルピロホスフェイト…いずれも特定毒物。取締法 別表第3、指定令第3条（特定劇物）。

【10】4

〔解説〕A．一般毒物劇物取扱者試験に合格した者は、取締法第8条（毒物劇物取扱責任者の資格）第4項で規定する制限に含まれないため、毒物劇物を取り扱う全ての製造所、営業所、店舗で、毒物劇物取扱責任者になることができる。

B．取締法第7条（毒物劇物取扱責任者）第1項。

C．毒物劇物営業者が、毒物劇物製造業と販売業を併せ営む場合、その製造所と店舗が互いに隣接しているときは、毒物劇物取扱責任者は1人で足りる。取締法第7条（毒物劇物取扱責任者）第2項。

D．取締法第7条（毒物劇物取扱責任者）第3項。

【11】1

〔解説〕A＆B．取締法第8条（毒物劇物取扱責任者の資格）第2項第1～2号。

C＆D．毒物劇物取扱責任者になることができるのは、①薬剤師、②厚生労働省令で定める学校で応用化学に関する学課を修了した者、③都道府県知事が行う毒物劇物取扱者試験に合格した者である。実務経験の有無や医師は含まれない。取締法第8条（毒物劇物取扱責任者の資格）第1項第1～3号。

【12】3

〔解説〕A．特定毒物研究者に、取り扱う特定毒物の品目ごとに許可を受けなければならないという規定はない。取締法第3条の2（特定毒物の禁止規定）各項、取締法第6条の2（特定毒物研究者の許可）各項。

B．取締法第3条の2（特定毒物の禁止規定）第2項。

C．取締法第3条の2（特定毒物の禁止規定）第6項。

D．都道府県知事から特定毒物研究者の許可を受けた者でなければ、学術研究のために特定毒物を製造し、又は使用することができない。取締法第3条の2（特定毒物の禁止規定）第1項。

【13】3

〔解説〕取締法第11条（毒物又は劇物の取扱い）第4項。

> 毒物劇物営業者及び特定毒物研究者は、毒物又は厚生労働省令で定める劇物については、その容器として、（A：飲食物の容器として通常使用される物）を使用してはならない。

施行規則第11条の4（飲食物の容器を使用してはならない劇物）。

> 法第11条第4項に規定する劇物は、（B：すべての劇物）とする。

【14】4

〔解説〕施行令第38条（危害防止の措置を講ずべき毒物劇物含有物）第1項第1～2号。

> 一　無機シアン化合物たる（A：毒物）を含有する液体状の物（（略））
> 二　（B：塩化水素）、硝酸若しくは硫酸又は水酸化カリウム若しくは水酸化ナトリウムを含有する液体状の物（水で10倍に希釈した場合の水素イオン濃度が水素指数（C：2.0から12.0）までのものを除く。）

【15】3

〔解説〕毒物・劇物の容器及び被包には「医薬用外」の文字、及び毒物については赤地に白色をもって「毒物」の文字、劇物については白地に赤色をもって「劇物」の文字を表示しなければならない。取締法第12条（毒物又は劇物の表示）第1項。

【16】3

〔解説〕取締法第13条（農業用の劇物）、施行令第39条（着色すべき農業用劇物）第2号、施行規則第12条（農業用劇物の着色方法）。

【17】5

〔解説〕A＆C．譲受人の年齢及び毒物又は劇物の使用目的は、記載事項に含まれない。
　　　　B＆D．取締法第14条（毒物又は劇物の譲渡手続）第1項第2～3号。

【18】1

〔解説〕A．「地下50cm」⇒「地下1m以上」。施行令第40条（廃棄の方法）第4号。
　　　　B．「大量に」⇒「少量ずつ」。施行令第40条（廃棄の方法）第2号。
　　　　C＆D．施行令第40条（廃棄の方法）第1号、第3号。

【19】2

〔解説〕A＆B．18歳未満の者、麻薬、大麻、あへん又は覚せい剤の中毒者には、毒物又は劇物を交付してはならない。取締法第15条（毒物又は劇物の交付の制限等）第1項第1号、第3号。
　　　　C．取締法第15条（毒物又は劇物の交付の制限等）第2項。
　　　　D．「3年間」⇒「5年間」。取締法第15条（毒物又は劇物の交付の制限等）第4項。

【20】1

〔解説〕取締法第17条（事故の際の措置）第1項、第2項。

> （略）直ちに、その旨を（A：保健所、警察署又は消防機関）に届け出るとともに、保健衛生上の危害を防止するために必要な応急の措置を講じなければならない。
> 2　毒物劇物営業者及び特定毒物研究者は、その取扱いに係る毒物又は劇物が盗難にあい、又は紛失したときは、直ちに、その旨を（B：警察署）に届け出なければならない。

【21】3

〔解説〕A．都道府県知事は、毒物劇物営業者の有する設備が第5条の厚生労働省令で
定める基準に適合しなくなったと認めるときは、相当の期間を定めて、その
設備を当該基準に適合させるために必要な措置をとるべき旨を命ずることが
できる。取締法第19条（登録の取消等）第1項。

B．「犯罪捜査上」⇒「保健衛生上」。従って、犯罪捜査のための立入検査を行
うことはできない。取締法第18条（立入検査等）第1項、第4項。

C＆D．取締法第19条（登録の取消等）第3項、第4項。

【22】4

〔解説〕A．「9時間を超える場合」⇒「4時間（<u>高速道路等のサービスエリア又はパー
キングエリア等に駐車又は停車できないため、やむを得ず1人の運転者によ
る連続運転時間が4時間を超える場合は4時間30分</u>）を超える場合」。施行令
第40条の5（運搬方法）第2項第1号、施行規則第13条の4（交替して運転
する者の同乗）第1号。

> 施行規則第13条の4第1号は、法改正により令和6年4月1日から下線部の記
> 述へ変更される（法改正前は「運転者1名による連続運転時間が4時間を超える
> 場合」）ため、注意が必要。

B＆C．施行令第40条の5（運搬方法）第2項第3〜4号。

D．「「劇」と表示した標識」⇒「「毒」と表示した標識」。施行令第40条の5（運
搬方法）第2項第2号、施行規則第13条の5（毒物又は劇物を運搬する車両
に掲げる標識）。

【23】2

〔解説〕取締法第22条（業務上取扱者の届出等）第1項、施行令第41条、第42条（業務
上取扱者の届出）各号。

A．内容積が「1,000L以上」の容器を大型自動車に積載して硫酸^{りゅう}を運送する場
合は、業務上取扱者の届出が必要となる。

D．無機シアン化合物たる毒物及びこれを含有する製剤を用いて電気めっきを
行う場合は届出が必要だが、シアン酸カリウムは無機シアン化合物に含まれ
ないため、届出は不要。

【24】2

〔解説〕設問の分離操作は「分留」であり、原油の精製に用いられる。

1．昇華法

3．抽出

4．再結晶法

5．クロマトグラフィー

【25】3

〔解説〕A & E．リン…P、ベリリウム…Be。Liはリチウム、Brは臭素である。

【26】5

〔解説〕炎色反応は次のとおり。Mg（マグネシウム）…炎色反応無し、Na（ナトリウム）…黄色、Sr（ストロンチウム）…紅（深赤）色、Ba（バリウム）…黄緑色、Ca（カルシウム）…橙赤色。従って、橙赤色の炎色反応を示す元素はカルシウムであることがわかる。

なお、大理石の主成分は炭酸カルシウム$CaCO_3$である。この溶液の化学式は次のとおり。　$CaCO_3 + 2HCl \longrightarrow CaCl_2 + H_2O + CO_2$

【27】5

〔解説〕固体が液体になる変化は「融解」、気体が液体になる変化は「凝縮」、液体が気体になる変化は「蒸発」という。

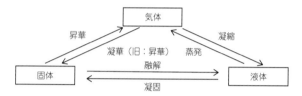

【28】2

〔解説〕ある物質から別の物質が生じる変化を化学変化という。一方、物質そのものは変化せず、物質の状態だけが変わる変化を物理変化という。

A．液体から固体に変化する、物理変化である。

B．分子は水中に分散するが別の物質は生じていないため、物理変化である。

C．紙が空気中の酸素と結びつき、熱や光を発する燃焼反応は、化学変化である。

D．鉄Feと酸素O_2が反応してさび（酸化鉄）FeOが生じる変化は、化学変化である。　$2Fe + O_2 \longrightarrow 2FeO$

E．気体から液体に変化する、物理変化である。

【29】5

〔解説〕半減期とは、物質の量や濃度が半分になるまでの時間をいう。半減期が30年ということは、30年経過すると1000個⇒500個となる。つまり、60年経過すると500個⇒250個、90年経過すると250個⇒125個となる。

【30】4

〔解説〕D（塩素Cl）の最外殻はM殻で7個ある。最外殻電子が1～7個の場合、その電子を価電子というため、Dの価電子の数は7となる。

1．A（炭素C）は極めて多様な形状をとることができる原子である。

2．B（ネオンNe）は貴ガスで閉殻しているため、原子は非常に安定している。

令和4年度　富山

3．C（アルミニウムAl）はD（塩素Cl）よりもイオン化エネルギーが小さく、3価の陽イオンAl³⁺になりやすい。イオン化エネルギーとは、電子1個を取り去って1価の陽イオンにするために必要なエネルギーをいう。イオン化エネルギーが小さいほど陽イオンになりやすい。なお、Dは電子親和力（電子1個を受け取って1価の陰イオンにするために放出されるエネルギー）が大きく、1価の陰イオンCl⁻になりやすい。

5．E（カルシウムCa）は2価の陽イオンCa²⁺になりやすい。

【31】 1

〔解説〕二酸化ケイ素SiO_2は、共有結合の結晶である。

2～5．硝酸ナトリウム$NaNO_3$（ナトリウムイオンNa^+と硝酸イオン$NO_3{}^-$）、塩化銀$AgCl$（銀イオンAg^+と塩化物イオンCl^-）、硫酸銅$CuSO_4$（銅（Ⅱ）イオンCu^{2+}と硫酸イオン$SO_4{}^{2-}$）、炭酸カルシウム$CaCO_3$（カルシウムイオンCa^{2+}と炭酸イオン$CO_3{}^{2-}$）は、いずれもイオン結晶。

【32】 4

〔解説〕窒素N_2は三重結合である。　$N≡N$

1 & 5．酸素O_2とエチレンC_2H_4は二重結合である。　$O=O$　$CH_2=CH_2$

2～3．ヨウ素I_2と水H_2Oは単結合である。　$I-I$　$H-O-H$

【33】 3

〔解説〕A．電気を良く通し、導線に使われている…銅Cu

B．最も生産量が多く、橋やビル等の構造材料に使われている…鉄Fe

C．軽く、飲料の缶やサッシ（窓枠）に使われている…アルミニウムAl

【34】 2

〔解説〕結晶の電気伝導性には、結晶内を自由に動くことのできる電子が重要な役割を果たす。例えば（A：金属）結晶は自由電子をもち電気をよく通すが、ヨウ素の結晶のような（B：分子）結晶は、一般に自由電子をもたず電気を通さない。また（C：共有結合の）結晶は電気を通さないものが多いが、黒鉛は炭素原子がつくる網目状の平面構造の中を自由に動く電子があるために電気をよく通す。

【35】 4

〔解説〕質量パーセント濃度15％の塩化ナトリウム水溶液250gに含まれる塩化ナトリウム（溶質）は、$250×0.15=37.5g$である。

【36】 3

〔解説〕水酸化ナトリウム$NaOH$の分子量は$23+16+1=40$であるため、$40g=1mol$。従って、水酸化ナトリウム2.0gは$2.0g／40g=0.05mol$となる。

溶媒（水）は200mL（0.2L）であることから、水酸化ナトリウム水溶液のモル濃度は、$0.05mol／0.2L=0.25mol/L$となる。

【37】3

〔解説〕過酸化水素 H_2O_2…（1×2）＋（16×2）＝34

イオンの化学式の物質量を求めるとき、イオンや電子の質量は非常に軽いものであるため、電荷は無視してかまわない。

1．窒素 N_2…14×2＝28

2．アンモニウムイオン NH_4^+…14＋（1×4）＝18

4．シアン化物イオン CN^-…12＋14＝26

5．エチレン C_2H_4…（12×2）＋（1×4）＝28

【38】5

〔解説〕オゾン O_3 には酸素 O が 3 つ含まれているため、酸素 O 原子は 1 mol × 3 ＝ 3 mol である。

1．0℃、1 気圧の気体の体積 22.4L ＝ 1 mol より、酸素 O 原子は 1 mol である。

2．水 H_2O の分子量は 1×2＋16＝18 であるため、18g ＝ 1 mol。水分子 H_2O には酸素 O が 1 つ含まれているため、酸素 O 原子は 1 mol × 1 ＝ 1 mol である。

3．過酸化水素 H_2O_2 は酸素 O が 2 つ含まれているため、酸素 O 原子は 1 mol × 2 ＝ 2 mol である。

4．黒鉛（炭素）C の原子量は 12 であるため、12g ＝ 1 mol。完全燃焼の式である $C + O_2 \longrightarrow CO_2$ が成り立つ。二酸化炭素 CO_2 は酸素 O が 2 つ含まれているため、酸素 O 原子は 1 mol × 2 ＝ 2 mol である。

【39】1

〔解説〕標準状態のアンモニア NH_3 22.4L ＝ 1 mol より、アンモニア NH_3 には水素 H 原子が 1 mol × 3 ＝ 3 個含まれている。

2．メタノール CH_3OH には炭素 C が 1 個含まれている。

3．ヘリウム He は原子番号 2 の元素である。原子番号＝陽子の数＝電子の数であり、電子が 2 個含まれている。

4．塩化カルシウム $CaCl_2$ の電離式は、$CaCl_2 \longrightarrow Ca^{2+} + 2Cl^-$ となり、塩化物イオン Cl^- は 2 個含まれている。

5．二酸化炭素 CO_2 の分子量は 12＋16×2＝44 であるため、44g ＝ 1 mol。二酸化炭素 CO_2 には酸素 O 原子が 1 mol × 2 ＝ 2 個含まれている。

【40】3

〔解説〕アルミニウム（Al ＝ 27）が 5.4g の場合、5.4／27＝0.2mol となる。

$2Al + 6HCl \longrightarrow 2AlCl_3 + 3H_2$ より、Al と H_2 の比は 2：3 となる。

アルミニウムが 0.2mol のとき、水素の物質量を x とすると、

0.2mol：x ＝ 2：3 ⇒ 2x ＝0.6 ⇒ x ＝0.3mol となる。

標準状態の体積は 22.4L/mol であるため、22.4L/mol × 0.3mol ＝6.72L となる。

【41】1
〔解説〕ブレンステッド・ローリーの酸・塩基の定義「酸とは水素イオンH^+を与える分子やイオンであり、塩基は水素イオンH^+を受け取る分子やイオンである」の考え方を用いる。

　　A．右方向の反応において、$CO_3{}^{2-}$（炭酸イオン）がH_2O（水）からH^+を受け取っているため、塩基としてはたらく。

　　B．右方向の反応において、H_2OがCH_3COO^-（酢酸イオン）にH^+を与えているため、酸としてはたらく。

　　C．右方向の反応において、$HSO_4{}^-$（硫酸水素イオン）がH_2OにH^+を与えているため、酸としてはたらく。

　　D．右方向の反応において、HCl（塩化水素）がNH_3（アンモニア）にH^+を与えているため、酸としてはたらく。

　　E．右方向の反応において、H_2SO_4（硫酸）が$2KOH$（水酸化カリウム）にH^+を与えているため、酸としてはたらく。

【42】5
〔解説〕アンモニアNH_3水溶液は1価の塩基である。電離度が0.02であるため、アンモニア水溶液中の水酸化物イオン濃度$[OH^-]$は次のとおり。

0.02×0.05mol/L$\times 1 = 0.001$mol/L$= 1.0 \times 10^{-3}$mol/L

水のイオン積$[H^+][OH^-] = 1.0 \times 10^{-14}$ (mol/L)^{2}より、

$[H^+] \times 1.0 \times 10^{-3}mol/L= 1.0 \times 10^{-14}$ (mol/L)^2

$$[H^+] = \frac{1.0 \times 10^{-14} \text{ (mol/L)}^2}{1.0 \times 10^{-3} \text{mol/L}}$$

$$= 1.0 \times 10^{-11} \text{mol/L}$$

乗数の数がpHの値をあらわすため、pH11となる。

【43】4
〔解説〕中和反応で水とともに生成する物質を塩という。塩は、その組成によって次のように分類される。

> 正塩………酸のH^+も塩基のOH^-も残っていない塩
> 塩基性塩…塩基のOH^-が残っている塩
> 酸性塩……酸のH^+が残っている塩

　　A＆C〜D．酢酸ナトリウムCH_3COONa、塩化ナトリウム$NaCl$、硫酸ナトリウムNa_2SO_4…正塩。

　　B．塩化水酸化マグネシウム$MgCl(OH)$…塩基性塩。

　　E．炭酸水素ナトリウム$NaHCO_3$…酸性塩。

【44】 4

〔解説〕滴定曲線とは、中和滴定の体積の変化に伴う水溶液のpHの変化を表した曲線をいい、急激にpH変化する部分のことをpHジャンプという。pHジャンプの範囲に変色域が含まれる指示薬を使用すると、中和点を知ることができる。

設問の場合、中和点がpH9（塩基側）にあるため、弱酸（酢酸 CH_3COOH）と強塩基（水酸化ナトリウム $NaOH$ 水溶液）の滴定である。従って、指示薬は変色域が塩基性側（pH8.0〜9.8）にあるフェノールフタレイン（PP）を用いる。

$$CH_3COOH + NaOH \longrightarrow CH_3COONa （酢酸ナトリウム）+ H_2O$$

1＆2．強酸（塩酸 HCl）と弱塩基（アンモニア NH_3 水）の滴定であり、中和点は酸性側となる。指示薬は変色域が酸性側（pH3.1〜4.4）にあるメチルオレンジ（MO）を用いる。

$$HCl + NH_3 \longrightarrow NH_4Cl （塩化アンモニウム）+ H_2O$$

3．強酸と強塩基の中和滴定におけるpHジャンプの幅は広く、PPとMO両方の変色域に重なるため、ともに指示薬として使用することができる。

$$HCl + NaOH 水溶液 \longrightarrow NaCl （塩化ナトリウム）+ H_2O$$

【45】 5

〔解説〕酸化数のルールを用いると、$4Fe + 3O_2 \longrightarrow 2Fe_2O_3$ において、鉄 Fe 原子の酸化数は0から（A：＋3）へ変化し、一方、酸素 O 原子の酸化数は（B：0）から（C：－2）へ変化している。

A．$\{[Fe 酸化数] \times 2\} + \{(-2) \times 3\} = 0 \Rightarrow [Fe 酸化数] = 「+3」$
B＆C．左辺は単体であるため「0」、右辺は化合物であるため「－2」。

> 酸化数のルール
> ①単体中、化合物中の原子の酸化数の総和は「0」
> ②化合物中の水素 H 原子またはアルカリ金属（カリウム K など）の酸化数は「＋1」、酸素 O 原子の酸化数は「－2」
> ③イオンの酸化数の総和は、そのイオンの電荷

【46】 3

〔解説〕亜鉛 Zn は空気に触れて酸化すると、その表面に酸化物の被膜を生じる。また、鉄 Fe よりも酸化されやすい性質をもつため、トタン（鉄板の表面を亜鉛でめっきしたもの）にすると、亜鉛が優先して酸化され、鉄の酸化を防止することができる。

1．生石灰（酸化カルシウム）CaO は乾燥剤として用いられる。

$$CaO + H_2O \longrightarrow Ca(OH)_2 　従って、CaOは還元されている。$$

2．プールの水に塩素 Cl_2 を入れると、酸化還元反応が起こる。

$$Cl_2 + H_2O \rightleftharpoons HCl + HClO$$

4．ケーキの生地に、重曹（炭酸水素ナトリウム）$NaHCO_3$を入れると、膨張剤としてはたらき、加熱すると二酸化炭素が発生する。

$$2NaHCO_3 \longrightarrow Na_2CO_3 + CO_2 + H_2O$$

5．消毒用アルコールにグリセリン$C_3H_5(OH)_3$を混ぜると、手作りの手指用消毒液ができる。

【47】2

〔解説〕金属の単体が水溶液中で電子を失い、陽イオンになろうとする性質のことをイオン化傾向という。イオン化傾向の大きな金属ほど、酸化されやすく反応性が大きい。設問の金属をイオン化傾向の大きい順に並べると、Zn（亜鉛）＞ Fe（鉄）＞ Pb（鉛）＞ Cu（銅）＞ Ag（銀）となる。

反応が起こらない金属の単体とイオンの組み合わせとは、金属の単体よりイオンの方がイオン化傾向が大きい場合である。従って、Fe^{2+}（鉄（Ⅱ）イオン）とCu（銅）の組み合わせでは反応は起こらない。

1＆3〜5．いずれも金属の単体の方がイオン化傾向が大きいため、反応が起こる。

【48】4

〔解説〕【47】と同様、イオン化傾向がかかわる。設問の場合イオン化傾向の大きい順に並べると、Mg（マグネシウム）＞ Al（アルミニウム）＞ H_2（水素）＞ Cu（銅）となる。

Mgは、熱水と反応して水素を発生する。　$Mg + 2H_2O \longrightarrow Mg(OH)_2 + H_2$

Alは熱水では反応しないが、高温の水蒸気には反応して水素を発生する。

$$2Al + 6H_2O \longrightarrow 2Al(OH)_3 + 3H_2$$

Cuは水素よりもイオン化傾向が小さいため、水と反応しない。

※以下、物質名の後や文章中に記載されている［　］は、物質を見分ける際に特徴となるキーワードを表す。

【49】A…5　B…4　C…3　D…1　E…2

〔解説〕A．シアン化水素HCN［極めて猛毒］［呼吸中枢を刺激］

B．チメロサール$C_9H_9HgNaO_2S$［気管支の粘膜に炎症］［水銀中毒］

C．硝酸HNO_3［皮膚に触れると気体を生成］［組織ははじめ白く、次第に深黄色］

D．ニコチン$C_{10}H_{14}N_2$［脈拍緩徐不整］［喉頭等のカタル］［精神異常］

E．キシレン$C_6H_4(CH_3)_2$［高濃度で興奮］［麻酔作用］

【50】A…2　B…3　C…4　D…1　E…5

〔解説〕A．エチレンオキシドC_2H_4O［有機合成原料］［燻蒸消毒］
　　　　B．メタクリル酸$CH_2＝C(CH_3)COOH$［熱硬化性塗料］
　　　　C．燐化亜鉛Zn_3P_2［殺そ剤］
　　　　D．メトミル$C_5H_{10}N_2O_2S$［カーバメート系殺虫剤］
　　　　E．パラコート$C_{12}H_{14}Cl_2N_2$［除草剤］

【51】A…3　B…1　C…4　D…5　E…2

〔解説〕A．黄燐P_4［水中に沈めて瓶に入れる］［砂を入れた缶中に固定］
　　　　B．ピクリン酸$C_6H_2(OH)(NO_2)_3$［硫黄、沃素（ヨード）、ガソリン、アルコール等と離して保管］［金属容器を使用しない］
　　　　C．メチルエチルケトン$C_2H_5COCH_3$［引火しやすい］［蒸気は空気と混合して爆発性の混合ガス］
　　　　D．ナトリウムNa［石油中に保管］
　　　　E．臭素Br_2［少量ならば共栓ガラス瓶］［多量ならばカーボイ］［直射日光を避ける］

【52】A…1　B…4　C…5　D…2　E…3

〔解説〕A．ブロムメチル（臭化メチル）CH_3Br［液が広がらないようにして蒸発させる］
　　　　B．トルエン$C_6H_5CH_3$［付近の着火源となるものを速やかに取り除く］［土砂等に吸着させて空容器に回収］
　　　　C．アンモニア水$NH_3\ aq$［濡れムシロ等で覆う］［遠くから多量の水をかけて洗い流す］
　　　　D．DDVP　$C_4H_7Cl_2O_4P$［水酸化カルシウム等の水溶液を用いて処理］［中性洗剤等の分散剤］
　　　　E．塩化第二金$AuCl_3$［炭酸ナトリウム、水酸化カルシウム等の水溶液を用いて処理］［食塩水を用いて処理］

【53】A…5　B…1

〔解説〕A．ぎ酸$HCOOH$の含有量が「90％」以下の製剤は、劇物から除外される。
　　　　B．過酸化水素H_2O_2の含有量が「6％」以下の製剤は、劇物から除外される。

【54】A…2　B…3　C…5

〔解説〕一酸化鉛の化学式は（A：PbO）であり、希硝酸HNO_3に溶かすと、（B：無色）の液となり、これに硫化水素H_2Sを通じると、（C：黒色）の硫化鉛PbSが生じて沈殿する。

【55】A…2　B…3　C…5　D…4　E…1
〔解説〕A．モノフルオール酢酸ナトリウム $CH_2FCOONa$〔白色の重い粉末〕〔冷水に
　　　　　易溶〕
　　　　B．硫化カドミウム CdS〔黄橙色の粉末〕〔水に不溶〕
　　　　C．ナラシン $C_{43}H_{72}O_{11}$〔白色から淡黄色の粉末〕〔特異な臭い〕〔水に難溶〕
　　　　D．ジメチル硫酸 $(CH_3)_2SO_4$〔無色の油状の液体〕〔水との接触で、徐々に加
　　　　　水分解〕
　　　　E．１，３−ジクロロプロペン $C_3H_4Cl_2$〔淡黄褐色透明の液体〕〔合金性容器と
　　　　　の接触で金属の腐食〕
【56】A…1　B…5　C…2　D…4　E…3
〔解説〕A．蓚酸 $(COOH)_2・2H_2O$〔無色、稜柱状の結晶〕〔加熱すると昇華〕
　　　　B．セレン Se〔灰色の金属光沢〕〔ペレット又は黒色の粉末〕
　　　　C．ジボラン B_2H_6〔無色のビタミン臭のある気体〕〔水により速やかに加水分
　　　　　解〕
　　　　D．エジフェンホス（EDDP）$C_{14}H_{15}O_2PS_2$〔黄色から淡褐色の液体〕〔特異
　　　　　臭〕〔アルカリ性で不安定〕
　　　　E．ジクワット $C_{12}H_{12}Br_2N_2$〔淡黄色の吸湿性結晶〕
【57】A…4　B…1　C…2　D…5　E…3
〔解説〕A．沃素 I_2〔デンプンと反応すると藍色〕〔チオ硫酸ナトリウムの溶液と反応
　　　　　すると脱色〕
　　　　B．カリウム K〔白金線に試料をつけて溶融炎で熱す〕〔炎の色は青紫色〕
　　　　C．ブロム水素酸（臭化水素酸）HBr〔硝酸銀溶液を加えると、淡黄色の沈
　　　　　殿〕〔硝酸に不溶〕
　　　　D．スルホナール $C_7H_{16}O_4S_2$〔木炭とともに加熱〕〔メルカプタンの臭気〕
　　　　E．ホルムアルデヒド $HCHO$〔アンモニア水〕〔硝酸銀溶液を加えると、徐々
　　　　　に金属銀を析出〕
【58】A…5　B…1　C…2　D…4　E…3
〔解説〕A．ニッケルカルボニル $Ni(CO)_4$…酸化沈殿法〔酸化分解〕〔沈殿濾過し埋立
　　　　　処分〕
　　　　B．硅弗化ナトリウム Na_2SiF_6…分解沈殿法〔水酸化カルシウム（消石灰）等
　　　　　の水溶液〕〔希硫酸を加えて中和〕〔沈殿濾過して埋立処分〕
　　　　C．過酸化尿素 $CO(NH_2)_2・H_2O_2$…希釈法〔多量の水で希釈〕
　　　　D．シアン化ナトリウム $NaCN$…酸化法〔水酸化ナトリウム水溶液を加えてア
　　　　　ルカリ性（pH11以上）〕〔酸化剤〕〔酸化分解〕
　　　　E．重クロム酸カリウム $K_2Cr_2O_7$…還元沈殿法〔還元剤（硫酸第一鉄等）の水
　　　　　溶液を過剰に用いて還元〕〔沈殿濾過〕〔埋立処分〕

令和6年版 毒物劇物取扱者試験 問題集 北海道&東日本編

■発行所　株式会社 公論出版　〒110-0005 東京都台東区上野 3-1-8
　　TEL（販売）03-3837-5745　（編集）03-3837-5731

■定　価　1,760 円（税込）　　　■送　料　300 円（税込）

■発刊日　令和6年2月9日　　　■ISBN　978-4-86275-271-0